医院评审评价与精细化管理新模式系列

主 编⊙左 伟 章雪莲

中国医院 JCI评审实施手册

——文件制定管理办法及重要文件汇编 （上册）

The Manual of JCI Accreditation for Hospital in China
—Management and Implementation of Documents and Summary of
Important Documents (Volume I)

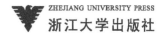

ZHEJIANG UNIVERSITY PRESS
浙江大学出版社

《中国医院JCI评审实施手册——文件制定管理办法及重要文件汇编》编委会

本书使用说明

本书一些内容以《JCI医院评审标准》(第5版)中文版为基础。如"IPSG.1""IPSG.2""IPSG.2.1"即对应《JCI医院评审标准》(第5版)中文版的章节序号。本书中所提及的表单和制度为宁波市第四医院的表单和制度名称,供其他医院参考。

序

·••─◆─••·

  医院评审评价是国际上盛行的一种医院质量评估制度,是持续改进医疗服务质量,提高医院科学化、精细化管理水平,推进医院标准化、规范化建设与发展的重要手段。近年来,在提升医院管理内涵、与国际接轨需求的推动下,国内医疗界兴起了一股申请JCI认证的热潮。JCI评审标准是全世界公认的医疗服务金标准,也是世界卫生组织推崇和认可的认证模式。在全球化发展与国内医疗事业迅猛发展的今天,JCI认证已成为医疗机构打造医院核心竞争力、优化软实力、寻求可持续发展与进入国际市场的"通行证"。

  浙江省宁波市在深化医改的进程中,注重发展"品质医疗"。目前,宁波市已有多家医院在国内等级医院评审的基础上引进了JCI认证,并有3家医院通过了JCI认证。其中,宁波市第四医院两次以高分通过JCI认证,成为当时浙江省首家、国内第二家第二轮通过最新版JCI认证的公立综合性医院。宁波市第四医院实践样本的可贵之处就在于,引入JCI评审标准,将它的制度和流程不断改进并融入当地文化,把国内等级医院评审标准与JCI评审标准有机地结合起来,符合中国国情,更具有现实意义和可操作性。

  在细心梳理和不断总结经验的基础上,宁波市第四医院及宁波市第四医院医院管理研究所精心编写了"医院评审评价与精细化管理新模式系列"丛书。目前,该系列丛书已出版了《中国医院JCI评审实施手册——宁波市第四医院JCI认证经验集》和《JCI评审应知应会》,并将陆续出版《医院质量改进理论与实践案例集》《医院知情同意书汇编》等。该系列丛书既有系统理论阐述,又有丰富详细的实践案例,重点突出,指导性和实用性强,可以推荐作为各级各类医院开展医院评审评价的内部培训教材和工具书。

在近期召开的全国卫生与健康大会上，习近平总书记指出，"要抓好现代医院管理制度建设"，"要显著提高医院管理的科学化、精细化、信息化水平，规范医疗行为，不断提高服务能力和运行效率"。本系列丛书的出版可以说是恰逢其时。在此，我诚挚地希望，该系列丛书的出版对医院评审评价、医院精细化管理以及推进现代医院管理制度建设，起到一定的启发和借鉴作用。

宁波市卫生和计划生育委员会主任

2017年1月

前　言

医院标准化管理的最终目的在于提高医疗质量,为患者提供优质服务。标准化建设是医院管理的基本内容,是医院科学管理的基本方法,更是医院现代化建设的基础。

目前,国际公认的针对医院服务领域的标准体系是"联合委员会国际部评审标准"(简称JCI评审标准)。JCI评审标准的最大特点是以满足服务对象的全方位合理需求为重要依据,其理念的核心是质量和安全,即最大限度地实现"以患者为中心"的医疗服务,并建立规范的制度、程序、计划、预案等文件,落实执行,完成持续不断的质量改进,规范医院的管理。我国原卫生部借鉴了JCI认证的理念和方法,结合我国国情,进行了本土化建设,并于2011年制定颁布了医院管理评审评价系列标准,走出了一条既与国际接轨又符合国情的医管之路。

其中,文件制定管理规范化尤为重要。医院管理文件若完全是盲目照抄上级医院或是同级中工作做得较好的医院,没有结合自己医院的情况,则不但不能达到安全管理的目的,反而会带来更大的隐患,而且严重不符合JCI评审标准"说、写、做一致"的要求,使其无法真正落地。标准化管理首先要通过制定标准化文件,然后培训、落实,才能达到医院优质管理的目标。

本书分为两部分内容:第一部分为医院标准化管理与文件制定管理办法,第二部分为JCI标准重要条文解读与本院重要文件汇编(含制度、程序、计划、应急预案等)。全书论述了医院标准化管理的意义,医院文件制定思路与文件管理办法,还有JCI标准重要条文的解读以及与其相对应的重要制度、程序、计划、应急预案等文件,为同道提供可以借鉴的标准化管理文件模板。本书可作为各级各类医院日常管理、医院评审评价工作中的内部培训教材和工具书,也可供医院管理研究机构、高等医学院校学生阅读参考。

　　本书在编写过程中得到了台湾彰化基督教医院团队、思创医惠科技股份有限公司、上海宏信医院管理有限公司和上海康程医院管理咨询有限公司的指导与支持,在此一并致以诚挚的谢意。

左伟

2017年1月

缩略词列表

（以缩写的字母顺序排序）

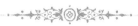

缩　写	英文全称	中文全称
ACC	Access to care and continuity of care	医疗可及性及连续性
ACLS	Advanced cardiac life support	高级心脏生命支持
ADR	Adverse drug reactions	药品不良反应
AOP	Assessment of patients	患者评估
ASA	American Society of Anesthesiologists	美国麻醉协会
ASC	Anesthesia and surgical care	麻醉及外科治疗
BLS	Basic life support	基础生命支持
CFDA	China Food and Drug Administration	国家食品药品监督管理总局
COP	Care of patients	患者治疗
CPOT	Critical-care pain observation tool	重症监护患者疼痛观察工具
CPR	Cardio pulmonary resuscitation	心肺复苏术
CR	Computed radiography	计算机X线摄影
CRAB	Carbapenem-resistant Acinetobacter baumannii	耐碳青霉烯鲍曼不动杆菌
CRE	Carbaenem-resistant Enterobacteriace	耐碳青霉烯类肠杆菌科细菌
CRIES	Crying, Requires O_2 turation, Increased vital signs, Expression, Sleeplessness	新生儿术后疼痛测量工具
CR-PAE	Carbaenem-resistant Pseudomonas aeruginosa	耐碳青霉烯铜绿假单胞菌

续 表

缩 写	英文全称	中文全称
CT	Computed tomography	计算机断层扫描
DNR	Do not resuscitate	拒绝心肺复苏术
DR	Digital radiography	数字X线摄影
ECRI	Economic Care Research Institute	美国紧急医疗研究所
EFR	Endoscopic full-thickness resection	内镜全层切除术
EMBE	Endoscopic metal biliary endoprosthesis	内镜胆管金属支架引流术
ENBD	Endoscopic nosal biliary drainage	鼻胆管引流术
EPS	Emergency power supply	应急电源
ERBD	Endoscopic retrograde biliary drainag	胆管内置管引流术
ERCP	Encoscopic retrograde cholangio-pancreatography	经内镜逆行性胰胆管造影术
ESD	Endoscopic submucosal dissection	内镜黏膜下剥离术
ESE	Endoscopic submucosal excavation	内镜黏膜下挖除术
EST	Endoscopic sphincterotomy	内镜下乳头括约肌切开术
FDA	Food and Drug Administration	美国食品和药物监督管理局
FLACC	The Face, Legs, Activity, Cry, Consolability behavioral tool	儿童疼痛行为(FLACC)量表
FMEA	Failure mode and effect analysis	失效模式与效应分析
FMS	Facility management and safety	设施管理及安全
GCS	Glasgow Coma scale	格拉斯哥昏迷评分法
GHS	Globally harmonized system of classification and labelling of chemicals	全球化学品统一分类和标签制度
GLD	Governance, Leadership, and Direction	治理、领导及管理
GMP	Good manufacturing practice	药品生产质量管理规范
GSP	Good supplying practice	药品经营质量管理规范
HEPA	High-efficiency particulate air filter	高效空气过滤器
HIV	Human immunodeficiency virus	人类获得性免疫缺陷病毒,又名艾滋病病毒

续　表

缩　写	英文全称	中文全称
HVA	Hazard vulnerability analysis	危害脆弱性分析
ICD-10	International Classification of Diseases 10	国际疾病分类第10版
ICU	Intensive care unit	重症监护病房
IMSAFE	Illness, Medicne, Sleep, Alcohol, Fatigue, Emotion	"I"指身体不适影响作业;"M"指服用药物引起嗜睡昏沉;"S"指睡眠不足打瞌睡;"A"指饮酒宿醉;"F"指过度疲劳;"E"指情绪低落或暴怒,无法作业或影响他人作业
IPSG	International patient safety goals	国际患者安全目标
ISBAR	Introduction, Situation, Background, Assessment, Recommendation	交班沟通程序:"I"指介绍,"S"指现状,"B"指背景,"A"指评估,"R"指建议
JCAH	Joint Commission on Accreditation of Hospitals	医疗事故鉴定联合委员会
JCAHO	Joint Commission on Accreditation of Healthcare Organizations	健康护理措施鉴定联合委员会
JCI	Joint Commission International	国际医疗卫生机构认证联合委员会
ME	Measurable elements	可衡量要素
MMU	Medication management use	药品管理及使用
MOI	Management of information	信息管理
MRI	Magnetic resonance imaging	磁共振成像
MRSA	Methicillin-resistant Staphylococcus Aureus	耐甲氧西林金黄色葡萄球菌
NRS	Numeric rating scale	疼痛数字评分法
NSAIDs	Non-steroidal antiinflammatory drugs	非甾体抗炎药
P&P	Policy & procedure	制度和程序
PACU	Post-anesthesia care unit postanesthesia recovery areas	麻醉复苏室
PAINAD	Pain assessment in advanced dementia scale	老年痴呆患者疼痛评估量表
PALS	Pediatric advanced life support	儿童高级生命支持

续 表

缩　写	英文全称	中文全称
PCI	Prevention and control of infections	感染预防与控制
PDA	Personal digital assistant	个人数字终端
PDCA	Plan, Do, Check, Act	计划,实施,确认,处置
PFE	Patient and family education	患者及家属的教育
PFR	Patient and Family Rights	患者及家属的权利
PICC	Peripherally inserted central catheter	经外周中心静脉置管
POCT	Point of care testing	现场快速检验
POEM	peroral endoscopic myotomy	口内镜下肌切开术
PPT	Power point	演示文稿文件
PRN	Pro Re Nata	必要时,长期备用医嘱
QA	Question and answer	问答
QPS	Quality improvement and patient safety	质量促进和患者安全
RACE	Rescue, Alarm, Confine, Extinguish or evacuate	救援,报警,限制,灭火/疏散
RCA	Root cause analysis	根本原因分析
SAC	Severity assessment code	异常风险矩阵评估
SARS	Severe acute respiratory syndromes	非典型性肺炎
SDS	Safety data sheet	安全数据表
SEWS	Shock early warning system	休克早期预警系统
SOP	Standardized operation processes	标准化作业程序
SQE	Staff qualifications and education	人员的资质和教育
STER	submucosal tunnel endoscopic resection	内镜黏膜下隧道肿瘤切除术
TB	Tuberculosis	肺结核
Time-out	Time-out	手术暂停核查程序
TOCC	Travel, Occupation, Contact, Cluster	流行病史(包括旅游史、职业、接触史和群聚史)
TPN	Total parenteral nutrition	全胃肠外营养

续　表

缩　写	英文全称	中文全称
UPS	Uninterruptible power supply	不间断电源
VRE	Vancomycin resistant Enterococci	耐万古霉素肠球菌
WHO	World Health Organization	世界卫生组织

全书目录

上册目录

第一篇
医院标准化管理与文件制定管理办法

第一章　医院标准化管理概述

工业、商业、农业等行业都有标准，并实行标准化管理。医院工作当然也应有标准，也应实行标准化管理。1910年，美国外科医师协会提出了通过认证实现医院标准化管理的需要，既激励那些正努力做到最好的医院，也激励那些未达标准的医院做得更好。1918年，美国外科医生学会开始实施医院标准化项目。1951年，医疗事故鉴定联合委员会(Joint Commission on Accreditation of Hospitals，JCAH)成立，后因扩大范围至各类医疗机构(不仅限于医院)，故更名为健康护理措施鉴定联合委员会(Joint Commission on Accreditation of Healthcare Organizations，JCAHO)。1966年，美国国家老年医保项目实施，国会正式认可 JCAHO 为医院评审机构。1988年，国际医疗卫生机构认证联合委员会(Joint Commission International，JCI)成立，用于评审美国以外的卫生医疗机构。目前，全球已有700多家医疗卫生机构通过了 JCI 认证，其中中国大陆通过 JCI 认证的共有58家。目前，JCI 已成为 WHO 认可的医院管理金标准。我国在医院管理中也很重视标准建设问题，从20世纪90年代初就开始实施医院分级管理与评审制度。在发展过程中，我国原卫生部借鉴 JCI 标准的理念，结合我国国情进行本土化改进，以"医院管理年"为契机颁布了《医院管理评价指南(试行)》，随后又出台了一系列医院评审标准。这是我国探索既符合国际化评审标准，又符合中国国情的医疗机构评审制度的一个重要举措，也为我们开展医院标准体系构建提供了思路与做法。

许多医院在整顿建设中集中力量抓了病房设施规格化、全院工作制度化、技术操作规范化和日常业务程序化等工作，这些方面都是标准化建设的内容。实践证明，凡是在这方面抓出成效的单位，无论是医院面貌还是医疗质量方面确实都有了新气象。因此，许多医院管理工作者认识到标准化建设是整顿医院秩序的基本内容，是科学管理医院的基本方法。

医院的服务对象是患者，医院对患者的生命和健康负有重大责任，各项技术和管理活动都要求目标明确、高度协调、安全可靠,以达到最佳医疗质量,保证万无一失。运用标准化理论及简化、统一、协调、优化等方法,能从多个方面改善医院管理,促进服务效率,提高服务质量。标准化的作用:可使医院服务具体化、流程化;使医院内部协作保持高度统一;是医院质量的保证;是医院高效运作的保证。

总之,我们认为医院标准化是指为使医院在提供服务的范围内获得最佳秩序,提高服务质量和保障患者安全,为实际的或潜在的问题制定共同和重复使用规划的活动。其目的是提高医院的服务效率、服务质量,提高患者满意度,使医院获得最大的社会、经济效益。医院标准是指为在医院范围内获得最佳秩序,经协商一致并按公认机构标准制定的,共同使用和重复使用的关于医院内部服务活动或活动结果的规则、导则和特征的一种规范性文件。

因此,标准化管理中,重要的是要对这些文件进行标准化制定与管理。JCI标准对文件制定管理有严格统一的要求,下面将一一予以阐述。

第二章　文件制定管理办法

一、医院文件制定管理范围和定义

1. 医院文件制定管理范围

医院文件制定管理范围包括对医院文件(包含制度、程序、计划和应急预案等)的编写、审核、回顾、修订及批准等进行规范。

2. 医院文件定义

医院文件是指医院质量管理的所有文件的总和,包括制度、程序、计划、应急预案、诊疗指南及其他操作性文件等。本书重点阐述如下文件。

(1)制度:由医院和部门依照法律、法令、政策来制定应用文件,要求所属人员共同遵守准则,是医院在进行某项具体工作、具体事项时必须要遵守的行为规范。

(2)程序(或标准作业程序):为完成特定任务,医院所授权核准建立的作业程序、步骤与规范,以作为执行标准。

(3)计划:确定需要,列出满足这些需要的策略并设定方向和目标的事先制定的详尽方法。相比于制度或程序,它更全面,持续时间更长,更具有战略性;能针对具体的项目设定不同的优先级别。例如,质量改进和患者安全计划强调医院对患者医疗服务质量和安全的承诺,会确定长短期优先级别,并以各种方法来实现这些优先事项。

(4)应急预案:对医院可能发生的突发事件、流行病、自然灾害或其他灾害等,医院为迅速有序地开展应急行动而预先制定的行动方案。

二、医院文件制定管理原则

对医院文件,需采取一致化管理原则,故要运用ISO的推动(说、写、做一致),依据《JCI医院评审标准》(第5版)和国家《三级综合医院评审标准实施细则》(2011版)标准的要求,对医院文件进行全面整理。首先,总览医院过去的文件,了解医院欠缺哪些文件,哪些文件需要重新拟订,哪些文件需重新修改版次,以及临床人员常用的技术和规范如何做到一致等。对于医院如何进行规范整理文件,需重点从以下7个方面开展。

（1）掌握《JCI医院评审标准》(第5版)MOI.9/MOI.9.1标准(再次评审时需了解条文的新旧差异)。先着手准备讨论文件撰写的标准化作业程序(SOP)的格式,制定医院文件的实施和管理政策,并对全院种子选手进行培训,各部门按照统一的格式修订或制定政策。

（2）认真准备文件审查中需要用英文书写的政策。

（3）制定切实可行的文件。这是达到JCI评审标准的行动指南,并且清晰、明了的文件是被员工广泛认可、接受和拥护的必备条件。JCI标准告诉我们"要做什么",但不会告诉我们"怎么做"。

（4）文件撰写要依据JCI评审标准中的衡量要素(ME)逐一比对书写,不要以为写得越多越好,而要依据医院实际情况书写。

（5）文件的准备必须依据医院调查程序指南中医院所需的项目和所需的书面材料的政策(包括要求用英文书写的政策)。

（6）由章节组长负责,章节组员一起参与文件的制定和修订。

（7）建议将文件的修订与国家《三级综合医院评审标准实施细则》(2011版)相结合,标准求高不求低。

三、医院文件制定管理要略

（一）掌握变更MOI.9/MOI.9.1标准(再次评审时)

1. 新增条文MOI.9.1,其是为了确保医务人员正确执行用于指导临床和非临床实践的规章制度、程序、计划和其他文件而进行整合设定的新标准。

2. 通过设定某些标准来要求医院对于具体过程要有书面计划、预案、程序或制度。这些标准在标准文本后以"Ⓟ"图标表示。

3. MOI章节变更如下。

标　准	变　更	解　释
MOI.1	重新编号	删除《JCI医院评审标准》(第4版)中MCI.9的要求

续　表

标　准	变　更	解　释
MOI.2	重新编号；无重大变更	删除并合并《JCI医院评审标准》(第4版)中MCI.10和MCI.11的要求；重述含义和ME，使其清晰易懂
MOI.3～MOI.5	重新编号；无重大变更	对《JCI医院评审标准》(第4版)中的标准进行重新编号，为清楚起见，部分文字略有改动：MOI.3(原MCI.12)，MOI.4(原MCI.13)和MOI.5(原MCI.14)
MOI.6	重新编号；要求变更	删除《JCI医院评审标准》(第4版)中MCI.15的要求，在含义和ME中新增内容，以强调医院在实施医疗信息技术系统前后对该系统进行评估、测试和评价的必要性
MOI.7和MOI.8	重新编号；无重大变更	对《JCI医院评审标准》(第4版)中的标准进行重新编号。为清楚起见，部分文字略有改动：MOI.7(原MCI.16)和MOI.8(原MCI.17)
MOI.9	重新编号；要求变更	删除《JCI医院评审标准》(第4版)中MCI.18的标准，并修订标准、含义和ME，以简化和阐明要求
MOI.9.1	新标准	引入的新标准。这是为确保医务人员正确执行用于指导临床和非临床实践的规章制度、程序、计划和其他文件而整合设定的要求
MOI.10～MOI.12	重新编号；无重大变更	对《JCI医院评审标准》(第4版)中的若干标准进行重新编号，为清楚起见，部分文字略有改动：MOI.10(原MCI.19)，MOI.10.1(原MCI.19.1)，MOI.10.1.1(原MCI.19.1.1)，MOI.11(原MCI.19.2)，MOI.11.1(原MCI.19.3)和MOI.12(原MCI.19.4)

注意：

（1）本版本——《JCI医院评审标准》(第5版)中的"信息管理(MOI)"章节在第4版标准中是名为"沟通与信息的管理(MCI)"的章节。

（2）此表中仅列出《JCI医院评审标准》(第5版)中本章节的要求变更，即过去位于第4版标准的本章节，而现在全部或部分包含在本版本另一章节中的，则要求在本章节的"变更"表中列出。

（3）以下标准出现在第4版标准的此章节中，但在本版本中已被删除(以第4版中的编号列出)：MCI.2，MCI.3，MCI.6，MCI.7。

（4）某些标准要求医院对具体过程要有书面政策或流程。这些标准在标准文本后以"Ⓟ"图标表示。

（二）掌握MOI.9/MOI.9.1标准及测量要素

1. MOI.9标准理解

医院要建立一个书面文件来统一管理医院的制度、程序、应急预案和计划，此制度中的内容要包含以下几个项目。

（1）在发布前由经授权人员对所有文件进行的审查和批准。

（2）回顾和再批准的流程与频率。

（3）确保员工能获取现行文件而采取的管理措施。

（4）如何识别文件中的更改。

（5）维护文件的编号并确定字迹清晰易读。

（6）有管理院外文件的流程。

（7）作废文件的保存应至少符合法律法规的规定，并保证它们不会被误用。

（8）识别和跟踪正在使用的文件。

2. MOI.9.1 标准理解

医院通过建立标准化文件书写的格式规范来编制规章制度、程序、计划和应急预案，并能使员工随时获取相应文件，以保证正确执行。该项标准包括如下几个方面。

（1）建立标准书写指引。

（2）建立快捷的信息查询系统，使员工能快速找到与其所践行的任务和特定情况相关的规章制度。可按照标题、发布日期、版本和（或）当前修订日期、页数、核准文件发布的授权人和（或）文件审查人及数据库标识（如适用）来识别各个文件。

（3）对员工开展培训，监测文件是否得到有效且一致的实施（特别是 IPSG 政策）。

（三）明确统一的文件制定格式，以规范各类文件的撰写标准

1. 文件的标准格式须遵从《制度和程序标准格式和书写指引》进行制定。

2. 每个文件依据下列格式要求填写内容。

项目名称	项目说明	制 度	程 序	计 划	应急预案
一、标　准	对应的条文标准	免填项	免填项	必填项	免填项
二、目　的	制定所要达成的目的	必填项	必填项	必填项	必填项
三、范　围	适用于全院或对象	必填项	必填项	必填项	必填项
四、定　义	需要解释说明的名词或定义	可选项	可选项	可选项	可选项
五、权　责	负责起草、修订、解释本文件的责任科室	必填项	必填项	必填项	必填项

续 表

项目名称	项目说明	制 度	程 序	计 划	应急预案
六、参考文献	制定本文件的参考资料和依据（如法律法规/评鉴条文等）	可选项	可选项	可选项	可选项
七、政 策	制度的具体内容或性质；应急预案依据；应急预案异动说明	必填项	可选项	必填项	必填项
八、流 程	程序图示或步骤说明	可选项	必填项	可选项	必填项
九、资源分配	人力、财务、设施空间、信息等方面的资源支持	可选项	可选项	可选项	可选项
十、教育训练	目的是使相关人员（新进及在职人员）了解及遵守文件的规定	可选项	可选项	必填项	必填项
十一、质量管理	依据评鉴要求以及单位主管专业管理的要求确定监测指标	可选项	可选项	必填项	可选项
十二、风险管理	制定程序时可能产生预期或非预期的偏差和错误，一旦发生，则须说明如何做到积极的危机应变	免填项	可选项	可选项	可选项
十三、表单附件	制度和程序中所提到的表单和附件	可选项	可选项	可选项	可选项
十四、审 核	主办：负责制定、修订规章和程序的主办部门 协办：协助制定、修订规章和程序的主办部门	必填项	必填项	必填项	必填项

注意：

（1）必填项：必须填写内容，不可空白。

（2）可选项：可填写也可不填写内容。项目中，第一至七项的"可选项"若不填写内容，则为"无"；第八至十四项的"可选项"若无内容填写，则可删除项目。

（3）免填项：删除项目不填。

（4）计划异动情况：

    a 上述第七项"政策"项目改为计划发展。

    b 上述第八项"流程"项目改为组织与流程。

（5）应急预案异动情况：政策或流程中要求遵循以下a～g关键要素：

    a 明确危害、威胁和突发事件的类型、概率和后果。

    b 明确医院在这些事件中的角色。

    c 事件发生时信息传递的策略以及针对事件的沟通战略。

    d 事件发生过程中对资源的管理，包括替代资源。

    e 事件发生过程中对临床医疗活动的管理，包括备用的医疗场地。

    f 事件发生过程中对员工角色和责任的确定与分配。

    g 当员工的个人责任与医院提供患者服务的责任发生冲突时，对突发事件的应急管理流程的管理。

（四）依据制度格式的项目,制定文件标准格式和书写指引

1. 供全院各部门修订、制定制度和程序使用的撰写文件的模板如下。

模板范例:《文件标准格式和书写指引》

类　别	全院程序-行政管理	编　号	G-2-01
名　称	文件标准格式和书写指引	生效日期	20××-××-××
制定单位	×××	责任人	×××	修订日期	20××-××-××
定期更新	每一年	总页码	×	版　本	第×版

一、标　准(评鉴条文标准作为共同遵守的准则和依据,在计划中为必填项,而在制度、程序和应急预案中则为免填项,可直接删除此项目)

　　1. ××××××(QPS.1)。

　　2. ××××××(QPS.2)。

二、目　的(想要达到的理想目标,在制度、程序、计划和应急预案中均为必填项)

　　1. ××××××。

　　2. ××××××。

三、范　围(在制度、程序、计划和应急预案中均为必填项)

　　1. 适用范围:××××××。

　　2. 流程范围:××××××。

四、定　义(需要解释的名词或事项,在制度、程序、计划和应急预案中均为可选项)

　　1. ××××××:××××××。

　　2. ××××××:××××××。

五、权　责(在制度、程序、计划和应急预案中均为必填项)

　　1. 本流程/程序SOP是由什么部门负责的?

　　2. 本流程/程序SOP是由谁负责制定的?

六、参考文献(在制度、程序、计划和应急预案中均为可选项)

　　1. 法律法规

　　《××××××》,××××××第××号,自20××年××月××日起实施。

　　2. 评鉴条文

　　2.1 《××××××》(第×版),标准——适用于参考JCI评审条文。

　　　　范例:《JCI医院评审标准》(第5版),ACC.2。

　　2.2　《×××××》(20××版),第××章"×××××"(节、×××××)
　　　　评审标准——适用于参考国内评审条文。
　　　　范例:《三级综合医院评审标准实施细则》(2011版),第四章"医疗
　　　　　　质量安全管理与持续改进"(二、医疗质量管理与持续改
　　　　　　进)4.2.2.1。
　3. 其他参考文献
　　3.1　《×××××》规范编号(如WS/T 311—2009),自20××
　　　　年××月××日起实施——适用于参考行业规范。
　　　　范例:卫生部《医疗机构消毒技术规范》,WS/T 367—2012,自
　　　　　　2012年8月1日起实施。
　　3.2　作者.篇名[J].刊名,出版年份,卷号(期):起止页码——适用于
　　　　参考学术文献。
　　　　范例:孙凡,牛平.围手术期卒中的病理生理机制及预防[J].国际
　　　　　　老年医学杂志,2012,33(1):22-26.
　　3.3　书籍名称《×××××》(第×版),20××年出版——适用于
　　　　参考书籍。
　　　　范例:《单病种质量管理手册》(第2版),2010年出版。
　　3.4　编号×-×-××《制度名称×××××》——适用于参考制度。
　　　　范例:F-1-05《医院感染风险管理流程》。
　　3.5　指南出处×××××《指南名称×××××》(发布年份)——
　　　　适用于参考临床指南。
　　　　范例:ESC《急性肺栓塞诊断和管理指南》(2014年)。

七、政　策(在制度、计划和应急预案中均为必填项,在程序中为可选项,
在计划中将"政策"项目改为"计划发展")

　1. ×××
　　1.1　××××。
　　　　1.1.1　××××。
　　　　　　　a　××××;
　　　　　　　b　××××。

八、流　程(步骤或流程图都可以。在程序和应急预案中为必填项,在计
划和制度中为可选项,在计划中将"流程"项目改为"组织与流程")

　1. 流程图

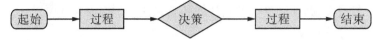

　2. 组织流程图(适用于计划)

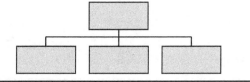

3. 流程步骤

步　骤	流程说明
1.	
2.	
3.	

九、资源分配(执行过程中需资源的支持。均为可选项)

器材名称	数　量	用途说明
1. 人力资源		
2. 财务预算		
3. 设施空间		
4. 资材物料		
5. 科技信息 QPS.3		

十、教育训练(确保执行者能胜任工作,在制度和程序中为可选项,在计划和应急预案中为必填项)

对　象	具体做法
1. 新进人员	
2. 在职人员	
3. ××××	

十一、质量管理(衡量指标与稽核要点,在制度、程序和应急预案中为可选项,在计划中为必填项)

控制重点/指标	衡量、验证、监测、改善
1. 指标名称	1.1　分子/分母:(请分别定义清楚) 1.2　收集方法:(资料来源、普查或抽样……) 1.3　数据验证:(验证方法与程序) 1.4　遵从性监测方法:(过程与结果并重) 1.5　异常分析与改善:(回顾周期,管制图、同期数据比对……进行PDCA)
2. 意外事件通报回顾	2.1　针对____过程中的意外事件依规定进行事件通报 2.2　依据事件的风险分类进行回顾,必要时召集相关人员进行PDCA改善、RCA并审核本程序

十二、风险管理（在制度中为免填项，在程序、计划和应急预案中均为可选项）

风险来源	预防与应变措施
1. 危险情境	1.1 预防（避免发生、预警措施） 1.2 应变（失误发生时应变程序）
2. 危险情境	2.1 预防（避免发生、预警措施） 2.2 应变（失误发生时应变程序）

十三、表单附件（表单与相关规定，在程序、计划、制度和应急预案中均为可选项）

  1. 表　单
    1.1　××××。
    1.2　××××。
  2. 附　件
    2.1　××××。
    2.2　××××。

十四、审　核（核准与知会确认，在程序、计划、制度和应急预案中均为必填项）

部　门		核准主管	核准日期
主　办		主　任：	
		院　长：	
协　办	1.	主　任：	
	2.	主　任：	

2. 建立文件撰写的书写指引，以明确撰写者如何依据指引来规范撰写文件。
模板范例：文件标准格式和书写指引

类　别	全院程序-行政管理	编　号	G-2-01
名　称	文件标准格式和书写指引	生效日期	20××-××-××
制定单位	×××	责任人	×××	修订日期	20××-××-××
定期更新	每一年	总页码	×	版　本	第×版

一、定　义

1. 政策：一种组织清楚表达对于每一特定主题的立场与价值观的书面声明。它包含规则及告诉人们要做什么事（Tells one what to do）。
2. 程序：一套书面指令，描述一种特定行为或顺序行为的被核准和建议的步骤。它告诉人们如何执行一组任务（Tells one how to perform a set of tasks）。
3. 制度：由医院和部门依照法律、法令、政策来制定应用文，要求所属人员共同遵守准则，是医院制定某项具体工作、具体事项所必须遵守的行为规范。
4. 计划：一种确定需要，列出满足这些需要的策略并设定方向和目标的事先制定的详尽方法。它比制度或程序更全面，持续时间更长，更具有战略性；可针对具体的项目设定不同的优先级别。例如，质量改进和患者安全计划强调医院对患者医疗服务质量和安全的承诺，会确定长短期优先级别，并以各种方法来实现这些优先事项。
5. 应急预案：对医院可能发生的突发事件、流行病、自然灾害或其他灾害等，医院为迅速有序地开展应急行动而预先制定的行动方案。

二、字体、语法与风格

1. 字体与边界
   1.1 中文以宋体，英文以 Times New Roman 作为标准。
   1.2 标题使用粗体的五号字，内文则使用不加粗的五号字，增加阅读的清晰度。
   1.3 一律用 A4 纸打印。
   1.4 粗体字及斜体字可用于强调特定的单字或词组，但应该少用。
   1.5 在每次对内容进行修订和更新时，应将新增或修改部分以灰底显示，从而提醒阅读者注意。
   1.6 行距采用单倍行距。
   1.7 左、右页边距各为 3.17 厘米，上、下页边距各为 2.54 厘米。
2. 风　格
   2.1 为求全院一致化，请依照标准模板格式填入，不要另立窗体格式。
   2.2 日期及时间的书写参照"2012-05-06"格式。
   2.3 表头的内容和内容标题一律以粗体字呈现。
   2.4 书写风格清楚、简明。
   2.5 使用主动动词（Active verbs）。
   2.6 使用现在时的语态进行书写。
   2.7 当名词使用英文时，大小写须一致。如果部门名称及职务头衔需采取英文大写，则每次提及时均须大写。
   2.8 专有名词可用缩写并写于全名之后。举例：环保署（Ministry of Environment, MOE）。
   2.9 若有数字需使用于程序内容中，则应用阿拉伯数字而不采取文字表达。举例：写"6"而不写"six"。

2.10 若有使用医学插图,则必须加注图表来源。

2.11 写作的内容必须清楚,且适合读者的阅读能力,尽可能不使用专业术语。

2.12 使用缩写的频率最好降至最低。请先于"定义及名词解释"字段内加以说明缩写的全名或意义,之后再度提到时,才可使用缩写。

(五)培训医院各科室种子选手应用标准格式制定制度

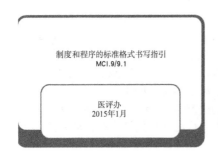
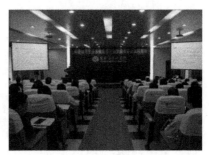

培训现场

(六)及早部署文件的信息化管理

1. 所有文件管理实施无纸化管理,以方便医院文件的更新和保存,防止员工误用旧文件。

2. 设立信息化文件专栏,依据《JCI医院评审标准》章节和文件的类型进行编排设置。

3. 依据MOI.9.1的标准建立快捷的信息查询系统,使员工能快速找到与其所践行的任务和特定情况相关的文件。可按照文件的标题、发布日期、版本和(或)当前修订日期、页数,由谁授权签发/回顾这些文件、数据库确认查询来识别各个文件。

4. 文件的更新发布应给予信息化标准设置。

(1)新上网文件标题以闪烁的"New"来进行提示,持续时间为1个月。

(2)文件内容中以底色加灰的方式明显标示修订处,于3个月后恢复成一般格式。

(3)新修订的文件自开始实施满3个月之后,系统自动以短信的方式通知文件主办单位负责人提出回顾,由责任人确认及回复执行报告。

5. 每年应对文件进行定期回顾,并以信息化的方式提醒文件主办单位负责人。系统每年根据修订日期(首次制定的文件为生效日期)提前1个月自动以短信的方式来通知负责人检视文件是否符合现行法规或与现状相符,由主办单位负责人确认及回复执行报告。

(七) 熟知MOI.9文件所包含的计划、制度、程序和应急预案有哪些,并根据需要进行准备

1. 熟知MOI.9文件包含的计划

参见《JCI医院调查程序指南》(第5版)中所需的医院项目。JCI标准通常要求作为项目的内容要比制度或程序来得更为全面,且其持续的时间更长或更具有战略性。一般而言,医院还会针对具体的项目设定不同的优先级别。例如,质量改进和患者安全(文化)计划强调医院对患者医疗服务质量和安全的承诺,会确定长短期优先级别,并以各种方法来实现这些优先事项。准备的必要计划如下。

序　号	所需计划	准备计划
1	实验室质量与安全计划(AOP.5.3)	O-1-08实验室质量和安全计划
2	放射质量与安全防护计划(AOP.6.3)	O-1-07放射质量和安全计划
3	药品管理和使用项目(MMU)	O-1-05医院用药管理计划
4	质量促进与患者安全计划(QPS, PCI, GLD, FMS)	O-1-01质量促进与患者安全(文化)管理计划
5	患者安全(文化)管理计划(GLD.13)	
6	风险管理计划(QPS.11)	O-1-02前瞻性风险管理计划
7	感染预防与管控计划(PCI.5)	O-1-03医院感染控制管理规程
8	人员招募、留任、进修发展与持续性教育计划(GLD.3.3, SQE)	O-1-06员工招聘、留任、发展与继续教育计划
9	设施安全计划(FMS.4)	O-1-09安全与保卫管理计划
10	为患者、家属、员工和访客提供安全可靠环境的计划(FMS.4.1)	
11	有害材料和废弃物计划(FMS.5 & 5.1章节)	O-1-10有害物质与废弃物管理计划
12	应急管理计划(FMS.6)	O-1-11医院紧急应变管理计划
13	火灾和烟雾安全计划(FMS.7.1)	O-1-12消防安全管理计划

续　表

序　号	所需计划	准备计划
14	检查、测试和维护医疗技术的计划(FMS.8)	O-1-13医疗科技管理计划
15	医院公用设施管理计划(FMS.9)	O-1-14公用系统管理计划
16	员工健康与安全计划(SQE.8.2)	O-1-04员工健康与安全计划

2. 熟知MOI.9文件所包含的制度和程序

见《JCI医院调查程序指南》(第5版),所需的书面政策共有137条(尤其要重视在评审第1天需要提供给评审委员的31条英文政策)。而且这些书面政策必须保证与现场作业相一致,写到做到。

(1) 范例如下。

国际患者安全目标(IPSG)		
标　准	标准文本	英文(是否)
IPSG.1	医院应制定并实施相应的程序,以提高患者身份识别的准确性	是
IPSG.2	医院应制定并实施相应的程序,以改善看护人员之间口头和(或)电话沟通的效率	是
IPSG.2.1	医院应制定并实施相应的程序,以报告诊断检查的关键结果	是
IPSG.2.2	医院应制定并实施相应的程序,以促进交接沟通	是
IPSG.3	医院应制定并实施相应的流程,以改善高警讯药物的安全性	是
IPSG.3.1	医院应制定和实施相应的程序,以管理高浓度电解质的安全使用	是
IPSG.4	医院应制定和实施相应的程序,以确保手术部位、流程和患者身份均正确无误	是
IPSG.4.1	医院应为手术室中的术前暂停制定和实施相应的程序,以确保手术部位、操作和患者身份均正确无误	是
IPSG.5	医院应采取和实施循证手部卫生指南,以降低医疗相关感染的风险	是
IPSG.6	医院应制定和实施相应的程序,以降低患者因跌倒而受伤的风险	是

（2）依据标准提供所需的书面政策准备清单如下。

国际患者安全目标(IPSG)				
标　准	标准文本	版本语言	文件名称	相关表格或附件
IPSG.1	医院应制定并实施相应的程序,以提高患者身份识别的准确性	英文版	患者身份识别制度	患者一般项目变更申请表
IPSG.2	医院应制定并实施相应的程序,以改善看护人员之间口头和(或)电话沟通的效率	英文版	医嘱管理制度	1. 处方和药品医嘱管理规定 2. 可使用给药途径缩写表 3. 可使用医嘱频率缩写表
IPSG.2.1	医院应制定并实施相应的程序,以报告诊断检查的关键结果	英文版	危急值报告制度	
IPSG.2.2	医院应制定并实施相应的程序,以促进交接沟通	英文版	交班制度	1. 医生交班记录(科室) 2. 医生交班记录(诊疗组) 3. 急诊病历小结 4. 护理交班作业标准 5. 连续性医疗制度 6. 患者转运运送等级单(儿科版) 7. 患者转运运送等级单(成人版) 8. 特殊检查/侵入性检查患者交接单

（八）准确识别标准中所需要制定的制度、程序、计划和应急预案,并做相应的准备

1. 需准备的制度

在标准后面标有"Ⓟ"图标,并且在标准中未陈述流程或项目内容,如下所示的ACC.1标准需要医院制定入院患者筛查制度。

入院筛查

标准　ACC.1　筛查可能需要住院或需要门诊服务的患者,确定他们的医疗需求是否与医院的使命和资源相符。Ⓟ

---

2. 需准备的程序

在标准后面标有"Ⓟ"图标,并且在标准中有陈述流程内容,如下所示的 ACC.2 标准要求医院建立入院和门诊患者挂号后就诊的标准化作业程序。

入　院

标准　ACC.2　医院应具备接收住院患者和门诊患者挂号的流程。Ⓟ

---

3. 需准备的计划

在标准后面标有"Ⓟ"图标,并且在标准中有陈述项目内容,如下所示的 QPS.1 标准要求医院建立质量改进和患者安全计划,并且这些计划的实施必须由具有相应资质的人员负责指导和协调。

标准　QPS.1　具有资质的个人负责指导医院质量改进和患者安全项目的实施,并管理在医院内持续有效地执行质量促进和患者安全项目所需的活动。Ⓟ

---

4. 需准备的应急预案

在标准后面标有"Ⓟ"图标,并且在标准中有陈述应急管理方案内容,如下所示的 FMS.6 标准要求医院制定和实施应急管理预案,以应对可能发生的灾害。

标准　FMS.6　医院制定、维护和测试应急管理方案,以应对可能在社区发生的突发事件、流行病、自然灾害或其他灾害。Ⓟ

（九）将 JCI 评审标准与国家三级医院评审标准相结合,就高不就低

深入学习、研究 JCI 评审标准和国家三级医院评审标准,深刻理解 JCI 评审标准的内涵;找出医院现行运作情况与 JCI 评审标准和国家三级医院评审标准之间的差距;根据 JCI 评审标准、国家三级医院评审标准,以及国家、地方的法律和法规,立足于医院实际,编制制度/流程。

1. JCI 评审标准高于国家三级医院评审标准

如在国家三级医院评审标准的第 4.10.2.1 条中,未要求医院提供呼吸道隔离场所及未明确该场所需有每小时大于 12 次换气的 HEPA 过滤系统或负压病房;但 JCI 评审标准 PCI.8 要求医院提供屏障预防和隔离措施,明确呼吸道隔离场所需有每小时大于 12 次换气的 HEPA 过滤系统或负压病房。因此,必须在医院制度/流程的制定中体现 JCI 评审标准 PCI.8 的要求。

（1）国家三级医院评审标准如下。

4.10.2.1　　根据相关法规要求设置感染性疾病科,其建筑规范、医疗设备和设施以及人员的要求应符合国家有关规定。	【C】 1. 根据相关法规要求设置感染性疾病科,其建筑规范、医疗设备和设施须基本符合规范,人员须完全符合规范。 （1）感染性疾病科门诊设置独立挂号收费区、呼吸道(发热)和肠道疾病患者各自的候诊区和诊室、隔离观察室、检验室、放射检查室、药房(药柜)、专用卫生间、处置室和抢救室等,配备必要的医疗、防护设备和设施。 （2）感染性疾病科的设置要相对独立,内部结构要做到布局合理、分区清楚。 （3）有感染性疾病患者就诊流程的规定并予以公布。 （4）有完善的感染性疾病科各项规章制度与流程、岗位职责,并执行。

（2）JCI评审标准如下。

标准　PCI.8　　医院提供屏障预防措施和隔离措施,以保护患者、探视者和医务人员不受传染病的侵害,并保护免疫功能受抑制的患者不受其易得的特殊传染病的侵害。Ⓟ PCI.8　可衡量要素 1. 对于已知患有传染性疾病或疑似患有传染性疾病的患者,应根据推荐指南进行隔离处理(参见 ACC.6)。 2. 患有传染病的患者应该与因免疫抑制或其他原因而导致面临更大患病风险的患者和医务人员隔离。 3. 负压病房应进行常规监控,并可随时供需要隔离空气感染的易感染患者使用;<u>如果无法立即提供负压病房,可以使用通过 HEPA 过滤系统每小时至少进行12次换气的病房</u>。 4. 患者住院期间以及出院后,传染病房的清洁应遵循感染控制指南。

2. JCI评审标准与国家三级医院评审标准、国内法律法规相结合

例如,在制定医院传染病管理制度时,先查阅国内对传染病管理的最新法规,学习、理解法规对该制度的要求,同时结合JCI评审标准和国家三级医院评审标准条款要求来制定该制度,并在参考文献中注明所遵循的法律法规和标准条款名称。

模板范例:《院内传染病管理制度》

	类　　别	全院制度-感染控制		编　　号	×-×-××
	名　　称	院内传染病管理制度		生效日期	20××-××-××
	制定单位	×××	责任人　×××	修订日期	20××-××-××
	定期更新	每一年	总页码　×	版　　本	第×版

五、参考文献

1. 法律法规
　《中华人民共和国传染病防治法》,主席令第17号,自2014年12月1日起施行。

> 结合国内的法律法规

2. 评鉴条文
　2.1 《JCI医院评审标准》(第5版),COP.3,PCI.8。
　2.2 《三级综合医院评审标准实施细则》(2011版),第四章"医疗质量安全管理与持续改进"(十、感染性疾病管理与持续改进)4.10.2,4.10.2.3和4.10.3条。

> JCI评审标准和国家三级医院评审标准相结合

3. 其他参考文献
　《医院隔离技术规范》,WS/T 311—2009,2009年4月1日发布,2009年12月1日起实施。

六、政　策

依据《中华人民共和国传染病防治法》,把传染病分甲、乙、丙三类进行管理。医院除感染科隔离病房外,普通病房原则上不收治传染病患者。

（十）逐一比对JCI评审标准中的可衡量要素撰写文件

举例:IPSG.1政策书写。

ISPG.1要求医院制定并实施相应的流程,以提高患者身份识别的准确性。这需要医院制定一个有关患者身份识别的政策,在制定这个政策前必须了解IPSG.1的含义,要比对IPSG.1的3个可衡量要素并逐一进行书写,示例如下。

| 标准　IPSG.1 | 医院应制定并实施相应的流程,以提高患者身份识别的准确性。Ⓟ |

IPSG.1　可衡量要素
1. 患者通过两种标识进行身份识别,但不包括使用患者的病房号或地点。
2. 在为患者提供治疗和操作前须识别患者。
3. 在开展任何诊断和治疗前须识别患者(参见AOP.5.7,可衡量要素2)。

> 每条可衡量要素都必须写到

模板范例:《患者身份识别制度》

	类　　别	全院制度-患者安全		编　　号	A-1-01
	名　　称	患者身份识别制度		生效日期	20××-××-××
	制定单位	护理部	责任人　×××	修订日期	20××-××-××
	定期更新	每一年	总页码　　×	版　　本	第×版

一、目　的

......

二、范　围

......

三、定　义

1. 身份识别：在给患者实施处置或治疗时必须进行身份识别，包括以下几个方面。

   1.1 医疗处置：包括给药、输血、发放特殊饮食治疗、放射治疗、镇静操作及手术等。

   1.2 程序：包括开放静脉通道、血液透析等。

   1.3 诊断程序：包括采血、采集标本、心导管操作及放射诊断等。

   1.4 转运前。

   1.5 患者身份识别码：与患者身份确认有关的基本信息，由患者及其家属提供（姓名、性别、出生日期、联系地址、联系电话及身份证号码等），以及在我院接受服务时由医院信息系统自动生成且为患者独有的系列号码。

四、权　责

......

五、参考文献

......

> 针对IPSG.1可衡量要素2和3，医院需要明确在什么样的情况下对患者的身份进行识别

> 针对IPSG.1可衡量要素1，医院必须制定标准化的识别方式，如何识别门诊和住院患者，如何识别特殊患者，这些信息都要明确

六、政　策

......

   1.3 对在本院就诊的门诊和住院患者，统一使用患者姓名和出生日期两种身份识别码。

   1.4 新生儿身份识别码为"母亲姓名＋婴＋性别＋出生日期"；双生婴儿以"母亲姓名＋婴＋性别＋英文字母（A和B）＋出生日期"标识区分；如有多胎出生，英文字母依次类推。在新生儿姓名确定后，对所有新生儿身份相关信息进行更新。

   1.5 针对急诊抢救室各种身份不明患者（如昏迷等），急诊护士以性别、就诊日期、24小时制时间时分为患者临时命名，如某位身份不明男性患者于2015年5月6日早上5:31就诊（男05060531），则建立就诊信息和腕带"男05060531＋病历号"作为患者的识别码。待患者身份确认后，由值班护士进行更新，填写患者一般项目变更申请表。

   ......

（十一）在制度中需要明确标准工作流程

1. 错误范例

乙醇浓度告知不清，未解释拖把如何标记。

> 院内感染制度：
> ……
> 12. 保持紫外线灯管清洁，有累计时间，每周用乙醇擦拭1次。
> 13. 治疗室、配餐间、办公室、病室、厕所等应分别设置专用拖把、抹布。拖把标记明确，分开清洗，悬挂晾干，使用后消毒，不得交叉使用。

2. 正确范例

示例如下。

> 院内感染制度：
> ……
> 2.12 在传染病流行期间（如流行性感冒），每天用500mg/L（毫克/升）有效氯消毒液拖地及擦试物体表面1次以上。
> 2.13 窗帘每半年送洗1次，床帘每3个月送洗1次，污染时随时清洗。ICU、分娩室的床帘每月清洗1次。遇有多重耐药菌感染或其他特殊感染患者，终末消毒时应常规清洗床帘。

四、本院文件制定管理办法

（一）医院文件实施和管理办法

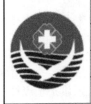

类　　别	全院制度-行政管理		编　　号	G-1-03
名　　称	医院文件实施和管理办法		生效日期	20××-××-××
制定单位	×××	责任人　×××	修订日期	20××-××-××
定期更新	每一年　总页码	×	版　　本	第×版

一、目　的

为规范医院文件制定、修订、废止的申请、核查、公告及管理实施等，特制定本办法。

二、范　围

1. 文件范围：制度、程序、计划和应急预案。

2. 适用范围:全院及各部门文件的管理和实施。

3. 流程范围:文件的制定→审核→批准→发布→修订→作废。

三、定　义

1. 制度:由医院和部门依照法律、法令、政策制定应用文,要求所属人员共同遵守准则,是医院进行某项具体工作、具体事项时必须遵守的行为规范。

2. 程序(或标准作业程序):为完成特定任务,医院所授权核准建立的作业程序、步骤与规范,以作为执行标准。

3. 计划:确定需要和列出满足这些需要的策略,并设定方向和目标的事先制定的详尽方法。计划比制度或程序更全面,持续时间更长,更具有战略性;针对具体的项目设定不同的优先级别。例如,质量促进和患者安全计划强调医院对患者医疗服务质量和安全的承诺,会确定长短期优先级别,并以各种方法来实现这些优先事项。

4. 应急预案:对医院可能发生的突发事件、流行病、自然灾害或其他灾害等,医院为迅速、有序地开展应急行动而预先制定的行动方案。

5. 法律法规:中华人民共和国现行有效的法律、行政法规、司法解释、地方法规、地方规章、部门规章和其他规范性文件以及对于该法律法规的不定时修改和补充。

四、权　责

责任科室:医评办。

五、参考文献

1. 法律法规
《机关文件材料归档范围和文书档案保管期限规定》,国家档案局令第8号,自2006年12月18日起实施。

2. 评鉴条文
2.1 《JCI医院评审标准》(第5版),MOI.9,MOI.9.1。
2.2 《三级综合医院评审标准实施细则》(2011版),第四章"医疗质量安全管理与持续改进"(二、医疗质量管理与持续改进)4.2.2.1。

六、政　策

1. 全院性文件
1.1 适用于应知悉的全院或跨部门员工或遵守者。
1.2 影响面较为重大,需经院长审核通过且持续性宣达者。
1.3 内容以政策性声明为主,但可连带包含必要的相关执行程序说明。

2. 部门级文件
未达到上述1.1,1.2,1.3条件或仅适用于单一部门的制度和程序文件。

3. 文件种类与授权、审批和批准原则

类　别	新增、修订废止申请	审　核	批　准	编号及版本管理
全院性文件	职能科室主任	医院各委员会	院长	医院评价办公室（简称医评办）
部门级文件	科主任	部门主管	分管院长	医评办

4. 文件的标准格式

4.1　标准格式需遵从《文件标准格式和书写指引》进行制定。

4.2　依下列规定填写文件内容。

项目名称	项目说明	制　度	程　序	计　划	应急预案
一、标　准	对应的条文标准	免填项	免填项	必填项	免填项
二、目　的	制定所要达成的目的	必填项	必填项	必填项	必填项
三、范　围	适用于全院或对象	必填项	必填项	必填项	必填项
四、定　义	需要解释说明的名词或定义	可选项	可选项	可选项	可选项
五、权　责	负责起草、修订、解释本文件的责任科室	必填项	必填项	必填项	必填项
六、参考文献	制定本文件的参考资料和依据（如法律法规、评鉴条文等）	可选项	可选项	可选项	可选项
七、政　策	制度的具体内容或性质应急预案依据应急预案异动说明	必填项	可选项	必填项	必填项
八、流　程	程序图示或步骤说明	可选项	必填项	可选项	必填项
九、资源分配	人力、财务、设施空间、信息等方面的资源支持	可选项	可选项	可选项	可选项
十、教育训练	目的是使相关人员（新进及在职人员）了解及遵守文件的规定	可选项	可选项	必填项	必填项
十一、质量管理	依据评鉴要求以及单位主管专业管理的要求确立监测指标	可选项	可选项	必填项	可选项
十二、风险管理	制定程序时可能产生预期或非预期的偏差和错误，一旦发生，对如何进行积极危机应变的说明	免填项	可选项	可选项	可选项
十三、表单附件	制度和程序中所提到的表单和附件	可选项	可选项	可选项	可选项

续　表

项目名称	项目说明	制　度	程　序	计　划	应急预案
十四、审　核	主办：负责制定、修订规章和程序的主办部门； 协办：协助制定、修订规章和程序的主办部门	必填项	必填项	必填项	必填项

4.2.1　必填项：必须填写内容，不可空白。

4.2.2　可选项：可填写也可不填写内容，项目中(第一至七项)若不填写内容，则填"无"；若项目中(第八至十四项)无内容填写，则可删除项目。

4.2.3　免填项：删除项目不填。

4.2.4　计划异动情况：

　　a　上述"政策"项目改为"计划发展"。

　　b　上述"流程"项目改为"组织与流程"。

4.2.5　预案异动情况：政策或流程中要求遵循以下a～g的关键要素。

　　a　明确危害、威胁和突发事件的类型、概率和后果。

　　b　明确医院在这些事件中的角色。

　　c　事件发生时信息传递的策略，针对事件的沟通战略。

　　d　事件发生过程中对资源的管理，包括替代资源。

　　e　事件发生过程中对临床医疗活动的管理，包括备用的医疗场地。

　　f　事件发生过程中对员工角色和责任的确定与分配。

　　g　当员工的个人责任与医院提供患者服务的责任发生冲突时，处理突发事件的应急管理流程。

5. 文件申请和审查批准程序

　5.1　全院性文件批准程序：

　　5.1.1　申请：由职能科室主管拟订、修订或废止并填写《宁波市第四医院文件制定、修订及废止申请表》，送协办部门签署意见后提交至医评办。

　　5.1.2　编号及版本管理：医评办依据《文件标准格式和书写指引》来审查各部门SOP程序版本，负责文件的编排和编码，以确保各文件间不相互矛盾。

　　5.1.3　审核：医评办将文件提交至相关委员会讨论、审核。

　　5.1.4　批准：由院长核决后，再由医院综合办公室负责公告实施。

　5.2　部门文件批准程序：

　　5.2.1　申请：由科室主管拟订、修订或废止并填写《宁波市第四医院文件制定、修订及废止申请表》，再提交至医评办。

5.2.2 编号及版本管制:医评办依据《文件标准格式和书写指引》来审查各部门SOP程序版本,负责文件的编排和编码,以确保各文件间不相互矛盾。

5.2.3 审核:提交分管职能科室主任审核。

5.2.4 批准:审核后的文件提交至分管院长审批核决,再由医院综合办公室负责公告实施。

5.3 医院文件的公告:

5.3.1 医院综合办公室将核定的文件上传及公告于医院内网规章制度查询系统,以供查询。

5.3.2 以短信的方式通知全院人员医院新发布的文件。

5.3.3 新上网文件标题以闪烁的"New"进行提示,持续时间为1个月。

5.4 医院文件的生效日期、制定修订日期和废止日期:

5.4.1 生效日期:以公告后第3天或文件的生效日为准。

5.4.2 生效/修订日期:核准日期为本次生效/修订日期。若本文件是首次制定的,则核准日期即生效日期;若本文件是修订的,则核准日期为修订日期。

5.4.3 废止日期:以行政备忘录公告日或名列之废止日为准。

5.5 文件管理:

5.5.1 文件内容不符合现状需修改、新增时,由原制定单位的相关权责人员负责执行,并于该文件内容中以底色加灰的方式明显标示修订处。于3个月后恢复成一般格式。

5.5.2 医院综合办公室发行修订的新版文件时,须将旧版文件移除,以防止误用。

5.5.3 法令依据及遵循要点如下。

　　a 由医评办统一收集法律法规,各部门应及时将本部门相关的法律法规向医评办报告。

　　b 对于依据法令要求设立的文件,须于文件内载明所依据的法源。

　　c 主办部门主管应随时注意法规的修订,以审核、修订本院文件。

　　d 由医评办负责分配各部门必须负责跟进的本院使用的法律和法令。各部门每半年对所属的法律法规进行检视,根据异动的内容来更新和修订本院相关的文件。

5.5.4 文件需载明制定单位和负责人,由主办单位负责文件的审核及修订,医院内网规章制度系统每年会根据修订日期(首次制定的文件为生效日期)提前1个月自动以短信的方式通知负责人检视文件是否符合现行法规或与现状相符,由责任人确认及回复执行报告。

5.5.5 新订文件公告实施满3个月之后,系统自动以短信的方式通知主办单位负责人进行审核,由责任人确认及回复执行报告。

5.5.6　医院综合办公室负责更新及维护"规章查询系统",以供员工查询或下载现行及历史文件。

5.5.7　外来文件管理:各单位于接收到外部重要标准、规范、技术资料等(如ISO9001条文、法律规范等)时,应将文件名称交给医评办进行编号,并将其记载于《文件总览表》,保存并分发给单位,由单位自行使用。

5.5.8　文件的保存:每年作废、修订和新增文件由医评办负责书面归档至档案室,保存期限则按医院档案管理规定予以设定。

七、教育训练

对　象	具体做法
1. 新进人员	科室岗前培训本制度内容
2. 在职人员	每条新文件和修订文件网上自学

八、表单附件

1. 表　单
宁波市第四医院文件制定、修订及废止申请表。
2. 附　件
2.1　文件标准格式和书写指引。
2.2　法律法规检视清单。

九、审　核

部　门		核准主管	核准日期
主　办	医评办	主　任:	
		院　长:	
协　办	1. 综合办公室	主　任:	
	2. 信息科	主　任:	

（二）文件标准格式和书写指引

	类　别	全院程序-行政管理	编　号	G-2-01
	名　称	文件标准格式和书写指引	生效日期	20××-××-××
	制定单位	×××	责任人	×××	修订日期	20××-××-××
	定期更新	每一年	总页码	×	版　本	第×版

一、**标　准**　（该计划标准条文要求详见本指引 P.7 文件项目分项说明标准说明——在计划中为必填项，在制度、程序和应急预案中需直接删除此项目，为免填项）

1. ××（QPS.1）。
2. ××（QPS.2）。

二、**目　的**　（想要达到的理想目标，详见本指引 P.7 文件项目分项说明目的说明——均为必填项）

1. ××××。
2. ××××。

三、**范　围**　（详见本指引 P.7 文件项目分项说明范围说明——均为必填项）

1. 适用范围：××××。
2. 流程范围：××××。

四、**定　义**　（需要解释的名词或事项，详见本指引 P.7 文件项目分项说明定义说明——均为可选项）

1. ××××：××。
2. ××××：××。

五、**权　责**　（详见本指引 P.7 文件项目分项说明权责说明——均为必填项）

1. 本流程/程序 SOP 是由什么部门负责的？
2. 本流程/程序 SOP 是由谁负责制定的？

六、**参考文献**　（详见本指引 P.8 文件项目分项说明参考文献说明——均为可选项）

1. 法律法规
　　《××××》，××××第××号，自20××年××月××日起实施。
2. 评鉴条文
　2.1　《××××》(第×版)，标准——适用于参考 JCI 评审条文。
　　　范例：《JCI 医院评审标准》(第 5 版)，ACC.2。
　2.2　《××××》(20××版)，第××章"××××"(节、××××)评审标准——适用于参考国内评审条文。
　　　范例：《三级综合医院评审标准实施细则》(2011 版)，第四章"医疗质量安全管理与持续改进"(二、医疗质量管理与持续改进)4.2.2.1。
3. 其他参考文献
　3.1　《××××》规范编号 (如 WS/T 311—2009)，20××年××月××日起实施——适用于参考行业规范。
　　　范例：卫生部《医疗机构消毒技术规范》，WS/T 367—2012，2012 年 8 月 1 日起实施。

3.2　作者.篇名[J].刊名,出版年份,卷号(期):起止页码.——适用于参考学术文献。

范例:孙凡,牛平.围手术期卒中的病理生理机制及预防[J].国际老年医学杂志,2012,33(1):22-26.

3.3　书籍名称《××××》(第×版),20××年出版——适用于参考书籍。

范例:《单病种质量管理手册》(第2版),2010年出版。

3.4　编号×-×-××《制度名称××××》——适用于参考制度。

范例:F-1-05《医院感染风险管理流程》。

3.5　指南出处××××《指南名称××××》(发布年份)——适用于参考临床指南。

范例:ESC《急性肺栓塞诊断和管理指南》(2014年)。

七、政　策　(详见本指引 P.8 文件项目分项说明政策说明——在制度、计划和应急预案中均为必填项,在程序中为可选项。在计划中将"政策"项目改为"计划发展")

1. ×××
  1.1　××××。
    1.1.2　××××。
      a　××××;
      b　××××。

八、流　程　(步骤或流程图都可以,详见 P.8 文件项目分项说明政策说明——在程序和应急预案中为必填项,在制度和计划中为可选项。在计划中将"流程"项目改为"组织与流程")

1. 流程图

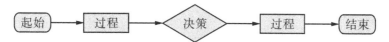

2. 组织流程图(适用于计划)

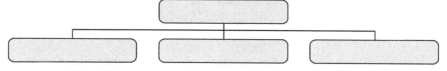

3. 流程步骤

步　骤	流程说明
1.	
2.	
3.	

九、资源分配 （执行过程中需资源的支持,详见本指引P.8文件项目分项说明资源分配说明——均为可选项）

器材名称	数　量	用途说明
1. 人力资源		
2. 财务预算		
3. 设施空间		
4. 资材物料		
5. 科技信息QPS.3		

十、教育训练 （确保执行者能胜任工作,详见本指引P.8文件项目分项说明教育训练说明——在制度和程序中为可选项,在计划和应急预案中为必填项）

对　象	具体做法
1. 新进人员	
2. 在职人员	
3. ××××	

十一、质量管理 （衡量指标与稽核要点,详见本指引P.8文件项目分项说明质量管理说明——在制度、程序和应急预案中为可选项,在计划中为必填项）

控制重点/指标	衡量、验证、监测、改善
1. 指标名称	1.1　分子/分母:(请分别定义清楚) 1.2　收集方法:(资料来源、普查或抽样……) 1.3　数据验证:(验证方法与程序) 1.4　遵从性监测方法:(过程与结果并重) 1.5　异常分析与改善:(回顾周期,管制图、同期数据比对……进行PDCA)
2. 意外事件通报回顾 （详见撰写原则说明）	2.1　针对_____过程中的意外事件依规定进行事件通报 2.2　依据事件的风险分类进行回顾,必要时召集相关人员进行PDCA,RCA改善并回顾本程序

十二、风险管理 （详见本指引 P.8 文件项目分项说明风险管理说明——在制度中为免填项,在程序、计划和应急预案中为可选项）

风险来源	预防与应变措施
1. 危险情境	1.1 预防(避免发生、预警措施) 1.2 应变(失误发生时应变程序)
2. 危险情境	2.1 预防(避免发生、预警措施) 2.2 应变(失误发生时应变程序)

十三、表单附件 （表单与相关规定,详见本指引 P.8 文件项目分项说明表单附件说明——均为可选项）

    1. 表 单
      1.1 ××××。
      1.2 ××××。
    2. 附 件
      2.1 ××××。
      2.2 ××××。

十四、审 核 （核准与知会确认,详见本指引 P.8 文件项目分项说明审核说明——均为必填项）

部　门		核准主管	核准日期
主　办		主　任:	
		院　长:	
协　办	1.	主　任	
	2.	主　任	

…………请设定跳页………

附件(若有)请放此处

编制单位:医评办

宁波市第四医院

宁波市第四医院文件制定、修订及废止申请表

名　　称	
编　　号	

制(修)定日期	年　月　日	生效(或废止)日期	年　月　日

适用范围	
异动原因说明	

申请部门		申请人	

管理部门初审意见	审核部门:□ 医院各委员会　□ 职能科室主任 意见: 1. 内容与法律法规、医院制度和规定相抵触　□ 是　□ 否 2. 不符合制度文件相关格式和规定　□ 是　□ 否 3. 有关方面意见分歧大,需要较大的调整　□ 是　□ 否 4. 条文内容不明确,适用性、可操作性差　□ 是　□ 否 审核人: 审核时间:

批　　准	□ 不同意 □ 同意	批准人:
		批准日期:　　　年　月　日

编号:G-4-01　　　　　　第1页 共1页　　　　　　版本:201412-1

【文件标准格式撰写指引】

＊　政策、程序、制度、计划及应急预案定义　＊

1. 政策:一种组织清楚表达对每一特定主题的立场与价值观的书面声明。它包含规则及告诉人们做什么事(Tells one what to do)。

2. 程序:一套书面指令,描述一个特定行为或顺序行为的被核准和建议的步骤。它告诉人们如何执行一组任务(Tells one how to perform a set of tasks)。

3. 制度：由医院和部门依照法律、法令、政策来制定，要求所属人员共同遵守的准则，是医院对某项具体工作、具体事项制定的必须遵守的行为规范。

4. 计划：确定需要，列出满足这些需要的策略并设定方向和目标的事先制定的详尽方法。计划比制度或程序更全面，持续时间更长且更具有战略性；针对具体的项目设定不同的优先级别。例如，质量改进和患者安全计划强调医院对患者医疗服务质量和安全的承诺，会确定长短期优先级别，并以各种方法来实现这些优先事项。

5. 应急预案：对医院可能发生的突发事件、流行病、自然灾害或其他灾害等，医院为迅速有序地开展应急行动而预先制定的行动方案。

＊ 字体、语法与风格 ＊

1. 字体与边界
   1.1 中文以宋体，英文以 Times New Roman 作为标准。
   1.2 标题采用粗体五号字，内文则使用不加粗的五号字，以增加阅读清晰度。
   1.3 一律用 A4 纸打印。
   1.4 粗体字及斜体字可用于强调特定的单字或词组，但尽量少用。
   1.5 每次最新修订的更新内容应将新增或修改部分以灰底显示，提醒阅读者注意。
   1.6 行距采用单倍行距。
   1.7 左右页边距各为 3.17 厘米，上下页边距各为 2.54 厘米。

2. 风格
   2.1 为保证全院一致化，请依照标准模板格式填入，请勿另立窗体格式。
   2.2 日期及时间的书写参照"2012-05-06"格式。
   2.3 表头的内容和内容标题一律以粗体字呈现。
   2.4 书写风格清楚及简明。
   2.5 使用主动动词（Active verbs）表述。
   2.6 使用现在时语态书写。
   2.7 名词使用英文大写时须前后一致。如果部门名称及职务头衔采取英文大写，之后每次提及时均需大写。
   2.8 专有名词可用缩写并附于全名之后。举例：环保署（Ministry of Environment, MOE）。
   2.9 如有数字使用于程序内容中，应该用阿拉伯数字而不是文字表达。举例：写"6"不写"six"。
   2.10 如果有使用医学插图，必须加注图表来源。
   2.11 写作的内容必须清楚，要与读者的阅读能力相匹配，尽可能不使用专业术语。
   2.12 使用缩写的频率最好降至最低。请于"定义及名词解释"字段内加以说明缩写的全名或意义，之后再度提到时，才可使用缩写。

＊ 表首格式 ＊

类　　别	××××-××××(五号字)	编　　号	A-××
名　　称	文件名称(四号字)	生效日期	20××-××-××
制定单位	×××	责任人	×××	修订日期	20××-××-××
定期更新	每一年	总页码	×	版　　本	第×版

1. 表头适用范围:适用于制度、程序、计划、岗位职责、应急预案等文件的表头编制。
2. 表头内容:包括医院院徽、类别、编号、名称、制定单位、责任人、版本、定期更新、总页码、生效日期和修订内容。
3. 表头字体大小请如实依照上述范本的规范,各栏栏宽可视内容而弹性调整,外框可以向左右拉长,但每一字段的内容应尽量书写于一列之内,勿发生跨列的情况,以维持文档的美感。
4. 使用医院院徽可代表本院,所以不必再写出医院的全名。
5. 文件编号原则:各类文件新增、修订均应以本院编号为原则,由医院评价办公室统一编号。
    5.1　编号架构:采用三段式编号。

分类码(第一段) – 文件层级码(第二段) – 流水号(第三段)

A/ny　　　　–　　　1/2/3/4　　　–　　　00

    5.2　分类码:
    5.2.1　全院性或跨部门用文件所属领域代号:

分　类	代　号	分　类	代　号	分　类	代　号
病人安全	A	感染控制	F	后勤保障	K
临床管理	B	行政管理	G	护理管理	L
病人权利	C	人力资源	H	设备管理	M
病历书写	D	科教管理	I	应急预案	N
药事管理	E	财务管理	J	医院项目	O

5.2.2 部门专属用代码：

科 室	代 码	科 室	代 码	科 室	代 码
内一病区	n1	手术室	ss	综合办公室	zh
内二病区	n2	麻醉科	mz	纪律监察室	jj
内三病区	n3	高压氧	gy	人力资源部	rs
内四病区	n4	康复科	kf	财务部	cw
内五病区	n5	营养科	yy	医保科	yb
内六病区	n6	针灸理疗科	zj	后勤保障部	zw
感染病区	gr	口腔科	kq	护理部	hl
外一病区	w1	中医科	zy	医务科	yw
外二病区	w2	皮肤科	pf	安全办	aq
外三病区	w3	体检中心	tj	门诊办公室	mb
外四病区	w4	供应室	gys	保卫科	bw
外五病区	w5	输液室	sy	科教科	kj
新生儿科	xs	血透室	xt	质控办	zk
妇科病区	fk	内镜中心	nj	院感科	yg
产科病区	ck	病理科	bl	防保科	fb
耳鼻咽喉科	eb	检验科	jy	信息科	xx
眼科	yk	放射科	fs	医学装备部	sb
急诊科	jz	输血科	sx	综合服务中心	fw
ICU	wz	超声科	cs	医评办	yp
急诊胸外病区	jx	药剂科	yj	医务部	ywb
儿科病区	ek	病案统计室	ba	社会发展办	sh

5.3 第二段为文件层级码：1（全院制度）、2（跨单位的作业程序）、3（单位之使用的工作手册）和4（表单记录）。

6. 新订及修订认证日期：采取公元年月日的表达方式，例如"2015-02-05"或"2015-2-5"，核准编号由医评办文件管理人员依照年度核准顺序给予，单位请勿任意删除漏列，以免造成误导让修订变成新增。

7. 定期更新：定期更新的频率，系统每年提前 1 个月会给以提醒，要求单位负责人每年审核一次文件。

8. 版本及总页数：由单位依照更新版本的顺序，制定版本号次，并标示出全部页数。

＊ 文件项目分项说明 ＊

1. **标　准**(在计划中为必填项，在制度、程序、应急预案中为可直接删除的免填项)

   标准是对重复性事物和概念所做的统一规定。它以科学、技术和实践经验的综合成果为基础，经有关部门一致协商，由主管机构批准，以特定形式发布，作为共同遵守的准则和依据。

2. **目　的**(均为必填项)
   2.1 本标准作业的目标、任务及流程整理所欲达到预期的效果是什么？
   2.2 目的应该具有可达成性。
   2.3 有重点且简洁地叙述说明，若无法简化则请逐条罗列，言简意赅。
   2.4 描述为什么政策要到位(Why the policy is in place)。
   2.5 描述该政策为什么存在，例如该政策的目的是：在规划政策、获得必要的意见及在完成前让负责单位的主管同意的过程中，所使用的是标准化的模板。

3. **范　围**(均为必填项)
   3.1 包含"适用范围"及"流程范围"。
   3.2 适用范围：用于政策或程序(SOP)，指此政策或程序所适用的对象或区域(如院区或部门)，如全院病房、门诊患者或门急诊患者……若有需要排除所适用的对象或区域，应该在此加以特别说明。
   3.3 流程范围：用于程序(SOP)，简要陈述流程中的主要作业步骤："流程开始→作业步骤→流程结束"。

4. **定　义**(均为可选项)
   4.1 所谓"名不正，则言不顺"，因此需要对本流程中所提到的某些名词给出明确的定义，使读者不会产生误解。
   4.2 此栏主要用以解释特定名词的含义或适用范围，让读者在尚未阅读主体流程时，对流程中容易使人误解的关键词有明确的界定与说明，帮助阅读者能更精准地掌握及了解流程意涵，不会产生误解。
   4.3 "定义"也可用以解释任何"新的"或"不熟悉的"名词或缩写，"缩写"通常是重点需要定义的专有名词。
   4.4 哪些名词需要解释，撰写者应该揣摩阅读者的认知程度而定，以比较务实的表达进行名词解释。

5. **权　责**(均为必填项)

   管理权责：制度和程序的制定应说明由哪个部门负主要责任。

6. **参考文献**(均为可选项)
   6.1 法律法规：与本政策或程序(SOP)相关的政府或主管机关出台的法令。

6.2 评鉴条文:包括《JCI医院评审标准》(第5版)及《三级综合医院评审标准实施细则》(2011版)。

6.3 相关的参考文献:包括学术文献、医院制定的文件、书籍、行业规范及临床指南等。

7. **政 策**(在制度、计划和应急预案中为必填项,在程序中为可选项,在计划中将"政策"项目改为"计划发展")

7.1 政策:一种组织清楚表达对每一特定主题的立场与价值观的书面声明。它也可能是实行行动的指导方针声明。它包含相关规则及告诉人们需要做什么事(Tells one what to do)。例如,无论是否发生人员或财物损伤,任何事件的事故报告必须完成,包括工作人员、志愿者。

7.2 计划发展:能够精准地确定任务或者项目的时间长度以及困难程度;设定务实、清晰且可度量的任务目标;设置完成任务的先后顺序;预估可能出现的阻力并制定应对措施,以保证任务的顺利完成。

8. **流 程**(步骤或流程图都可以,在程序和应急预案中为必填项,在制度和计划中为可选项,在计划中将"流程"项目改为"组织与流程")

8.1 流程:一套书面指令,用以描述一个特定的或有顺序的行为,且被核准和建议的步骤。它告诉人们该如何执行该组任务。

8.2 组织与流程:以组织的各种流程作为基础来设置部门,从而决定人员的分工,在此基础上建立和完善组织的各项机能。

8.3 流程说明要点:建议以"4W1H"构面去思考,要做什么? 如何做? 由谁做? 什么时候做? 在哪里做? 有哪些需要特别提醒和注意的事项?

8.4 如果作业流程很简单,没有复杂的判断关系,建议以"步骤程式表"(如下表所示)代替流程图。

步　　骤	流程说明
1.	
2.	
3.	

9. **资源分配**(均为可选项)

此栏用以说明在执行文件过程中所需要的人力、财务、设施空间和信息等方面的资源支持。

10. **教育训练**(在计划和应急预案中为必填项,在制度和程序中为可选项)

教育训练的目的是使相关人员(新进及在职人员)了解及遵守文件的规定。

10.1 简单地说就是人员适任性的维持,这对于质量与安全的维护是非常重要的。衡量相关人员对本作业程序的了解程度,以便作为教育训练的依据。

10.2　说明教育训练的方法与进行的方式。

　　10.2.1　教育：定期介绍或解说文件的内容。

　　10.2.2　训练：包括口头指导、操作示范、演习或测验等。

11. **质量管理**（在制度和程序中为可选项，在计划和预案中为必填项）

11.1　撰写原则说明

　　11.1.1　"做和写一致"是基本原则，不要写了但是没有做。

　　11.1.2　根据"评鉴的要求"以及"单位主管专业管理的要求"来决定是否建立衡量指标。

　　11.1.3　无法对其做出硬性规定时，单位要自己掌握分寸。站在医品的立场当然鼓励单位设立适当的监测机制，而过多的监测会导致医务人员不胜负荷，也不切实际。

　　11.1.4　若要建立指标，请按文件模板"十一、质量管理规范"填写。若没有指标或不知道要写什么，则建议此项目尽量不留空白，或是随便做空幻叙述，可参考"十一、一般事件通报改善原则"予以处理。

11.2　要点说明

　　11.2.1　"控制重点/指标"是指在流程之中，管理者可以切入做监测衡量的时点或时机。它也是本程序内部自我查核或外部稽核的重点，以确保程序确实执行且没有偏差。

　　11.2.2　可顺着流程从开始到结束，每个步骤逐一思考以找出其衡量的控制重点。

　　11.2.3　质量监测必须"过程面"和"结果面"并重，并选择适当的监测指标。

　　11.2.4　衡量、验证、监测、改善内容应尽量填写清楚完整，若无信息提供，则请写"无"。

　　11.2.5　数据验证时机：下列情况监测指标，需要由称职的"数据提供或处理"相关人员进行资料验证，并在"数据验证"栏做出如下说明。

　　　a　新设立的指标。

　　　b　数据公布于民众可以看的网站或其他渠道。

　　　c　指标收集方法的改变（如收集方法或资料收集人员异动）。

　　　d　指标数据有特殊或离谱的变化而无法解释的。

　　　e　数据来源改变（如纸本数据变成电子数据）。

　　　f　收集数据对象的性质有所变化（如患者平均年龄、患病情况、研究内容异动、新指引的推动或引入新技术或新的治疗方法等）。

　　11.2.6　数据验证方法：

　　　a　说明收集数据者及验证数据者。

　　　b　取得统计有效样本。

  c 比较原来收集的数据及第二次收集的数据(计算正确率,最好达到90%)。

  d 有差异的时候,应分析原因,并执行修正措施。

  e 修正后,重新确认正确率是否达期望值。

12. **风险管理**(在制度中为免填项,在计划、程序和应急预案中为可选项)

 12.1 每一个作业程式执行时可能产生预期或非预期的偏差或错误,即为风险来源。作业部门应有风险防范措施,以降低其发生的概率,或者失误风险一旦发生时,可快速启动危机应变措施,以使作业继续进行而不受影响。例如,电脑发生故障,应如何预防及应变。

 12.2 请采用系统性的方式进行思考,同时兼顾过程和结果。

 12.3 应变措施应该包含具体教育训练的内容,如口头教导、示范、演习及衡量。请勿仅以"加强教育训练"笼统地做出说明。

13. **表单附件**(均为可选项)

 13.1 本流程过程中所提到的窗体(包含开始及过程中填写以过程中有表报输出者)。在手工作业时代窗体很重要,所以需要独立列为大项。目前本院已经逐步实现计算机化,表单都以计算机输入画面代替,故如果窗体很少也可仅以附件合并,但如果有比较多的窗体,则建议仍在目前项下独立列出。

 13.2 将流程相关的复杂事项列为附件,避免让主体流程过于烦琐。例如,计算机软件的规范操作。但是如要列为附件,务必在本文流程中做出说明。让读者可以方便参考本流程重要参考文件。

 13.3 附件部分若超过一页,建议跳页放在文件的最后面,列为文件的附属文件,以免中间插入影响文件完整性。

14. **审　核**(均为必填项)

 14.1 主办:负责制定、修订规章和程序的主要部门。

 14.2 协办:协助制定、修订规章和程序的相关部门。

＊　修订记录　＊

1. 针对每次的修订内容,对修改的原因做出重点说明,记录文件的历史修改轨迹,以便了解演进发展及改善过程。

2. 文件修改后,单位仍应保留一份原版本文件,并指定专人妥善收存备查,其余书面文件应该销毁,切勿任意放置。

	部　门	核准主管	核准日期
主　办	医评办	主　任:	
		院　长:	

五、本院文件范本介绍

(一)制度范本——《不良事件侦测及分析管理制度》

类　别	全院制度-行政管理	编　号	G-1-51
名　称	不良事件侦测及分析管理制度	生效日期	20××-××-××
制定单位	×××　责任人　×××	修订日期	20××-××-××
定期更新　每一年	总页码　×	版　本	第×版

一、目　的

收集医院内发生的各种不良事件,以利于不良事件的侦测、分析、回顾及改善,减少或消除相关事件和近似错误,营造安全的医疗作业环境,提升患者照护的安全性。

二、范　围

适用范围:医院各层级员工及患者。

流程范围:始于不良事件发生或发现,终于事件处理和确定改善措施。

三、定　义

1. 不良事件:在医院中发生的非预料的、不期望的或潜在的危险事件。
2. 未造成伤害的不良事件:错误或不良事件虽已发生,但是并未对患者或家属造成伤害。
3. 警讯事件:涉及死亡或严重身体或心理伤害的意外事件。严重身体伤害具体包括伤及四肢或造成机体功能受损。主要包括下列事件。
   - 3.1 非预期的死亡,包含但不限于:
     - 3.1.1 与自然病程无关的死亡,如术后感染死亡或院内肺栓塞。
     - 3.1.2 足月的婴儿死亡。
     - 3.1.3 自杀。
   - 3.2 主要的永久性功能丧失与患者疾病或潜藏的征兆、自然病程无关。
   - 3.3 手术部位、程序和患者身份识别错误。
   - 3.4 因输血或移植受感染的器官(组织)导致的慢性或致命性疾病。
   - 3.5 婴儿失窃或给错父母。
   - 3.6 强暴、职场暴力攻击导致死亡或永久性功能丧失,包含患者、员工、医师、医学生、受训人员、访客或供货商在医院场所蓄意杀人。
4. 近似错误:患者接受医疗护理的过程中,一个或多个环节出现错误,但错误在到达患者之前被发现并得到纠正,患者最终没有得到错误的医疗护理服务。

5. 事件通报类型:
  5.1 药物事件:与给药过程相关的不良事件。
  5.2 跌倒事件:因意外跌落至地面或其他平面的不良事件。
  5.3 输血事件:自医嘱开立、备血、储存、传送及输血过程中发生的相关的不良事件。
  5.4 医疗事件:与延迟处置、医疗治疗及照护措施相关的不良事件。
  5.5 手术事件:在手术前、手术中和手术后过程中的不良事件。
  5.6 管路事件:如管路滑脱、自拔、错接、阻塞或未开启等不良事件。
  5.7 院内不预期心搏骤停事件:发生在医疗场所内非原疾病病程可预期的心搏骤停事件。
  5.8 麻醉镇静事件:与麻醉或镇静过程相关的不良事件。
  5.9 检查/检验/病理切片事件:与检查/检验/病理切片等过程相关的不良事件。
  5.10 针刺伤事件:人员发生针刺伤的不良事件。
  5.11 公共事件:与医院建筑物、通道、其他工作物、天灾、有害物质外泄等相关的不良事件。
  5.12 治安、伤害事件:如发生偷窃、骚扰、诱拐、侵犯、患者失踪、他杀、言语冲突、身体攻击、自杀/企图自杀、自伤等的不良事件。
  5.13 器械设备不良事件:合格的医疗器械在正常使用情况下发生的,导致或者可能导致人体伤害的各种不良事件。
  5.14 其他事件:非上述的不良事件。
6. 其他重大不良事件:
  6.1 溶血性输血反应。
  6.2 严重药物不良事件。
  6.3 严重的用药错误事件。
  6.4 重大手术前后的诊断不符合。
  6.5 麻醉与镇静不良事件:发生在麻醉和中、深度镇静过程中的不良事件和不良事件的趋势,导致严重不良后果和(或)引起医疗纠纷。
  6.6 院内感染事件、院内感染暴发。
7. 根本原因分析(RCA):一项结构化的问题处理法,用以逐步找出问题的根本原因并加以解决,而不是仅仅关注问题的表征。根本原因分析是一个系统化的问题处理过程,包括确定和分析问题原因,找出解决办法,并制定预防措施。

四、权 责

责任科室:医评办。

五、参考文献

1. 法律法规
  1.1 《药品不良反应报告和监测管理办法》,卫生部令第81号,2011年7月起施行。
  1.2 《医疗事故处理条例》,国务院令第351号,2002年9月起施行。

2. 评鉴条文

2.1 《JCI医院评审标准》(第5版),QPS.7,QPS.8,QPS.9。

2.2 《三级综合医院评审标准实施细则》(2011版),第三章"患者安全"(九、妥善处理医疗安全(不良)事件)3.9.1,3.9.2,3.9.3。

2.3 《三级综合医院评审标准实施细则》(2011版),第六章"医院管理"(九、医学装备管理)6.9.7。

六、政　策

1. 不良事件报告的基本原则

1.1 自愿性:提供报告是报告人的自愿行为,保证报告内容的可靠性。

1.2 保密性:系统对报告人以及报告中涉及的其他人和部门信息完全保密(可匿名上报),使系统得以正常运行。

1.3 鼓励报告:鼓励当事人主动报告不良事件,并实行非处罚性原则;对于发现安全隐患和他人安全不良事件的报告者,应根据情节给予以下相应奖励。

1.3.1 自己呈报事件的,每起奖励50元。

1.3.2 呈报他人事件的,每起奖励20元。

1.3.3 对于每年报告件数在全院排名前三位的部门和个人,分别给予如下奖励。

　　a 单位奖励金额:第一名3000元,第二名2000元,第三名1000元。

　　b 个人奖励金额:第一名500元,第二名300元,第三名200元。

1.3.4 对于造成错误的人员,如知情隐匿不报,视情节轻重给予相应的扣罚:1级事件500元,2级事件300元,3级事件100元,4级事件50元。

1.4 公开性:安全信息公开共享,通过院内质量网络传播安全信息、事件分析过程和改善结果。

2. 不良事件报告、处理程序

2.1 报告形式与报告流程

2.1.1 通过医院不良事件通报系统《医院不良事件报告表》的要求填写相关内容,信息系统会自动转发至相应职能部门。

2.1.2 紧急电话报告仅限于在不良事件可能迅速引发严重后果(如意外坠楼、术中死亡、住院期间意外死亡等)的紧急情况使用,事后需补报《医院不良事件报告表》。

3. 不良事件报告、处理流程

3.1 当发生不良事件后,当事人通过医院不良事件通报系统填写《医院不良事件报告表》,记录事件发生的具体时间、地点、过程、采取的措施等内容。对于一般不良事件,要求24小时内报告;对于情况紧急的重大事件,应在处理的同时以口头或电话的方式向医院总值班报告,由其核实结果后再报相应职能科室。

3.2 职能科室接到报告后立即对不良事件进行分析,将分析结果上报医评办,由医评办依据严重度分析,选择根本原因分析法。

3.3 医评办提交分析结果,由医院质量与安全管理委员会讨论并做出处理意见。

4. 不良事件的监测

4.1 指标数据监测:不良事件衡量指标与预期的数据、同期资料和公认的标准存在显著性的变化,如感染管制人员监测到感染率出现不良值。

4.2 通报系统监测:

通报系统	通报时机
1. 不良事件通报系统	24小时内系统内网上报
2. 不良事件报告单	员工无法使用事件通报系统时
3. 院感系统通报	科内发生院内感染事件时

5. 不良事件分析管理

不良事件严重度评估优先级:依据不良事件风险矩阵评估不良事件的"事件发生后对健康的影响程度"及"事件可能再发生的机会",评估事件处理优先级及介入的必要性,运用根本原因分析对警讯事件进行实时性调查,并于45天内提出分析改善报告。

不良事件风险矩阵(Severity Assessment Code,SAC)						
	严重度	死亡	极重度	重度	中度	轻度	无伤害
发生频率	数周	1	1	2	3	3	4
	1年数次	1	1	2	3	4	4
	1~2年一次	1	2	2	3	4	4
	2~5年一次	1	2	3	4	4	4
	5年以上	2	3	3	4	4	4

栏位名称		说　明
有伤害	死　亡	造成患者死亡
	极重度	造成患者永久性残障或性功能障碍
	重　度	除需要额外的探视、评估或观察外,还需住院或延长住院时间做特别的处理
	中　度	需额外的探视、评估或观察,仅需简单的处理,如抽血、验尿检查或包扎、止血治疗
	轻　度	事件虽然对患者造成伤害,但不需额外处理
无伤害		事件发生在患者身上,但是没有造成任何的伤害
近似错误		由于不经意或及时的介入,使可能发生的事件并未真正发生在患者身上

6. 不良事件的调查

6.1 对于符合警讯事件的条件,必须进行根本原因分析,明确详尽的事件调查是根本原因分析的基础。根本原因分析应尽可能在事件发生后迅速完成,事件分析和行动计划要在事件发生后或得知事件发生后的45天内完成。

6.2 根本原因分析的目的是为了让院方对事件有更进一步的了解,且呈现系统性改善或其他可以避免、减少此种警讯事件再发生的风险,重新设计流程和采取其他适当的改善措施。

6.3 根本原因分析包含:

6.3.1 事件描述——医院不良事件报告单。

6.3.2 资料收集:人员访谈、设备勘查、文件记录、地点勘查、方法流程。

6.3.3 近端原因:患者因素、个人因素、沟通因素、工作状况因素、教育训练因素、设备及资源因素。

6.3.4 根本原因。

6.3.5 需加强或改善的流程(系统)。

6.3.6 行动计划。

6.3.7 原因树分析(或鱼骨图)。

七、流 程

医院不良事件报告处理流程图

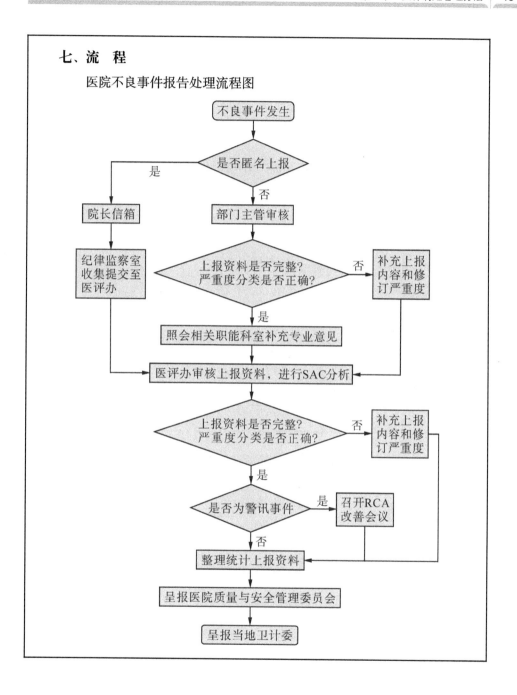

八、质量管理

控制重点/指标	衡量、验证、监测、改善
1. 不良事件通报监测	分子：不良事件通报件数 分母：无
2. 警讯事件根本原因分析（RCA）报告45天内完成率	分子：于警讯事件发生后45天内完成RCA报告件数 分母：实际进行RCA的件数

九、表单附件

1. 表　单

医院不良事件报告单。

2. 附　件

根本原因分析（RCA）表格。

十、审　核

部　　门		核准主管	核准日期
主　办	医评办	主　任：	
		院　长：	

（二）程序范本——《手术部位感染预防控制操作规程》

	类　　别	全院制度-感染控制	编　　号	F-2-01
	名　　称	手术部位感染预防控制操作规程	生效日期	20××-××-××
	制定单位	×××　责任人　×××	修订日期	20××-××-××
	定期更新	每一年　总页码　×	版　本	第×版

一、目　的

降低外科手术部位医院感染发生率，提高医疗护理质量。

二、范　围

适用范围：全院手术相关科室。

三、定　义

1. 手术部位感染：因手术伤口的处理、敷料类型及有关消毒操作不当等引起的手术伤口及相关部位感染。分为切口浅部组织感染、切口深部组织感染、器官或腔隙感染三类。

2. 切口浅部组织感染：手术后30天以内发生的仅累及切口皮肤或者皮下组织的感染，并符合下列条件之一。

   2.1 切口浅层组织有化脓性液体。

   2.2 从切口浅层组织的液体或者组织中培养出病原体。

   2.3 具有感染的症状或者体征，包括局部发红、肿胀、发热、疼痛和触痛以及外科医师开放的切口浅层组织。

   2.4 下列情形不属于切口浅部组织感染。

      2.4.1 针眼处脓点（仅限于缝线通过处的轻微炎症和少许分泌物）。

      2.4.2 外阴切开术、包皮环切术部位或肛门周围手术部位感染。

      2.4.3 感染的烧伤创面，以及溶痂的Ⅱ，Ⅲ度烧伤创面。

3. 切口深部组织感染：无植入物者手术后30天以内、有植入物者手术后1年以内发生的累及深部软组织（如筋膜和肌层）的感染，并符合下列条件之一。

   3.1 从切口深部引流或穿刺出脓液，但脓液不是来自器官或腔隙部分。

   3.2 切口深部组织自行裂开或者由外科医师开放的切口。同时，患者具有感染的症状或者体征，包括局部发热、肿胀及疼痛。

   3.3 经直接检查、再次手术探查、病理学或者影像学检查，发现切口深部组织脓肿或者其他感染证据。同时累及切口浅部组织和深部组织的感染归为切口深部组织感染；经切口引流所致器官或腔隙感染，无须再次手术的，归为深部组织感染。

4. 器官或腔隙感染：无植入物者手术后30天以内、有植入物者手术后1年以内发生的累及术中解剖部位（如器官或者腔隙）的感染，并符合下列条件之一。

   4.1 器官或腔隙穿刺引流或穿刺出脓液。

   4.2 从器官或腔隙的分泌物或组织中培养分离出致病菌。

   4.3 经直接检查、再次手术、病理学或者影像学检查，发现器官或者腔隙脓肿或者其他器官或腔隙感染的证据。

5. 不接触技术：以无菌镊子或其他无菌器械操作的技术，而不以手直接接触无菌敷料。

四、权　责

责任科室：院感科。

五、参考文献

1. 法律法规

   1.1 《医院感染管理办法》，卫生部令第48号，2006年9月1日起实施。

    1.2 《医院感染诊断标准(试行)》,卫医发〔2001〕2号,2001年1月3日起实施。

2. 评鉴条文

    2.1 《JCI医院评审标准》(第5版),PCI.6.1。

    2.2 《三级综合医院评审标准实施细则》(2011版),第四章"医疗质量安全管理与持续改进"(二十、医院感染管理与持续改进)4.20.1.2,4.20.3.2。

    2.3 《三级综合医院评审标准实施细则》(2011版),第七章"日常统计学评价"(六、医院感染控制质量监测指标)。

3. 其他参考文献

    3.1 《抗菌药物临床应用指导原则》(2014版)。

    3.2 《外科手术部位感染预防与控制技术指南(试行)》,2010年11月29日起实施。

六、政　策

1. 各手术科室必须严格落实手术部位感染、预防和控制操作规程。

2. 手术科室的临床医师、护士及院感科工作人员应加强培训,掌握外科手术部位感染预防工作流程的步骤要点。

3. 医院开展外科手术部位感染的目标性监测,采取有效措施以逐步降低感染率。

4. 严格按照抗菌药物合理使用的有关规定,正确、合理使用抗菌药物。

5. 评估患者发生手术部位感染的危险因素,做好各项防控工作。

6. 病原学送检标准:术后,密切观察手术的患者手术切口情况,并注意监测血常规和体温,如发现白细胞、C-反应蛋白、体温升高超出正常范围,应分析原因并判断是否与手术切口感染有关,如出现手术切口红肿、疼痛并伴有炎性分泌物渗出,应及时做分泌物的培养。

七、流　程

1. 外科手术部位感染预防工作流程步骤

步　骤	流程说明
1. 手术前	1.1　确定患者所有部位有无感染,如有感染应先予以治疗及控制;积极治疗并纠正引起感染的危险因素,如纠正低氧血症、低蛋白血症,控制患者血糖等,提高机体抵抗力。 1.2　尽可能缩短患者手术前住院天数,尽量少于3天。 1.3　评估患者营养状况,改善营养不良。 1.4　手术部位皮肤的准备须涵盖手术区,毛发不影响手术视野时不需脱毛,必须脱毛时,首选不损伤皮肤的方法如专用的脱毛器、化学性脱毛剂。如使用常规普通去毛方法,必须采用一次性的刀片,并避免损伤皮肤。脱毛须在手术当天于手术室内进行。 1.5　手术前预防性使用抗生素要在手术室内给药,切开皮肤(黏膜)前30～60分钟开始,且在30分钟内输注完毕。 1.6　若无禁忌证,建议术前使用抗菌药皂洗澡。 1.7　对于需要做肠道准备的肠道手术患者,应口服抗菌药物。 1.8　工作人员进入手术室前应修剪指甲,除去各类手部饰品,不可涂指甲油,严格按照外科洗手法操作。 1.9　工作人员正确穿戴口罩、帽子、手术衣和无菌手套。 1.10　患有明显皮肤感染的工作人员,在未治愈前不应进行手术操作。
2. 手术时	2.1　对于手术时间超过所用抗生素药物半衰期的2倍以上(通常为3小时)或失血量超过1500毫升的,术中应该追加一次。 2.2　正确消毒手术部位的皮肤。 2.3　尽量采取加温措施,保持患者正常体温。 2.4　对于糖尿病和血糖不稳定者应在围手术期监测并采取措施以保持血糖的稳定。 2.5　减少手术室内空气中尘埃粒子和细菌浓度,如控制手术室内人员数量,保证手术室出入门关闭状态,减少人员出入,避免不必要的走动和交谈。 2.6　对于需引流的切口,首选密闭式引流。 2.7　术中严格执行无菌操作,尽量缩短手术持续时间。 2.8　对于感染性和非感染性患者,应该在不同的手术室内进行,如果选择同一手术室应该先进行非感染性手术后进行感染性手术。 2.9　在开展完感染性患者手术后,手术室经彻底清洁和常规消毒后,才可进行非感染患者手术。 2.10　特殊感染患者(如气性坏疽等)手术应安排在隔离手术室进行,医务人员严格执行隔离预防技术的规定,于手术后彻底清洁、消毒手术室。 2.11　手术过程中若手套意外破损,应立即更换。

续　表

步　骤	流程说明
3. 手术后	3.1 手术结束后合理使用抗菌药物,若有免疫力低下、营养不良、中度以上贫血等可适当延长用药时间,具体内容详见《抗菌药物围手术期预防应用指南》。 3.2 放置引流管时应严格执行无菌操作,保持整个引流系统的密闭性,减少因频繁更换而导致的污染机会。更换时应严格执行无菌操作。每天检视患者伤口,敷料湿时或患者有感染之迹象时,须立即更换敷料,并送分泌物培养。 3.3 换药应遵循"先清洁切口处,再污染切口处,最后感染切口处换药"的次序。 3.4 严格执行手术卫生规范。 3.5 换药车的准备及注意事项。 　　3.5.1 每天须清洁或消毒换药车。 　　3.5.2 车上应备齐防护用品,如手套、快速手消毒液,必要时放置隔离衣等,并配备有盖医疗垃圾筒。 　　3.5.3 每天须检查车上无菌物品的有效期;若超过有效期者,需重新包装、灭菌。无菌物品外包装应避免污染。 　　3.5.4 换药时,每一换药碗及镊子仅限一位患者使用。 　　3.5.5 凡倒出的无菌溶液,不可再倒回原瓶内;已取出而未使用完的敷料,不可重置回无菌敷料罐内。 3.6 换药时应按照无菌技术规范要求执行"换药技术及步骤"。 3.7 换药时,操作者不可面对未覆盖敷料的伤口说话、咳嗽或打喷嚏。 3.8 对于感染性伤口,换药时须执行隔离措施,换药次序安排在最后。

2. 换药操作步骤

步　骤	流程说明
1. 换药前	1.1 洗手 1.2 取出无菌物品并核对有效期
2. 换药时	2.1 更换伤口敷料应采取不接触技术操作 2.2 以无菌技术清洁伤口
3. 换药后	3.1 扎紧污物袋并带回污物间 3.2 洗手

八、教育训练

对　象	具体做法
1. 新进人员	岗前培训
2. 在职人员	科室组织学习,通过系统内网自学

九、质量管理

控制重点/指标	衡量、验证、监测、改善
不同感染风险指数［手术部位感染发生率(%)］	1.1　分子:感染风险指数的某种手术的手术部位感染发病例数 　　分母:感染风险指数的某种手术的总例数 1.2　目标值:感染率≤1.5%

十、审　核

部　门		核准主管	核准日期
主　办	院感科	科　长:	
		院　长:	

（三）计划范本——《质量促进和患者安全(文化)管理计划》

	类　　别	全院计划	编　　号	O-1-01
	名　　称	质量促进和患者安全(文化)管理计划	生效日期	20××-××-××
	制定单位	×××　责任人　×××	修订日期	20××-××-××
	定期更新	每一年　总页码　×	版　　本	第×版

一、标　准

1. 具有相应资格的人员来引导医院质量改善和患者安全的落实及管理持续性的质量改善活动。(QPS.1)
2. 质量促进和患者安全(文化)管理计划支持院内选定的衡量指标和提供院内整合协调性的衡量作业。(QPS.2)
3. 质量促进和患者安全(文化)管理计划包含数据的汇整和分析,支持患者照护、医院管理、质量管理计划和参与的外部数据库。(QPS.4)
4. 县卫计局负责审核质量促进和患者安全(文化)管理计划,并且每季度收到和执行报告。(GLD.1.2)
5. 医院质量与安全管理委员会(成员包含院长、业务副院长、后勤副院长、医技副院长、护理部主任、人力资源部主任、医评办主任等)负责计划、发展和落实质量促进和患者安全(文化)管理计划。(GLD.4)
6. 患者安全暨医疗质量审议营造和支持整体的医院安全文化。(GLD.13)

二、目　的

1. QPS.1

   持续性质量促进与患者安全改善需要良好的质量促进和患者安全(文化)管理计划,卫计局审核质量促进和患者安全(文化)管理计划,并提供资源落实计划,从事日常监督管理计划的实施及持续性改善,从而完成医院的任务和优先策略。具有相应资格的质量种子人员监督计划的实施,质量种子人员需具有知识和经验处理数据收集、数据验证、数据分析和维持改善水平,并挑选计划所需的质量种子人员。部分主要的质量种子人员可以配置在品管部门,这些人员需要进行培训。各单位质量种子人员了解如何将全院的优先策略(监测方案)和部门的优先策略(监测方案)整合在一起。

   培训和沟通传达是基本的方式,各单位质量种子人员协助数据收集(如制作表格)、理清数据定义及验证数据的正确性。医院上下全体员工协助验证数据的正确性和数据分析,落实改善和评估改善是否维持在一定水平上。各单位质量种子人员平时参与培训和传达质量促进与患者安全的议题。

2. QPS.2

   医院质量与安全管理委员会决定全院性的优先监测对象(GLD.5),临床和管理部门依据全院性的优先监测对象选定自己的优先监测项目(GLD.11,GLD.11.1),例如药剂科和院感科选定减少药物错误和降低感染率为优先监测项目。质量安全计划人员所扮演的角色是协助这些部门认同共同的监测方法和数据的收集及整合全院性的监测指标,包含安全文化的衡量和不良事件报告系统的监管,并提供整合性、系统性的改善措施和解决方案。

3. QPS.4

   质量促进和患者安全(文化)管理计划包含收集和分析、汇整资料,从而促进患者照护与医院管理。数据的汇整内容是对随时间进展的状况及与其他医疗机构比较的情形(特别是医院质量与安全管理委员会所选定的指标),检视风险管理、设施管理和感染控制的汇整资料,有助于医院了解目前的作业和修订改善措施。外部数据可用来作为持续性监测作业。参与外部机构数据的比较,医院可以了解不同地区、国内和国际数据之间的差异程度,从而拟订改善的时机和改善的幅度。医院根据法规向外提供数据,但须注意数据的安全性和机密性。

4. GLD.1.2

卫生和计划生育局(简称卫计局)的架构能够审核或提供所有医院的计划和政策,分配资源以达成医院的任务。重要的职责之一是担负持续性质量改善责任,支持重要投资需要计划,提供适当的资源并监督其进程。卫计局每年审核质量计划,每季度接收质量报告,质量报告可以针对整体环境或着重在特定的临床服务、患者群或其他作业层面上,经过一段时间后,将质量计划的各个层面(包含不良事件和警讯事件)呈现给卫计局了解及讨论。卫计局对提供的质量报告进行讨论并做成记录,以此为依据采取措施,如额外的资源分配,这些措施要做成会议记录并在今后的会议中开展检视追踪。

5. GLD.4

5.1 负责建立和支持持续性医院质量改善,发展质量促进和患者安全(文化)管理计划,交予卫计局审核及塑造质量和医院安全文化。

5.2 选择衡量、评估和改善质量促进与患者安全的手法;决定质量促进和患者安全(文化)管理计划落实在日常管理作业(如交由医评办追踪),确保计划运用适当且达到成效。

5.3 实施整体性监测和协调全院性计划的架构和流程,确保全院各部门(服务)改善协调,协调的达成可通过医院质量与安全管理委员会,促进系统性质量监测与改善,减少重复性改善,如两个部门各自监测类似的流程或结果。

5.4 负责监控每季呈报给卫计局的质量报告,除了每季的质量报告之外,至少每隔6个月要做1次报告。

5.4.1 警讯事件的件数和根本原因分析。

5.4.2 患者和家属是否对医院不良事件的改善措施知情。

5.4.3 医院对不良事件应采取哪些改善措施。

5.4.4 改善是否得到维持。

5.5 可通过短信、医院内网、会议及教育培训,将质量促进和患者安全(文化)管理计划传达给全体员工,包含最近新出台的改善项目、国际患者安全目标改善措施、警讯事件和不良事件分析结果及最新的研究或标杆计划等。

6. GLD.13

塑造团队合作、尊重同仁(无论职位的高低),有助于提升质量与安全。院领导展现对医院安全文化的奉献和期许,而各医院同仁也能如此。与安全文化不一致、威吓他人、影响士气或人员流动的行为,会损及患者安全。医院安全文化计划主要关键特性包含:

6.1 医院作业高风险的特性和决定达成安全作业的一致性。

6.2 员工个人可以自由通报错误和近似错误,不需要担心受到谴责或处罚。

6.3 鼓励通过跨层级和部门的合作来找出患者安全问题的解决方案。

6.4 组织资源的投入,如员工时数、教育、通报文化等,强调安全关切。指责式的文化有损患者安全,有些情况下不应指责个人的错误,如患者与员工沟通不良、快速决策的需要或在处置过程中人为因素的缺陷。某些错误是因为轻忽行为所致的需要由当事人担负责任,轻忽行为包含未能遵守手部卫生指引、手术前未执行 time-out 或未标记手术部位。找出导致不安全行为的系统性议题;医院负起零容忍轻忽行为的责任;对人为错误(如患者辨识错误)、风险行为(如走快捷方式,没有进行患者辨识即进行诊疗)和轻忽行为(如忽略必要的安全步骤,手术过程中缝线遗失且未经 X 线检查来确认是否在体内)区分权责。评估医院安全文化可用正式的调查、焦点团体、员工访谈和资料分析。鼓励团队运作,共同营造正向安全文化,重视医院各阶层员工不安全行为。

三、范 围

1. 适用范围:医院各阶层员工,包含卫计局、领导层级、科室主管、基层主管及员工。
2. 流程范围:计划拟订→计划审核→计划执行→计划追踪。

四、定 义

医院安全文化:员工个人和员工群体的价值观、态度、认知、能力和行为模式的结果,可以决定员工投身于医院健康和安全管理的态度和参与程度。正向的医院安全文化可视作信任的沟通基础,使员工对安全的重要性达成共识以及对预防措施的效力有信心。

五、权 责

1. 管理权责
   1.1 本流程是由医评办负责,工作职责涉及如下。
      1.1.1 流程的撰写文件化。
      1.1.2 流程更新的提出。
      1.1.3 确保说、做、写的一致性。
   1.2 说明本流程拟订、修改和废止均应由医评办提出,经医院质量与安全管理委员会讨论,呈报卫计局核准后公告实施。
   1.3 本计划应该由医评办在医院质量与安全管理委员会进行简报说明,经讨论后再予更新修改。
   1.4 绩效衡量机制:负责人应将质量计划的各个层面(包含不良事件和警讯事件)呈现给卫计局了解及讨论。卫计局对提供的质量报告进行讨论并记录,以此为依据采取措施,这些措施要做成会议记录并在今后的会议开展检视追踪。

2. 相关人员职责

人员层级	职 务	权 责
卫计局	局长	·认证质量促进和患者安全(文化)管理计划 ·每季收到质量报告 ·配置适当的资源符合医院的任务(GLD.1.2)
领导层级	院长室、一级职能科室主任(GLD.4)	·介绍和实施指标监测方法 ·设定全院型优先监测指标 ·监测改善的成效 ·监测合约的质量 ·运用指标监测来衡量资源的分配 ·运用指标监测来确保供应链安全(GLD.4)
科室主管(GLD.11)	主任	·参与全院型优先指标监测 ·设定部门优先监测指标 ·运用JCI Library监测指标 ·选定和实施可用的指标来检视医师、护理和其他人员的专业作业
基层主管及员工(QPS.1, QPS.2, GLD.11.1)	科长、医疗组长	·从部门(服务)指针监测运用数据 ·从全院型指针监测运用数据 ·整合有用的信息,运用在行为层面、专业成长和临床结果层面

六、参考文献

评鉴条文
《JCI医院评审标准》(第5版)。

七、计划发展

1. 质量促进和患者安全(文化)管理计划的发展(develop)(GLD.4)

质量促进和患者安全(文化)管理计划是依据宁波市第四医院策略方针,医院评审、卫计委政策,国际患者安全工作目标所发展出来的,用来改善病患照护的质量及降低患者的安全风险。

1.1 宁波市第四医院策略方针:配合国家医疗政策,落实医疗中心角色及全人医疗照护,以提升患者安全为目标。

1.2 医院评审:营造患者安全及医疗质量的文化,建立内部患者安全、质量促进及管理机制,适当运用医疗资源,提供以患者为中心的服务。

1.3 卫计委目标:中国患者安全十大目标。

1.4 国际患者安全工作目标:

a 目标1:正确辨识患者。

b 目标2:改善有效沟通。

c 目标3:改善高警讯用药安全。

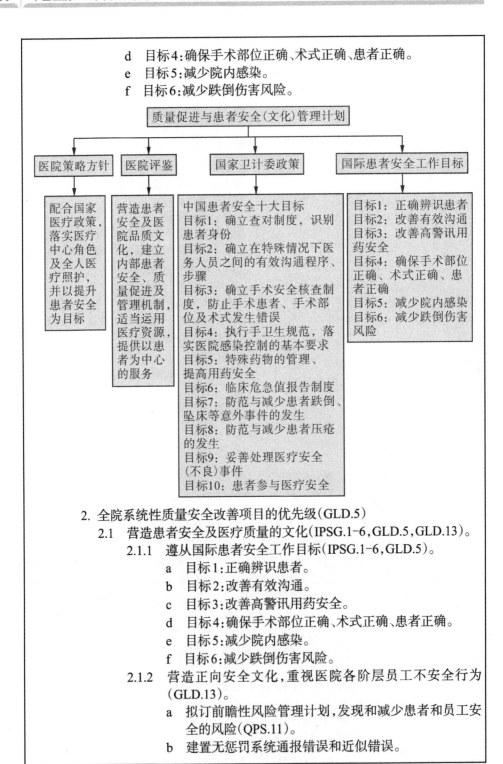

d 目标4:确保手术部位正确、术式正确、患者正确。
e 目标5:减少院内感染。
f 目标6:减少跌倒伤害风险。

质量促进与患者安全(文化)管理计划

| 医院策略方针 | 医院评鉴 | 国家卫计委政策 | 国际患者安全工作目标 |

配合国家医疗政策,落实医疗中心角色及全人医疗照护,并以提升患者安全为目标

营造患者安全及医院品质文化,建立内部患者安全、质量促进及管理机制,适当运用医疗资源,提供以患者为中心的服务

中国患者安全十大目标
目标1:确立查对制度,识别患者身份
目标2:确立在特殊情况下医务人员之间的有效沟通程序、步骤
目标3:确立手术安全核查制度,防止手术患者、手术部位及术式发生错误
目标4:执行手卫生规范,落实医院感染控制的基本要求
目标5:特殊药物的管理、提高用药安全
目标6:临床危急值报告制度
目标7:防范与减少患者跌倒、坠床等意外事件的发生
目标8:防范与减少患者压疮的发生
目标9:妥善处理医疗安全(不良)事件
目标10:患者参与医疗安全

目标1:正确辨识患者
目标2:改善有效沟通
目标3:改善高警讯用药安全
目标4:确保手术部位正确、术式正确、患者正确
目标5:减少院内感染
目标6:减少跌倒伤害风险

2. 全院系统性质量安全改善项目的优先级(GLD.5)
 2.1 营造患者安全及医疗质量的文化(IPSG.1-6,GLD.5,GLD.13)。
  2.1.1 遵从国际患者安全工作目标(IPSG.1-6,GLD.5)。
   a 目标1:正确辨识患者。
   b 目标2:改善有效沟通。
   c 目标3:改善高警讯用药安全。
   d 目标4:确保手术部位正确、术式正确、患者正确。
   e 目标5:减少院内感染。
   f 目标6:减少跌倒伤害风险。
  2.1.2 营造正向安全文化,重视医院各阶层员工不安全行为(GLD.13)。
   a 拟订前瞻性风险管理计划,发现和减少患者和员工安全的风险(QPS.11)。
   b 建置无惩罚系统通报错误和近似错误。

      c　整合跨层级(部门)患者安全问题,包含运用根本原因分析(RCA)、失效模式与效益分析(FMEA)等技巧。

      d　投入组织资源(如员工时数、教育及通报文化等),提升工作人员对安全议题的关切。

      e　对所有有关医院安全文化的通报进行实时性调查。

2.2　建立内部患者安全、质量促进及管理机制(QPS.1)。

  2.2.1　培训各单位质量种子人员协助数据收集、理清数据定义、验证数据正确性与外部数据比较,实施改善和评估改善成效(QPS.1)。

  2.2.2　衡量及审视部门主管、员工及患者安全与质量推动成效(GLD.11.1)。

  2.2.3　临床及管理部门服务流程改善,减少变异及质量监测项目(如JCI指针数据库的监测,临床路径和成效管理相关指标)(GLD.11,GLD.11.2)。

2.3　运用医疗资源,提供以患者为中心的服务(GLD.11.2)。

  2.3.1　糖尿病诊疗与照护(DM)。

  2.3.2　肿瘤化疗所致的恶心、呕吐防治与照护。

  2.3.3　慢性肾脏病相关贫血的诊疗与照护(CKD)。

  2.3.4　中风诊疗与照护。

  2.3.5　儿童气喘诊疗与照护。

2.4　促进临床质量安全研究和提升医疗教育质量(GLD.5,ME.2)。

  2.4.1　规范所有实习医学生及受训学员遵守医院医疗照护政策,确保病患得到符合医院政策的医疗照护质量与安全。

  2.4.2　质量安全的专题研究与教育推展。

2.5　建立员工健康和安全计划(SQE.8.2,ME.1,QPS.7,PCI.5.1,GLD.13)。

  2.5.1　确定容易暴露于传染病和传播传染病的人员,实施员工疫苗接种计划。

  2.5.2　指导和培训员工,为其提供安全的工作环境。

  2.5.3　对工作场所暴力受损的员工进行评估、咨询和随访治疗。

  2.5.4　为暴露于传染病的员工提供评估、咨询和随访。

  2.5.5　建立和实施IMSAFE通报制度(GLD.13)。

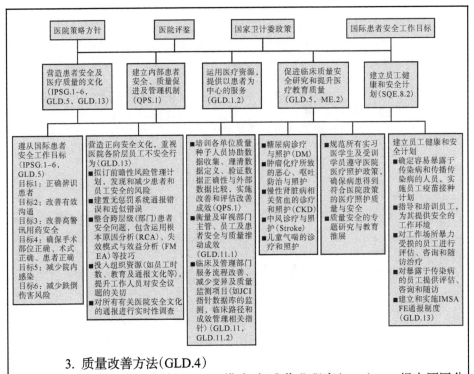

3. 质量改善方法(GLD.4)

质量改善方法采用PDCA模式、标准作业程序(SOP)、5S、根本原因分析(RCA)及失效模式与效益分析(FMEA)等来衡量、评估和改善质量与保障患者安全,并确保资源有效运用。这些质量改善方法包含项目选定、拟订目标、收集衡量数据、成效分析、目标值比较、决定行动步骤、依据成效来决定适当的项目、教育和再衡量。

八、组织与流程

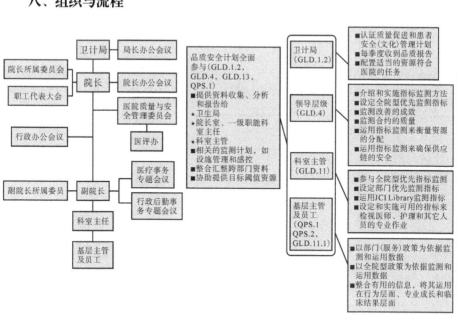

质量促进和患者安全（文化）管理计划组织架构（structure）分为四个层级：卫计局、领导层级、科室主管、基层主管及员工。其运作流程（process）包含：卫计局审核计划，领导层级拟订并监督计划执行。科室主管选定和实施可用的指标来检视医师、护理和其他人员的专业作业，基层主管及员工整合有用的信息，最后将其运用在行为层面、专业成长和临床结果层面。具体内容说明如下。

人员层级	职务	权　责
卫计局	局长	·认证质量促进和患者安全（文化）管理计划 ·每季收到品质报告 ·配置适当的资源，符合医院的任务（GLD.1.2）
领导层级	院长室、一级职能科室主任	·介绍和实施指标监测方法 ·设定全院型优先监测指标 ·监测改善的成效 ·监测合约的质量 ·运用指标监测来衡量资源的分配 ·运用指标监测来确保供应链的安全（GLD.4）
科室主管	主任	·参与全院型优先指标监测 ·设定部门优先监测指标 ·运用JCI Library监测指标 ·选定和实施可用的指标来检视医师、护理和其他人员的专业作业

续　表

人员层级	职　务	权　责
基层主管及员工	科长、组长	·以部门(服务)政策为依据监测和运用数据 ·以全院型政策为依据监测和运用数据 ·整合有用的信息,将其运用在行为层面、专业成长和临床结果层面

数据汇整流程如下。

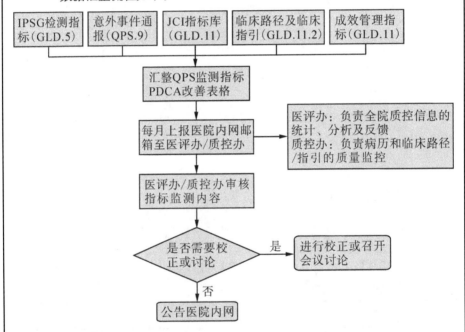

九、资源分配

器材名称	数　量	用途说明
1. 人力资源	依计划	质量促进师
2. 财务预算	依计划	质量奖励金、质量种子人员培训预算
3. 设施空间	依计划	技能中心
4. 资材物料	依计划	技能中心设备
5. 科技信息	依计划	不良事件通报系统、检验危急值通知系统、院感控制系统

十、教育训练

对　象	具体做法
1. 新进人员	1.1　国际患者安全目标 1.2　无惩罚系统通报错误
2. 在职人员	2.1　质量改善方法:PDCA模式、标准作业程序(SOP)、5S、根本原因分析(RCA)及失效模式与效益分析(FMEA)等来衡量、评估和改善质量与患者安全,并确保资源有效运用(GLD.4)
3. 质量促进师	3.1　质量改善方法:PDCA模式、标准作业流程(SOP)、5S、根本原因分析(RCA)、失效模式与效益分析(FMEA)等来衡量、评估和改善质量与患者安全,并确保资源有效运用(GLD.4) 3.2　培训各单位品管(种子)人员协助搜集数据、理清数据定义及验证数据正确性,实施改善措施和评估改善措施的成效(QPS.1)
4. 教育管道	4.1　主管会议、晨会、评鉴种子培训、新进员工教育、医院内网平台等

十一、质量管理

控制重点/指标	衡量、验证、监测、改善
1. IPSG监测指标	IPSG.1　提升患者身份辨识的正确性 IPSG.2　改善口头电话医嘱沟通的有效性 IPSG.2.1　落实检验(检查)报告通报流程 IPSG.2.2　落实交班沟通流程 IPSG.3　促进高警讯药品的安全性 IPSG.3.1　落实高浓度电解质药物管理流程 IPSG.4　保证行手术及侵入性操作患者身份、手术部位及术式正确 IPSG.4.1　保证行手术及侵入性操作前停止各项作业(Time-out) IPSG.5　落实手部卫生指引 IPSG.6　减少跌倒伤害风险
2. 不良事件与病安文化	2.1　不良事件通报统计(QPS.9) 2.2　患者安全文化评估——IPSG遵从性(GLD.13) 2.3　RCA改善方案(QPS.6) 2.4　FMEA改善方案(QPS.11)
3. JCI指标库	3.1　(I-AMI-3)AMI合并左心室收缩功能不全者使用ACEI或ARB 3.2　(I-HF-3)对左心室收缩功能不佳的心力衰竭患者使用ACEI/ARB治疗 3.3　(I-SCIP-VTE-2)在术前及术后24小时内,关节手术患者接受适当的静脉血栓预防治疗 3.4　(I-VTE-2)ICU患者接受静脉栓塞的预防治疗 3.5　(I-PC-05)新生儿住院期间母乳喂养

续　表

控制重点/指标	衡量、验证、监测、改善
4. 临床路径	4.1　子宫肌瘤临床路径 4.2　正常分娩临床路径 4.3　轻、中度慢性乙型病毒性肝炎临床路径 4.4　老年性白内障临床路径 4.5　二型糖尿病临床路径(非重症)
5. 临床指引	5.1　糖尿病诊疗与照护(DM) 5.2　肿瘤化疗所致的恶心、呕吐的防治与照护 5.3　慢性肾脏病相关贫血的诊疗与照护(CKD) 5.4　中风的诊疗与照护 5.5　儿童气喘的诊疗与照护
6. 员工质量考核计划	6.1　实施质量安全教育 6.2　监测质量改善暨患者安全(QPS)监测指针 PDCA 改善项目 6.3　实施医院安全文化问卷调查 6.4　实施 5S 管理办法 6.5　遵从标准作业流程

十二、风险管理

风险来源	预防与应变措施
1. 人为错误(如弄错)	1. 拟订前瞻性风险管理计划,发现和减少患者和员工的安全风险(QPS.11)
2. 风险行为(如走快捷方式)	2. 建置无惩罚系统通报错误和近似错误 3. 整合跨层级(部门)患者安全问题,包含运用根本原因分析(RCA)、失效模式与效益分析(FMEA)等技巧
3. 轻忽行为(如忽略必要的安全步骤)	4. 投入组织资源(如员工时数、教育及通报文化等),提升对安全议题的关切
4. 漠视安全和不顾后果的行为	1. 未依规范执行 time-out(手术和操作前应执行暂停核查程序) 2. 未依规范执行 surgical site marking(手术部位标记) 3. 上班或值班时无法联络到,危急患者安全

十三、表单附件

1. 表　单
   质量改善暨患者安全(QPS)监测指针 PDCA 改善表格。
2. 附　件
   2.1　前瞻性风险管理计划。
   2.2　不良事件侦测及分析管理制度。
   2.3　数据验证。

2.4 临床指引及临床路径选择和实施制度。

十四、审 核

	部 门	核准主管	核准日期
主 办	医院质量与安全管理委员会	主 任:	
审 核	卫计局	局 长:	

（四）应急预案——《停电突发事件应急预案》

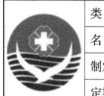

类 别	全院预案-应急预案		编 号	N-1-10
名 称	停电突发事件应急预案		生效日期	20××-××-××
制定单位	×××	责任人 ×××	修订日期	20××-××-××
定期更新	每一年	总页码 ×	版 本	第×版

一、目 的

为保证对医院用电设备的有效管理,降低各类停电状况对医院工作带来的影响,使之符合安全管理的要求,特制定本停电突发事件应急预案。

二、范 围

适用范围:全院各用电单位。

三、定 义

电力是医院一切动力来源,没有电力会使全院所有的用电设备及仪器无法运转,使医院无法正常开展医疗工作,甚至给患者生命安全带来隐患。因此,提供一个持续而稳定的电力供应,并在停电时高效地协调全院应对处理,减少损失,保证人员生命财产安全。

四、权 责

责任科室:后勤保障部。

五、参考文献

1. 法律法规
   1.1 《中华人民共和国电力法》,主席令第24号,1996年4月1日实施。
   1.2 《中华人民共和国电力供应与使用条例》,国务院令第196号,1996年9月1日实施。
2. 评鉴条文
   2.1 《JCI医院评审标准》(第5版),FMS.6,FMS.9.2。

2.2 《三级综合医院评审标准实施细则》(2011版),第一章"坚持医院公益性"(四、应急管理)1.4.4.2。

2.3 《三级综合医院评审标准实施细则》(2011版),第六章"医院管理"(八、后勤保障管理)6.8.2。

六、政　策

1. 确认10千伏配电系统瞬间失压后处理
   1.1 配电间工作人员首先确认0.4千伏主开关的工作状态以及是否跳闸。
   1.2 联络电力局并做好相关记录。
   1.3 恢复供电,让电工修复因失压造成的电气故障。
   1.4 医学装备部配合协调医疗仪器以及办公设备等的维护、调度。

2. 确认10千伏单路进线停电处理
   2.1 医院10千伏单路进线停电,应迅速切换至另一路10千伏进线,联络电力局了解停电原因及停电时间,并做好相关记录。
   2.2 通知上级主管及相关单位人员,停止大容量动力负荷供电。
   2.3 配电间工作人员操作各配电间0.4千伏母联开关合闸,恢复供电。
   2.4 根据医院实际用电状况,协调相关单位,适当投入动力用电负荷。
   2.5 <u>配电间工作人员记录停电原因、复电时间和操作过程,并向各级主管领导汇报。</u>

3. 确认医院两路10千伏进线同时失压处理　　　[1.c)发生时如何传递]
   3.1 确认医院两路10千伏进线同时失压,发电机完好(联系方式详见宁波市第四医院供电部门及用户应急联系汇总表)。
      3.1.1 对于医院两路10千伏进线同时失压的情况,应先启动院内发电机,并联络电力局了解停电原因及停电时间,同时监测发电机的发电状态及柴油量使用情况。
      3.1.2 立即向各级主管汇报,说明停电情况。
      3.1.3 配电间工作组立即启动发电机组向急诊1楼、ICU、手术室、麻醉复苏室、病区重症病房和血透中心进行紧急供电。
      3.1.4 医务部、护理部协调医务人员妥善处理重症患者。医护人员具体应对措施如下。
         a 立即评估停电范围。如需照明,则立即启用应急照明。
         b 保证患者安全,医护人员迅速评估重症患者对电力的需要并提供应急措施:
            ■ 就近转移需紧急处理的患者至有正常供电的区域。
            ■ 对应用呼吸机的患者,应给呼吸皮囊支持。
            ■ 对应用血管活性药物等连续微泵给药的患者,应使用带蓄电池的微泵。
            ■ 连续使用的设备,应启用蓄电功能或使用替代品。
         c 检查各类医疗设备、仪器,并确定关机。
         d 联系综合服务中心(66××),并报修。

　　　　　e　医护人员开展停电应对措施,具体内容包括病房及监护室设备带等供电设施停电应急预案流程、病房及监护室大面积停电医护人员应急预案流程。

　　3.1.5　保卫科配合协助维护停电时医院区域现场秩序及支援运送重症患者等。

　　3.1.6　后勤保障部立即协调部署应急照明等物资的到位。

　　3.1.7　医学装备部配合协助医疗仪器的调度、维护支援及仪器供电设备检查处理。

　　3.1.8　动力部复电后详细记录停电原因及复电时间等,向各级主管汇报。

3.2　确认医院两路10千伏进线同时失压,两台发电机其中一台故障。

　　3.2.1　假设520千瓦发电机故障,1000千瓦发电机完好,操作程序如下(详见电气作业安全流程)。

　　3.2.2　假设1000千瓦发电机故障,520千瓦发电机完好,操作程序如下(详见电气作业安全流程)。

　　　　　a　立即向各级主管汇报,说明停电情况。

　　　　　b　配电间工作组立即启动发电机,向急诊1楼、ICU、手术室、麻醉复苏室、病区重症病房及血透中心进行紧急供电。

　　　　　c　医务部、护理部协调医务人员妥善处理重症患者。医护人员具体应对措施如下。

　　　　　　■　立即评估停电范围。如需照明的,则立即启用应急照明。

　　　　　　■　保证患者安全,医护人员迅速评估危重患者对电力的需要并提供应急措施:

　　　　　　　1)　就近转移需紧急处理的患者至有正常供电的区域。

　　　　　　　2)　对应用呼吸机的患者,给予呼吸皮囊支持。

　　　　　　　3)　对应用血管活性药物等连续微泵给药的患者,使用带蓄电池的微泵。

　　　　　　　4)　对连续使用的设备,应启用蓄电功能或使用替代品。

　　　　　　■　检查各类医疗设备、仪器并确定处于关机状态。

　　　　　　■　联系综合服务中心(66××),并报修。

　　　　　　■　医护人员开展停电应对措施,具体内容包括病房及监护室设备带等供电设施停电医护人员应急预案流程、病房及监护室大面积停电医护人员应急预案流程。

　　　　　d　保卫科配合协助维护停电时医院区域现场秩序及支援运送重症患者等。

　　　　　e　后勤保障部立即协调部署应急照明等物资的到位。

2. c) 事件发生时信息传递的策略,针对事件的沟通策略

f 医学装备部配合协助医疗仪器的调度、维护支援及仪器供电设备检查处理。

g 动力科复电后将停电原因及复电时间等详细记录后汇报各级主管。

3.3 确认医院两路10千伏进线同时失压,发电机故障(联系方式详见宁波市第四医院供电部门及用户应急联系汇总表,发电车停靠位置见宁波市第四医院发电车停靠位置示意图)。

3.3.1 确认医院两路10千伏进线同时失压,紧急调配供电局发电车,并联络电力局了解停电原因及停电时间,积极向供电局电网调度中心进行调度施救,待发电车到达现场后,对接应急电源接口,向全院其他需紧急供电区域供电。

3.3.2 立即汇报各级主管,说明停电情况。

3.3.3 配电间工作组立即启动发电机组向急诊1楼、ICU、手术室、麻醉复苏室、病区重症病房、血透中心进行紧急供电。

3.3.4 医务部、护理部协调医务人员妥善处理重症患者。医护人员具体应对措施如下。

3. e) 事件发生过程中对临床医疗活动的管理,包括备用的医疗场地

f) 事件发生过程中对员工角色和责任的确定与分配

a 立即评估停电范围。如需照明的,则立即启用应急照明。

b 保证患者安全,医护人员迅速评估危重患者对电力的需要并提供应急措施:

■ 就近转移需紧急处理的患者至有正常供电的区域。

■ 对应用呼吸机的患者,给呼吸皮囊支持。

■ 对应用血管活性药物等连续微泵给药的患者,使用带蓄电池的微泵。

■ 对连续使用的设备,应启用蓄电功能或用替代品。

c 检查各类医疗设备、仪器并确定处于关机状态。

d 联系综合服务中心(66××),并报修。

e 医护人员开展停电应对措施,具体内容包括病房及监护室设备带等供电设施停电医护人员应急预案流程、病房及监护室大面积停电医护人员应急预案流程。

3.3.5 保卫科配合协助维护停电时医院区域现场秩序及支援运送重症患者等。

3.3.6 后勤保障部立即协调部署应急照明等物资的到位。

3.3.7 医学装备部配合协助医疗仪器的调度、维护支援及仪器供电设备检查处理。

3.3.8 动力科复电后详细记录停电原因及复电时间等,并向各级主管汇报。

4. 注意事项

4.1 全院各部门指定专门人员每季度检查科室所配备的应急照明灯是否电量充足,功能是否完好。

4.2 当医院双路10千伏进线同时失压时,成立应急领导小组,统筹协调全院应对停电状况。

4.3 当发电机发电过程中,储存油料浮标低于1/3刻度时,应立即启动院外送油机制。

七、流　程

1. 诊间用电或病房设备带等供电设施停电应急预案流程图(第三类应急预案)如下。

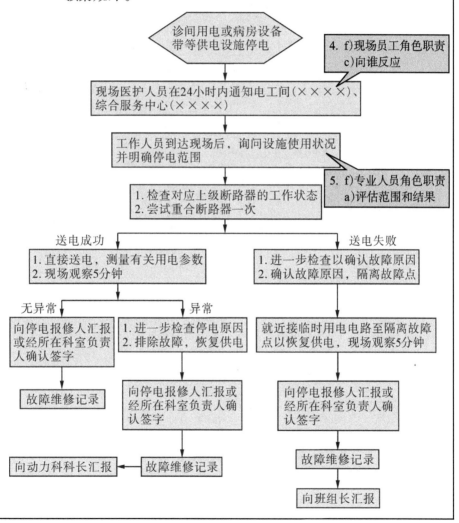

2. 楼层区域性停电应急预案流程图(第二类应急预案)如下。

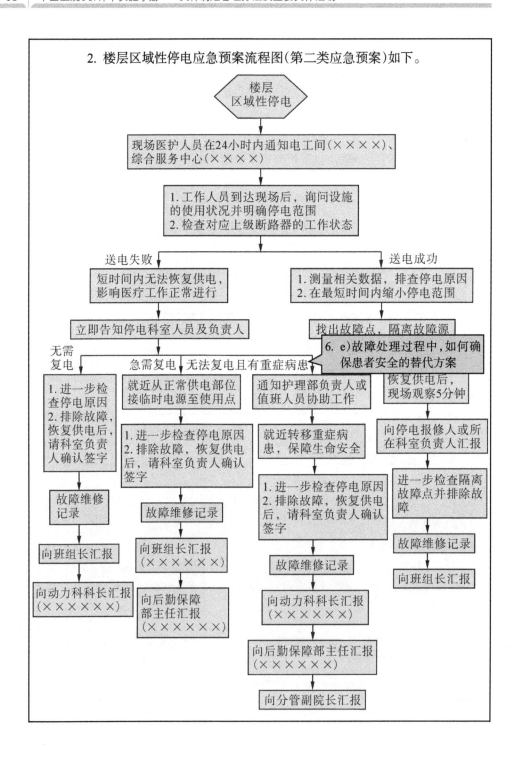

3. 医院大面积停电事件应急预案流程图(第一类、第二类应急预案)如下。

3.1　医院大面积停电事件应急预案流程图(10千伏进线瞬间失压)(第二类应急预案)如下。

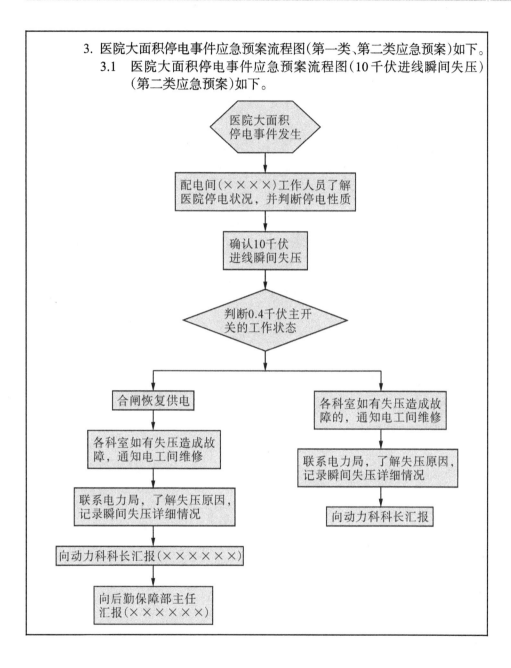

3.2 医院大面积停电事件应急预案流程图(10千伏单线进线停电)
（第二类应急预案）如下。

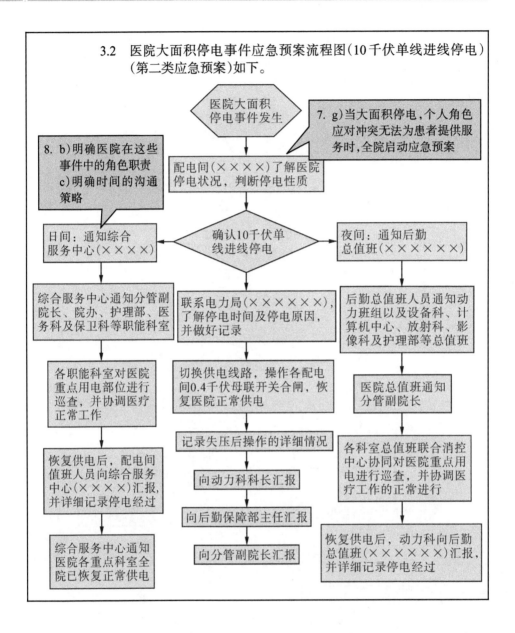

3.3 医院大面积停电事件应急预案流程图(10千伏双路进线停电)(第一类应急预案)如下。

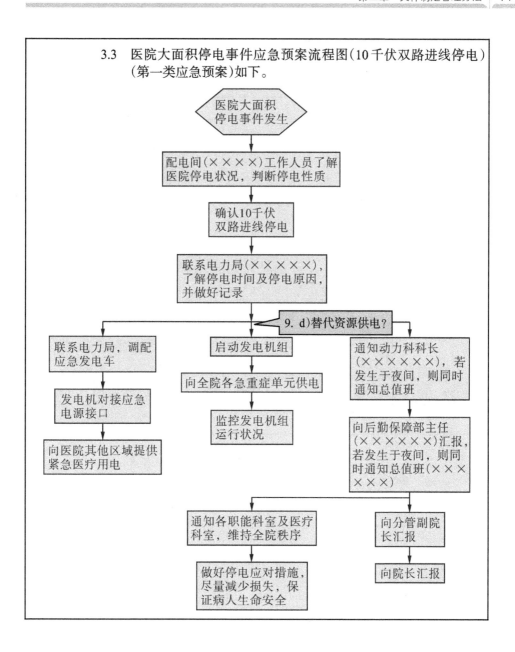

4. 电力局有预警的停电事件应急预案流程图如下。

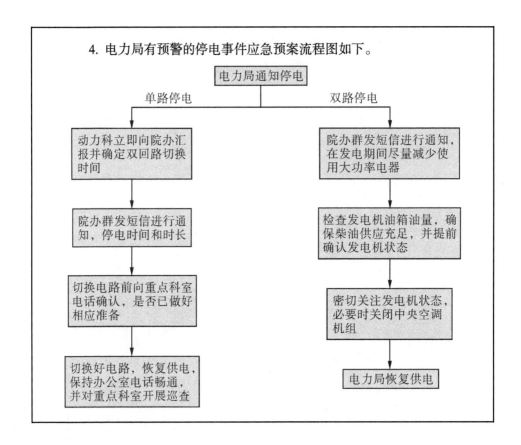

5. 病区、特殊医疗单位设备带等供电设施停电医护人员应急预案流程图（第三类应急预案）如下。

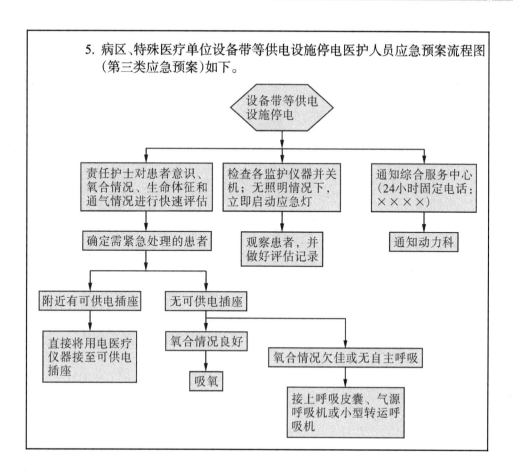

6. 病区、特殊医疗单位大面积停电医护人员应急预案流程图(第二类应急预案)如下。

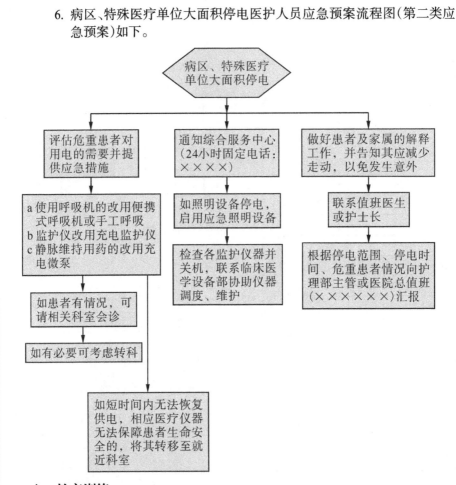

八、教育训练

对　象	具体做法
全　院	定期培训演练

九、表单附件

1. 表　单

　　1.1　宁波市第四医院1000千瓦发电机组运行及试启动保养记录。

　　1.2　宁波市第四医院520千瓦发电机组运行及试启动保养记录。

　　1.3　宁波市第四医院柴油检查使用表。

　　1.4　宁波市第四医院停复电记录表。

2. 附　件

　　2.1　宁波市第四医院电力系统流程图。

　　2.2　宁波市第四医院自发电应急电源供电系统示意图。

2.3　电气作业安全流程。

2.4　发电机作业程序。

2.5　宁波市第四医院供电部门及用户应急联系汇总表。

2.6　宁波市第四医院发电车停靠位置示意图。

2.7　宁波市第四医院大面积停电后须确保正常供电的重要单元汇总。

2.8　停电应急演习剧本。

十、审　核

部　门		核准主管	核准日期
主　办	后勤保障部	主　任：	
		院　长：	
协　办	1. 综合服务中心	主　任：	
	2. 综合办公室	主　任：	
	3. 医学装备部	主　任：	

第二篇
JCI标准重要条文解读与本院重要文件汇编

第三章 国际患者安全目标(IPSG)

国际患者安全目标(IPSG)文件

标　准		英文 (是/否)	文件名称
IPSG.1	医院应制定并实施相应的制度用以提高患者身份识别的准确性	是	患者身份识别制度
IPSG.2	医院应制定并实施相应的程序,以增加医护人员间口头和(或)电话沟通的有效性	是	医嘱管理制度
IPSG.2.1	医院制定并实施相应的制度,以报告诊断检查的危急值结果	是	危急值报告制度
IPSG.2.2	医院应制定并实施相应的制度,以促进交接沟通	是	交班制度
IPSG.3	医院应制定和实施相应的制度,以提高高警讯药品的安全性	是	高警讯药品管理制度
IPSG.3.1	医院应制定和实施恰当的制度,以规范高浓度电解质的安全使用	是	
IPSG.4	医院应制定和实施相应的制度和程序,以确保正确的手术部位、操作和患者身份	是	手术部位识别标示制度
IPSG.4.1	医院应为手术室中的术前暂停制定和实施相应的制度和程序,以确保手术部位、操作和患者身份的正确性	是	手术安全核查制度
IPSG.5	医院应采取和实施循证下的手部卫生指南,以降低医疗相关感染的风险	是	手卫生管理制度
IPSG.6	医院应制定相应制度,降低患者由于跌倒造成伤害的风险	是	跌倒/坠床风险管理制度

标准　IPSG.1

标准　IPSG.1　医院应制定并实施相应的制度用以提高患者身份识别的准确性。

标准解读　医院需要采用两种或两种以上的方式来确认患者,如患者姓名、身份证号码、出生日期、注明条形码的腕带或其他方式。患者的病房号或床号不可用于患者的身份识别。

在医院开展任何诊断、治疗和操作前均须确认患者身份。无身份证明的昏迷患者也同样需要两种或两种以上的方式进行身份识别。

参考文件:《患者身份识别制度》

类　　别	全院制度-患者安全		编　　号	A-1-01
名　　称	患者身份识别制度		生效日期	20××-××-××
制定单位	×××	责任人　×××	修订日期	20××-××-××
定期更新	每一年	总页码　×	版　　本	第×版

一、目　的

医院工作人员在为患者服务过程中应使用正确的患者身份识别方法以确保患者安全。

二、范　围

适用范围:来院就诊的每位患者。

三、定　义

患者接受医疗操作或治疗时必须进行身份识别,包含以下几个方面。
1. 医疗操作前给药、输血、发放特殊饮食治疗、放射治疗、镇静操作及手术等。
2. 治疗操作中开放静脉通道、血液透析等。
3. 诊断操作前采血、采集标本、放置心导管及行放射诊断等。

4. 转运前。
5. 患者身份识别码：与患者身份识别有关的基本信息包括姓名、性别、出生日期、联系地址、联系电话、身份证号码等和在我院接受服务时由医院信息系统自动生成属于患者独有的系列编码。

四、权　责

责任科室：护理部。

五、参考文献

评鉴条文

1.1 《JCI医院评审标准》(第5版)，IPSG.1。
1.2 《三级综合医院评审标准实施细则》(2011版)，第三章"患者安全"(一、确立查对制度，识别患者身份)。

六、政　策

1. 患者身份识别方式如下。
　　1.1 使用两种患者身份识别的方法(姓名、出生日期)。
　　1.2 患者身份信息的采集和录入。
　　　　1.2.1 来院就诊的患者须如实填写门诊病历的身份信息；对持二代身份证的患者，可直接扫描录入身份信息；住院患者须如实填写入院通知单上的信息。
　　　　1.2.2 由住院处工作人员核对患者姓名、出生日期、年龄、性别、身份证号、家庭住址和医保类别，并打印身份腕带条码。
　　　　1.2.3 门急诊挂号室工作人员在录入患者信息的同时须对患者的信息加以核对，并对有疑问的患者信息加以核实。患者或家属持有效证件可到挂号室纠正电脑中的错误信息，挂号室工作人员必须协助患者或家属纠正错误信息。
　　　　1.2.4 每位入院患者到达病区时，责任护士应核对住院病历首页的患者姓名、出生日期、性别、诊断等信息是否与患者住院证、腕带上的信息相符合，并为患者佩戴身份腕带。
　　1.3 在我院就诊的门诊和住院患者统一使用患者姓名和出生日期两种身份识别码。
　　1.4 新生儿身份识别码为"母亲姓名＋婴＋性别＋出生日期"；双生婴儿以"母亲姓名＋婴＋性别＋英文字母(A或B)＋出生日期"标识区分；如有多胎出生，英文字母依次类推。在新生儿姓名确定后，对所有新生儿身份相关信息进行更新。
　　1.5 针对急诊抢救室各种身份不明患者(如昏迷患者等)，急诊护士以性别、就诊日期、24小时制时间时分为患者临时命名，如某位身份不明男性患者于2015年5月6日早上5点31分就诊(男05060531)，则建立就诊信息和腕带"男05060531＋病历号"作为患者的识别码。待患者身份确认后，由值班护士进行更新，并填写患者一般项目变更申请表。

2.　对于所有住院患者、急诊抢救A区及B区患者、门急诊收治的意识不清或中深度镇静操作患者,必须佩戴身份腕带,如有遗失或损坏,必须立即佩戴新腕带。

 2.1　腕带上应标明病区、患者姓名、性别、出生日期。腕带上的信息来自门诊患者及其家属、患者就诊卡、门诊工作站、住院工作站。腕带信息填好后必须由两名护士核对后方可使用;若损坏、丢失或信息不符需更新时,需经两人重新核对。

 2.2　新生儿出生后,护士应让婴儿母亲或父亲看清新生儿的性别,然后由护士和母亲或父亲共同核对婴儿信息并在婴儿双脚踝部各佩带一个表环。

 2.3　佩戴腕带前要确认佩戴部位皮肤完整、无擦伤,手部血运良好。一般佩戴在左手腕。视情况选择右手腕或脚腕。腕带为一次性使用。

 2.4　佩戴腕带前,要与患者核对腕带上信息。在核对识别码时,要主动询问患者,让患者回答,然后将患者回答的内容与腕带上信息进行核对。例如,可采取这样的询问方式——“您叫什么名字?”

 2.5　若患者意识不清(如使用镇静药物所致的意识混乱、昏迷等)或失能(失聪或失语)而无法回答或表达自己身份时,可请其家属协助辨识患者姓名和出生日期,并加强核对患者身份腕带资料。

 2.6　发现患者无法与医护人员沟通时,医务人员应及时联系医院办公室,由医院办公室协调安排翻译人员协助与患者沟通。

七、表单附件

患者一般项目变更申请表。

八、审　核

部　门		核准主管	核准日期
主　办	护理部	主　任:	
		院　长:	
协　办	医务部	主　任:	

标准　IPSG.2

标准　IPSG.2　医院应制定并实施相应的程序,以增加医护人员间口头和(或)电话沟通的有效性。

标准解读　医院需明确口头和(或)电话沟通的使用条件,规范执行者的记录、回读并确认流程。

参考文件:《医嘱管理制度》

类　别	全院制度-临床管理	编　号	B-1-10
名　称	医嘱管理制度	生效日期	20××-××-××
制定单位	×××	责任人	×××	修订日期	20××-××-××
定期更新	每一年	总页码	×	版　本	第×版

一、目　的

规范临床医护人员在医嘱下达、执行过程中的行为,以确保患者安全。

二、范　围

适用范围:全院医护人员。

三、定　义

医嘱:医师在医疗活动中为诊治患者而下达的医学指令。

四、权　责

责任科室:医务部。

五、参考文献

1. 法律法规
   1.1 《中华人民共和国执业医师法》,主席令第9届第5号,1999年5月1日起实施。

1.2　《处方管理办法》,卫生部令第53号,2007年5月1日起更新实施。
2. 评鉴条文
   2.1　《JCI医院评审标准》(第5版),IPSG.2,COP.2.2。
   2.2　《三级综合医院评审标准实施细则》(2011版),第三章"患者安全"(二、确立在特殊情况下医务人员之间有效沟通的程序、步骤)3.2.1,3.2.2。

六、政　策

1. 医嘱书写的基本要求
   1.1　医嘱书写资格:医嘱内容、起始时间和停止时间只有本院执业医师和获得医务科批准的进修执业医师才具资格书写。
   1.2　医嘱的内容:日期、时间、床号、姓名、出生日期、护理常规、隔离种类、护理级别、饮食、体位、药物名称、剂量、用法、时间,各种治疗、检查、术前准备和医师、护士签名等。
   1.3　医嘱书写要求:
      1.3.1　医嘱内容必须完整、准确、清楚,格式需按浙江省病历书写规范要求进行书写。
      1.3.2　药物医嘱的书写要求参见处方和药品医嘱管理规定。
      1.3.3　医疗医嘱:护理等级、饮食、吸氧、陪护及生命体征等医嘱,需开具在长期医嘱单上;辅助检查、检验、手术、特殊治疗和操作、会诊、转科及出院等医嘱,需开具在临时医嘱单上。
      1.3.4　医嘱应统一写在医嘱单上,手术中的医嘱由麻醉医师记录,并写在麻醉记录单上或临时医嘱中。
      1.3.5　药剂师需对所有的药物医嘱进行严格审核,护士必须再次核对后方可执行医嘱,并注明执行时间及签名。
2. 医嘱种类
医嘱分长期医嘱、临时医嘱(ST医嘱)和备用医嘱。
   2.1　长期医嘱:自医师开医嘱时起,可继续遵循至医嘱停止;有效期大于24小时的医嘱。
   2.2　临时医嘱:有效期在24小时以内的医嘱,原则上在1小时内执行,而抢救医嘱则必须立即执行。有的临时医嘱可在限定时间内执行,如出院、转科、会诊、手术、检验及各项特殊检查等。
   2.3　备用医嘱:由医师开具,须注明执行时间,需要时由使用护士在每次执行后记录于护理单上,注明执行时间并签名;在医生注明停止时间后,医嘱方为失效。常用于手术后患者或患晚期癌症有持续疼痛的患者。
3. 自动停止的医嘱
   3.1　患者转科时原所有医嘱即自动停止,必须重开新医嘱。
   3.2　一旦患者进入手术室,所有术前医嘱自动停止,医生需新开术后医嘱。

4. 口头医嘱

    4.1   口头医嘱允许使用的范围:急救时、手术时。

    4.2   具体要求:IPSG.2口头医嘱。

        4.2.1   医生下达口头医嘱时,执行护士应复读并记录口头医嘱内容,由下达医生确认无误后方可执行。

        4.2.2   执行口头医嘱时需双人核对。

        4.2.3   执行后立即补记执行时间及内容,并签名确认。

        4.2.4   在抢救结束后,医生必须及时补记医嘱(在医嘱单上注明下达医嘱的时间并签全名)。

        4.2.5   执行注射的口头医嘱时,应保存好液体瓶、安瓿瓶,以便于核对口头医嘱。

        4.2.6   护士不执行医师下达的电话医嘱。

    4.3   特殊要求如下。

        4.3.1   医师下达口头医嘱时,需清晰地说明药物名称、剂量和用途。

        4.3.2   执行护士也应给下达医嘱的医师清晰地回读药物名称、剂量、用途。

5. 影像诊断和临床实验室检查的医嘱

    这类医嘱必须要提供临床适应证和理由,并给出解释记录。

七、流 程

口头医嘱执行流程图如下。

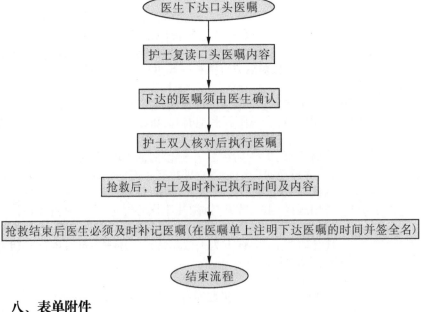

八、表单附件

1. 附 件

    1.1   处方和药品医嘱管理规定。

1.2　可使用给药途径操作代码表。

1.3　可使用医嘱频率缩写表。

九、审　核

部　门		核准主管	核准日期
主　办	医务部	主　任：	
		院　长：	
协　办	1. 护理部	主　任：	
	2. 药剂科	主　任：	

标准　IPSG.2.1

标准　IPSG.2.1　医院制定并实施相应的制度,以报告诊断检查的危急值结果。

标准解读　诊断检查危急值结果的报告同样属于患者安全问题。诊断检查包括实验室检查、放射检查、核医学检查、超声波操作、磁共振成像以及心脏诊断等,还包括在床边进行的任何诊断检查的危急值结果,如床边检验、便携式X光照片、床边超声波或经食管超声心动图。若结果明显超出正常范围,则表明高风险。正确的报告系统可明确指出向医疗从业人员传达诊断检查的危急值结果的方式以及信息的记录方式,因此可降低患者的风险。

参考文件:《危急值报告制度》

类　别	全院制度-患者安全		编　号	A-1-03
名　称	危急值报告制度		生效日期	20××-××-××
制定单位	×××	责任人　×××	修订日期	20××-××-××
更新周期	每年一次	总页码　×	版　本	第×版

一、目　的

为确保将患者危急值的检查结果及时、准确、完整、清楚地传递给临床医生,以便迅速给予患者有效的干预或治疗措施,能更好地为患者提供安全、有效、及时的诊疗服务,特制定本制度。

二、范　围

1. 适用范围
   1.1　报告单位:检验科、病理科、医学影像部门(放射科/超声科)、心电图室和内镜中心。
   1.2　接收单位:医院各相关科室。

三、定　义

危急值:某项或某类检验结果异常,而当这种检验异常结果出现时,表明患者可能正处于有生命危险的边缘状态,临床医生需要及时得到这类检验信息,以便迅速给予患者有效的干预或治疗措施,进而挽救患者生命,否则就有可能出现严重后果,失去最佳抢救机会。

四、权　责

责任科室:医务部。

五、参考文献

1. 评鉴条文
   1.1 《JCI医院评审标准》(第5版),IPSG.2,COP.2.1。
   1.2 《三级综合医院评审标准实施细则》(2011版),第三章"患者安全"(二、确立在特殊情况下医务人员之间有效沟通的程序、步骤)。
   1.3 《三级综合医院评审标准实施细则》(2011版),第三章"患者安全"(六、临床"危急值"报告制度)。

六、政　策

1. 危急值报告工作流程
   1.1 当发现危急值时,检查科室首先确认检查结果正确性,确保结果无误。
   1.2 检查科室在危急值登记本上记录检查日期,患者姓名、出生日期、病历号、科室,检查项目,检查结果,电话接听人,联系时间,报告人以及接听电话的医生和护士。
   1.3 科室接听电话人员在危急值报告接获本中应记录如下几项:患者姓名、出生日期、病历号,危急值项目、数值或结果,获得信息途径,报告者姓名,接获时间,接听者签名,报告医生时间,医生签名,医生处理意见。
   1.4 接听者给报告者回读记录的信息:患者姓名、出生日期、病历号,危急值项目、数值或结果。待双方确认无误后,由接听者先挂断电话。
   1.5 护士接到异常检查结果报告后,须立即向患者的主管医生报告。
   1.6 临床医生得到检查结果报告后,分析病情是否与患者相符。若不符合,应重新留取标本以待复查;若符合,则向上级医生报告,并及时予以治疗处理,治疗后须及时复查,并在随访病历本中记录。

2. 特殊情况的危急值报告
   2.1 门急诊患者:检查科室工作人员发现门急诊患者检查(验)出现危急值情况,应及时通知门急诊护士站,由护士站工作人员通知经治医生并做好相应记录,门急诊经治医生及时通知患者或家属取检查结果报告并及时就诊;一时无法通知患者时,应及时向门诊办公室(×××)、医务科(×××)报告,非工作时间应向总值班人员(×××)报告。必要时门诊办公室应帮助寻找该患者,并负责跟踪落实,做好相应记录。医生需将诊治措施记录在门诊病历本中。

  2.2 体检中心危急值报告:检查科室检查出危急值后,应立即打电话向体检中心相关人员或主任报告。体检中心接到危急值报告后,需立即通知患者速来医院接受紧急诊治,并帮助患者联系合适的医生,医生在了解情况后应立即给予该患者必要的诊治。同时,体检中心负责跟踪落实并做好相应记录。

  2.3 其他:若体检中心无法与患者取得联系,在工作时间则向医务科(×××)报告,在非工作时间则向总值班人员(×××)报告。

  2.4 床边检测项目如血糖和血气分析等(由护士执行检测)出现危急值结果(参照检验科危急值项目设置)时,由护士核查确认后马上向医生报告并在护理记录单上及危急值登记本上做好相关记录。

  2.5 麻醉科床边检测项目如血糖和血气分析等(由麻醉医生执行检测)出现危急值结果(参照检验科危急值项目设置)时,由麻醉医生核查确认后马上进行处理,并在麻醉记录单上及危急值登记本上做好相关记录。

3. 职 责

  3.1 检查科室:各级人员履行岗位职责,保证检查危急值报告准确,并及时将结果传递给临床科室。

  3.2 临床科室医生/护士:获悉危急值报告后,应按照本规程要求准确记录和给予有效处理。

  3.3 危急值项目的设置与修改由医务部负责召集相关专家讨论决定。

4. 各相关部门超异常检查结果报告

  4.1 检验科技师在实验室检查过程中,若发现下列情况,则需立即启动本制度中的"危急值报告工作流程"或"特殊情况的危急值报告"。具体的危急值项目包括如下内容。

项目名称		低 值(<)	高 值(>)	单 位
空腹血糖		2.2	20.0	mmol/L
新生儿血糖		1.7	－	mmol/L
血 钾		2.5	6.0	mmol/L
血 钠		120.0	160.0	mmol/L
血 钙		1.5	3.5	mmol/L
血红蛋白		50.0	200.0	g/L
新生儿血红蛋白		95.0	223.0	g/L
白细胞计数	血液病、放化疗患者	0.5	35.0	10^9/L
	其他患者	2.0	35.0	10^9/L

续　表

项目名称		低　值(<)	高　值(>)	单　位
血小板计数	血液病、放化疗患者	15.0	–	10^9/L
	其他患者	40.0	–	10^9/L
	肝病患者	20.0	–	10^9/L
PT		–	35.0	s
PT(口服抗凝药)		–	45.0	s
INR(口服抗凝药)		–	4.0	
APTT		–	120.0	s
纤维蛋白原		1.0	–	g/L
纤维蛋白原(肝病患者)		0.5	–	g/L
血气分析:pH		7.2	7.6	–
PaCO$_2$		–	70.0	mmHg
PaO$_2$		40.0	–	mmHg
肌钙蛋白		–	>1.68或阳性	ng/mL

4.1.1 同一住院患者当天24小时内仅把首次血钠小于120 mmol/L 或大于160 mmol/L时的结果作为危急值进行报告。

4.1.2 同一住院患者住院期间仅把首次肌钙蛋白结果大于 1.68 ng/mL或阳性时作为危急值进行报告。

4.1.3 仅作为血液科同一住院患者危急值报告的条件为:当天 24小时内首次血红蛋白量小于50 g/L或大于200 g/L,白细胞计数小于0.5×10^9/L或大于35×10^9/L,血小板计数 小于15×10^9/L。

4.1.4 仅作为ICU同一住院患者危急值报告的条件为:当天24 小时内首次白细胞计数小于2×10^9/L或大于35×10^9/L, FIB<1 g时。

4.2 放射科医生在影像检查过程中,若发现下列情况,经放射科主诊 医生核实后,需立即启动本制度中的"危急值报告工作流程"或 "特殊情况的危急值报告"。

4.2.1 急性脑干出血、脑疝。

4.2.2 颈、胸段脊柱爆裂骨折、脱位。

4.2.3 张力性气胸。

4.2.4　气管异物、损伤引起的呼吸困难。

4.2.5　肝、脾、肾等器官破裂。

4.2.6　消化道穿孔、绞窄性肠梗阻。

4.2.7　急性主动脉夹层。

4.2.8　急性肺动脉栓塞。

4.3　超声科医生/技师在检查过程中,若发现下列情况,则需立即启动本制度中的"危急值报告工作流程"或"特殊情况的危急值报告"。

4.3.1　大量心包积液合并心包填塞。

4.3.2　主动脉夹层,主动脉瘤内径大于6厘米。

4.3.3　心脏人工瓣膜失功(卡瓣、脱落)。

4.3.4　大面积心肌梗死。

4.3.5　怀疑宫外孕破裂并腹腔内出血。

4.3.6　急诊外伤见腹腔积液,疑似肝脏、脾脏或肾脏等内脏器官破裂并出血的危急患者。

4.3.7　急性动、静脉栓塞。

4.4　病理科医生在检查过程中,若发现下列情况,需立即通知患者的主管医生并根据要求填写报告单,并启动本制度中的"危急值报告工作流程"或"特殊情况的危急值报告"。

4.4.1　病理检查结果是临床医生未能估计到的恶性病变。

4.4.2　恶性肿瘤出现切缘阳性。

4.4.3　常规切片诊断与冰冻切片诊断结果不一致。

4.5　内窥镜医生在检查过程中,若发现以下情况,则需立即启动本制度中的"危急值报告工作流程"或"特殊情况的危急值报告"。

4.5.1　检查过程中发现胃、肠腔或支气管内异物。

4.5.2　检查过程中出现穿孔等并发症。

4.5.3　检查过程中患者生命体征不平稳,$SaO_2 < 90\%$。

4.6　心电图科室医生/技师在检查过程中,若出现下列情况,则需立即启动本制度中的"危急值报告工作流程"或"特殊情况的危急值报告"。

4.6.1　心电图、动态心电图检查发现:

　　a　急性心肌梗死。

　　b　心室扑动、心室颤动、心搏骤停(停搏时间>5秒)。

　　c　持续性室性心动过速(尖端扭转型)。

　　d　Ⅲ度房室传导阻滞(心室率<40次/分钟)。

　　e　起搏器功能故障。

　　f　严重电解质紊乱表现。

4.6.2　运动平板试验发现:

　　a　心绞痛。

　　b　急性心肌梗死。

　　c　晕厥。

　　d　血压明显下降。

　　e　室性心动过速。

f 心室扑动、心室颤动、心搏骤停。

g 严重房室传导阻滞。

七、流 程

1. 检验科报告流程图如下。

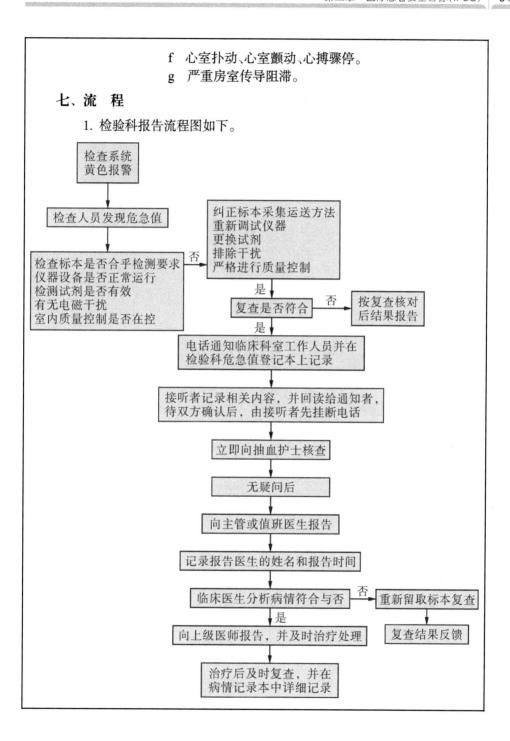

2. 其他检查流程图如下。

检查者发现危急值，确认结果的准确性，以确保结果无误

↓

电话通知相关科室，并在危急值登记本上做好相关内容记录

↓

接听者在危机值报告接获本中记录相关内容，由接听者回读自己所记录的信息，双方确认无误

↓

接听者向主管或值班医生报告

↓

主管或值班医生分析病情，必要时向上级医师报告，及时治疗处理并在病历记录本中详细记录

↓

主管或值班医师在对患者进行治疗处理后，应及时复查，并在病历记录本中详细记录复查后结果

八、审　核

部　门		核准主管	核准日期
主　办	医务部	主　任：	
		院　长：	
协　办	护理部	主　任：	

标准 IPSG.2.2

标准 IPSG.2.2 医院应制定并实施相应的制度,以促进交接沟通。

标准解读 医院内部的患者治疗交接事宜通常包括医务人员之间、不同医疗服务部门之间以及从住院部到其他治疗/检查科室之间的事宜。医院应建立标准化交接沟通方法,明确交接的形式、内容及记录方式等;制定标准化表格、工具和方法,做好记录并保存,使交接过程得以追踪,有利于改进安全交接沟通的方法。

参考文件:《交班制度》

	类　　别	全院制度-患者安全		编　　号	A-1-02
	名　　称	交班制度		生效日期	20××-××-××
	制定单位	×××	责任人　×××	修订日期	20××-××-××
	定期更新	每一年	总页码　×	版　　本	第×版

一、目 的

为使患者的相关医疗照护信息包括患者病情及诊疗情况,得以正确地做好交接,并传递给相关照护人员,以确保患者安全并提供有效的连续性医护照顾,特制定本制度。

二、范 围

适用范围:患者进入本院接受照护开始,直到患者转院或出院为止,期间如遇患者转换照护单位及行特殊侵入性检查时,均适用本制度。

三、定 义

无。

四、权 责

责任科室:医务部、护理部。

五、参考文献

1. 评鉴条文

1.1 《JCI医院评审标准》(第5版),IPSG2.2。

1.2 《三级综合医院评审标准实施细则》(2011版),第二章"医院服务"(四、住院、转诊、转科服务流程管理)。

六、政　策

1. 交班时,须依循标准化ISBAR程序,包含口头或书面的信息沟通,提供促进患者医疗照护方面的连续性信息。ISBAR程序是指:①I——患者基本信息,交接班人员的身份介绍、交班时间;②S——患者基本状况;③B——既往史;④A——患者评估;⑤R——要求接班医护人员开展的事项,并尊重及维护患者隐私。

2. 急诊患者转住院时,急诊科医生须书写急诊小结。急诊小结内容包括:①入院情况;②入院诊断;③诊疗经过;④当前诊断;⑤目前情况;⑥注意事项;⑦病情转归、患者去向及医生签名。

3. 住院患者交班内容如下。

3.1 医生交班内容:以病区患者作为交班对象,按ISBAR程序交接。医生在交班书面本中提及的对象包括:危重患者、三类和四类术前手术患者、术后当天患者、行特殊操作患者、发生过敏反应患者等。

3.2 护理交班内容详见护理交接班作业标准。

4. 医生转科记录及会诊记录(含会诊意见)详见连续性医疗照护制度。

5. 患者发生病情变化时,医护人员须于病历本中做好详实纪录并签名。

6. 住院患者行特殊或侵入性检查治疗时,须注意以下事项。

6.1 送检或治疗前须评估患者的护送等级情况。

6.2 等级护送A级患者,须由住院医生及护士全程陪同;等级护送B级患者,须由护士全程陪同;等级护送C级患者,须由护工或家属护送,在护送之前由护士填写特殊或侵入性检查患者交班单。

6.3 特殊或侵入性检查范围包括增强CT、增强MRI、胃镜、肠镜、支气管镜、ERCP、喉镜、介入治疗、各种B超下穿刺、阴道镜检查、膀胱镜检查、高压氧、针灸理疗等。

7. 患者转科时,护士根据各护理单元的要求填写患者转送交接记录单,并与对方护士进行交班。

8. 患者转院时,应向患者或家属提供转院记录。

9. 患者出院时,应向患者或家属提供出院记录。

七、表单附件

1. 表　单

医生交班记录(科室)。

2. 附　件

    2.1 急诊小结。

    2.2 护理交接班作业标准。

    2.3 连续性医疗制度。

    2.4 患者转送、运送等级单(儿童)。

    2.5 患者转送、运送等级单(成人)。

    2.6 特殊检查、侵入性检查患者交班单。

    2.7 出院记录。

八、审　核

部　门		核准主管	核准日期
主　办	医务科	科　长：	
		院　长：	
协　办	护理部	主　任：	

标准 IPSG.3/IPSG.3.1

标准 IPSG.3 医院应制定和实施相应的制度,以提高高警讯药品的安全性。

IPSG.3.1 医院应制定和实施恰当的制度,以规范高浓度电解质的安全使用。

标准解读 医院应有全部高警讯药品的清单,包括发音或外观相似的药品,存放位置、标签和贮存位置应保持全院一致;在贮存、开处方、准备、管理和监控过程中应提高高警讯药品的安全性。

医院应程序化管理高浓度电解质,以防止意外事件的发生;若非临床需要,高浓度电解质则不应存放在患者治疗设施内,若需存放,则必须有清楚的标签标识并需要上锁保管。

参考文件:《高警讯药品管理制度》

	类　别	全院制度-患者安全	编　　号	A-1-05
	名　称	高警讯药品管理制度	生效日期	20××-××-××
	制定单位	×××	责任人	×××	修订日期	20××-××-××
	定期更新	每一年	总页码	×	版　本	第×版

一、目　的

规范高警讯药品使用管理制度,以确保药物使用安全。

二、范　围

适用范围:凡院内涉及高警讯药品使用的所有部门。

三、定　义

1. 高警讯药品:包括高危药品(包括高浓度电解质)、相似药品。高危药品目录参考美国药物安全使用协会(ISMP)的分类及浙江省高危药品管理制度的分类并且目录需每年更新维护。

2. 高危药物:如果使用不当或使用错误,会对患者造成严重不良后果甚至死亡的药物。

3. 相似药品:包装相似、名称相似、一品多规、多剂型的药品。

四、权　责

责任科室:药剂科。

五、参考文献

1. 评鉴条文
   1.1 《JCI医院评审标准》(第5版),IPSG.3,IPSG.3.1。
   1.2 《三级综合医院评审标准实施细则》(2011版),第三章"患者安全"(五、特殊药物的管理,提高用药安全)。
2. 其他参考文献
   2.1 美国药物安全使用协会(ISMP)的分类(2014年)。
   2.2 《浙江省高危药品管理制度(试行稿)》(2012版)。

六、政　策

1. 职　责
   药剂科负责修订制度,包括对各类高警讯药品目录的及时更新及检查监督,由贮有高警讯药品的各部门负责日常管理,医生开具规范化医嘱,护理部负责正确给药,信息科负责对高警讯药品进行标识。
2. 高警讯药品的贮存与标识
   2.1 高危药品的贮存和标识:
      2.1.1 高危药品的标识:红底白字,黄色警示圈和黑色感叹号提示牌。

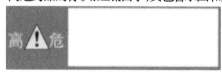

      2.1.2 药库和各药品调剂部门的高危药品需专区存放,并使用专用标签。
      2.1.3 除麻醉药品、第一类精神药品及抢救车药品外,各护理单元不建议存放高危药品。如确需存放,应向药剂科申请,经医务部门批准后,在存放处设置全院统一的高危药品警示性标识,限量专柜存放。
      2.1.4 发往病区的高危药品应在药品标签的药名前标注高危药品符号"危"。
   2.2 相似药品的贮存及标识:
      2.2.1 药库保管员验收药品时,若发现有相似药品应统一拍照;其他部门若发现有其他相似药品,应及时与药库联系,做好相似药品数据库的维护。
      2.2.2 各部门应按规章制度贮存和养护所有药品,相似药品在贮存位置贴上"相似药品"警示标签(黄底黑字)。

2.2.3 对包装相似的药品,存放位置尽可能相隔一定的距离,以防止错误调剂的发生。

2.2.4 相似药品提醒机制如下。

   a 医嘱系统:显示"与某某药为相似药品"。

   b 发药系统:字体显示紫罗兰色。

2.3 高浓度电解质注射液的贮存及标识:药剂科各部门需独立存放,并标高浓度电解质专用标识;在药剂科外区域不得存放。

3. 使 用

3.1 处方(医嘱)开立:开具处方(医嘱)需要慎重,避免药物选择错误的发生,应保证处方适宜性,严格把握禁忌证,避免处方环节的临床用药失误的发生。高危药品开具时在医嘱系统会显示红色字体,相似药品在医嘱系统中会区分显示,在信息系统应设置药品最大使用剂量。

3.2 处方的调剂:高危药品在药剂科调剂信息界面显示为红色字体,以示警示。

3.3 给药:高危药品在护理信息界面显示为红色字体;给予患者高浓度电解质、胰岛素类、肝素、化疗药品、麻醉药品以及向一个月以下的新生儿给药时,应执行双人复核。

4. 监 测

4.1 药剂科负责对科室贮存的高警讯药品实行统一管理,保证先进先出,建立点账制度,每季度到所有科室进行一次检查。病区护理站每次使用后须重新复核、清点。

4.2 对使用高警讯药品的患者,一旦发现异常情况,立即与主诊医生交流并及时处理。

4.3 医务部和药剂科要加强高警讯药品的不良事件监测,并定期总结、通报不良事件,促进质量持续改进,确保用药安全。

七、表单附件

1. 附 件

1.1 高危药品目录。

1.2 看似、听似双规药品目录。

八、审 核

部 门		核准主管	核准日期
主 办	药剂科	主 任:	
		院 长:	
协 办	医务部	主 任:	

标准　IPSG.4

标准　IPSG.4　医院应制定和实施相应的制度和程序，以确保正确的手术部位、操作和患者身份。

标准解读　手术和有创性操作都应具备一目了然的标记，必须由实施手术的人员进行标记，标记过程需要患者或家属（意识不清的患者）的参与，标记方法全院统一保持一致，必须清晰可见并不褪色，以确认手术和有创性操作的部位。

参考文件:《手术部位识别标示制度》

	类　　别	全院制度-患者安全	编　　号	A-1-07
	名　　称	手术部位识别标示制度	生效日期	20××-××-××
	制定单位	×××　责任人　×××	修订日期	20××-××-××
	定期更新	每一年　总页码　×	版　　本	第×版

一、目　的

　　为了确保手术患者的医疗安全，防止手术过程中患者及手术部位出现识别差错，特制定本制度。

二、范　围

　　适用范围:全院能开展手术及有创性操作的部门。

三、定　义

　　手术部位识别标示制度:进行手术及有创性操作前必须做好手术标记，确保其为正确位置，并开展正确操作及正确核实患者身份。

四、权　责

　　责任科室:医务科。

五、参考文献

1. 评鉴条文

    1.1 《JCI 医院评审标准》(第 5 版),IPSG.4。

    1.2 《三级综合医院评审标准实施细则》(2011 版),第三章"患者安全"(三、确立手术安全核查制度,防止手术患者、手术部位及术式发生错误)3.3.2 有手术部位识别标示制度与工作流程。

六、政　策

1. 由实施手术的医生进行手术部位标记,病房护士负责核对患者手术部位的标识情况,如标识部位是否正确,标识是否符合规定。

2. 对以下情况,必须标记手术部位。

    2.1 成对的器官:肾、输卵管、卵巢、眼睛、肺脏、耳朵、肢体、锁骨及肢体关节等。

    2.2 双侧器官:脑、鼻。

    2.3 多平面部位:脊柱。

    2.4 多重结构:手指、足趾、肋骨及病灶部位。

    2.5 腹部正中切口及腹腔镜下的双侧器官进行单侧手术时。

    2.6 牙齿。

3. 对以下情况不必做标记。

    3.1 单器官手术:食管、胃、胰腺、肝脏、膀胱、子宫等部位手术。

    3.2 术前没有明确操作部位的手术/操作,如剖腹探查手术。

4. 患者拒绝标记时,医生可考虑暂停手术。

5. 标记颜色:使用蓝色不易褪色非油性无毒的专用皮肤记号笔对手术部位进行标记,消毒铺巾后仍清晰可辨。

6. 标记方法如下。

    6.1 手术标记时,在手术部位 5 厘米之内写上"○",大小应合适(头面部 1～2 厘米,其他部位 2～3 厘米)。禁止使用"×"来表示手术部位或不可触及的部位。

    6.2 无法直接标记的牙齿手术:应在 X 线片上标记(要区分正反)或牙科侵入性检查和治疗安全核查表中在牙齿全景图上标记。

    6.3 脊柱手术:应于术前画出标记的大约位置(因颈椎、胸椎、腰椎需初步确认),于术前或术中再以 C 臂机确认节数,如 T_3,C_3,L_5 等精确位置。

    6.4 肢体被石膏固定患者的标记:在病房时应在石膏上画上标记,在手术室拆除石膏后,再重新标记。

7. 要求患者或家属参与手术部位标记,对清醒患者让患者本人参与;对意识不清患者,由家属参与,使其了解将进行的手术名称和手术部位,并由其证实患者身份、手术名称及手术部位标记是否正确。

8. 手术部位标记时间:非抢救手术应在患者送达手术室前完成;抢救手术则可在手术室行手术前完成。

七、流　程

手术部位识别、标记工作流程图如下。

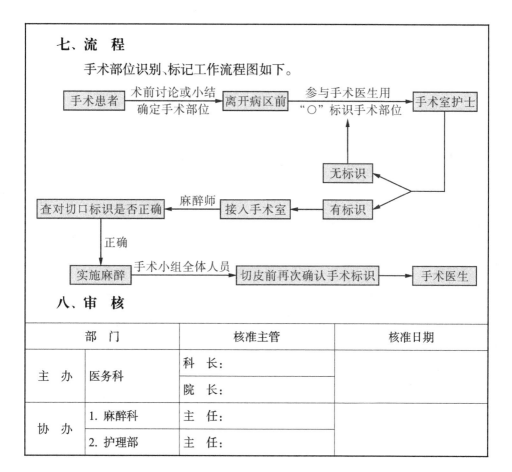

八、审　核

部　门		核准主管	核准日期
主　办	医务科	科　长：	
		院　长：	
协　办	1. 麻醉科	主　任：	
	2. 护理部	主　任：	

标准　IPSG.4.1

标准　IPSG.4.1　医院应为手术室中的术前暂停制定和实施相应的制度和程序,以确保手术部位、操作和患者身份的正确性。

标准解读　手术和有创性操作包括所有在诊治过程中以切割、去除、更换或者植入方式对人体疾病或功能失调进行检查和治疗的程序。在患者到达手术区域前应做好术前准备工作,例如确保文件、影像、检查结果和文书准备齐全且有正确的手术标识;整个手术小组应在即将开始手术和有创性操作之前,暂停所有操作,并进行各项核查如患者的身份、手术部位及手术名称、手术同意书、影像学资料及植入物等相关内容;医院应使用统一的程序来确保手术部位、操作和患者身份的正确性。

参考文件:《手术安全核查制度》

	类　　别	全院制度-患者安全	编　　号	A-1-08
	名　　称	手术安全核查制度	生效日期	20××-××-××
	制定单位	×××	责任人	×××	修订日期	20××-××-××
	定期更新	每一年	总页码	×	版　　本	第×版

一、目　的

1. 通过建立手术部位和患者身份核对程序,以降低手术、操作部位错误的风险。
2. 规定手术和有创性操作小组成员在手术和有创性操作及患者身份核对过程中各自的职责。
3. 确保正确的手术实施在正确的患者及正确的部位。

二、范　围

1. 适用范围:本制度适用于全院所有进行手术、牙科治疗及侵入性操作的区域,如手术室、门诊手术室、口腔科、内镜中心、放射介入治疗室、急诊室及病房等。

2. 适用操作:外科手术、牙科治疗及侵入性操作包含但不限于放置中央静脉导管、无痛分娩治疗、支气管镜检查、消化道内镜室检查、超音波导引下治疗、心导管检查或治疗、影像学导引下检查或治疗;同一医生在同一时间、同一地点进行的操作可除外。

3. 核查表选择:

　　3.1　住院及门诊手术室手术的患者:使用《手术安全核查表》。

　　3.2　侵入性检查和治疗患者:使用《侵入性检查和治疗安全核查表》。

　　3.3　口腔科侵入性检查和治疗的患者:使用《口腔科侵入性检查和治疗安全核查表》。

三、定　义

手术和有创性操作:包括所有在诊治过程中以切割、去除、更换或者植入方式对人体疾病或功能失调的检查和/或治疗的程序。

四、权　责

责任科室:医务科。

五、参考文献

1. 评鉴条文

　　1.1　《JCI医院评审标准》(第5版),IPSG.4.1.

　　1.2　《三级综合医院评审标准实施细则》(2011版),第三章"患者安全"(三、确立手术安全核查制度,防止手术患者、手术部位及术式发生错误)3.3.3有手术安全核查与手术风险评估制度与工作流程。

六、政　策

1. 标准如下。

　　1.1　三步手术安全核查程序包括如下。

　　　　1.1.1　患者麻醉实施前核查(开始)。

　　　　1.1.2　手术和有创性操作开始前(切皮前)核查(Time-out暂停)。

　　　　1.1.3　患者离开手术室前(结束)核查。

　　1.2　核查人员资质要求如下。

　　　　1.2.1　具有执业资质的手术医生、麻醉医生和手术室护士。

　　　　1.2.2　手术医生是指主刀医生,特殊情况可由第一助手代替。

　　1.3　手术患者均应佩戴标示有患者身份识别信息的标识以便核查。

　　1.4　手术安全核查由麻醉医生主持并填写《手术安全核查表》。如无麻醉医生参加的手术,则由术者主持并填写表格。

1.5 术中用药、输血的核查：由麻醉医生或手术医生根据情况需要下达医嘱并做好相应记录，由手术室护士与麻醉医生共同核查。

1.6 手术科室、麻醉科与手术室的负责人是本科室实施手术安全核查制度的第一责任人。

1.7 手术室与病房之间要建立交接制度，并严格按照手术管理制度的要求进行逐项交接。

2. 实施手术安全核查的内容及流程：

2.1 麻醉实施前核查：由主刀医生或一助主持核查，手术医生、麻醉医生、手术护士三方按《手术安全核查表》依次核对患者身份（姓名、出生日期）、手术方式、知情同意情况、手术部位与标识、麻醉安全检查、皮肤是否完整、术野皮肤准备、静脉通道建立情况、患者过敏史、抗菌药物皮试结果、术前备血情况、假体、体内植入物、仪器设备及影像学资料等内容。

2.2 手术和有创性操作开始前核查（Time-out暂停）：由麻醉医生主持核查，手术小组全体成员共同参与核查患者身份（姓名、出生日期）、手术方式、手术部位与标识，并确认风险预警、备血情况、假体、体内植入物、仪器设备、影像学资料及术前抗生素使用等内容。手术物品准备情况的核查由手术室护士执行并向手术医生和麻醉医生报告。具体要求如下。

a 所有手术（包括紧急手术和门急诊手术），在手术和有创性操作开始前进行核查（Time-out暂停）。

b 在患者切开皮肤前，手术小组所有成员暂停所有工作，共同执行手术和有创性操作开始前核查（Time-out暂停）。

c 参与人员在各自职责范围内核查信息时应口头回答指令者"是"或"不是"，确认信息不能用默认、点头或摇头、打手势等方式代替。

d 核查过程中任何人对任何一点信息有任何疑问时，应立即当场提出疑问，所有人员再重新确认信息。

e 未进行手术和有创性操作开始前核查（Time-out暂停），不得进行手术，所有参加手术人员有权拒绝进行手术。

f 麻醉医生在《手术安全核查表》中记录核查时间。

3. 患者离开手术室前核查内容：由巡回护士主持核查，手术医生、麻醉医生、洗手护士三方共同核查患者身份（姓名、出生日期、性别）、实际手术方式，术中用药、输血，清点手术用物，确认手术标本，检查皮肤完整性、动静脉通路、引流管、植入物，确认患者去向等内容。

4. 三方确认后分别在《手术安全核查表》上签名。

5. 手术安全核查必须按照上述步骤依次进行，每一步核查无误后方可进行下一步操作，不得提前填写表格。

七、流　程

手术安全核查流程如下。

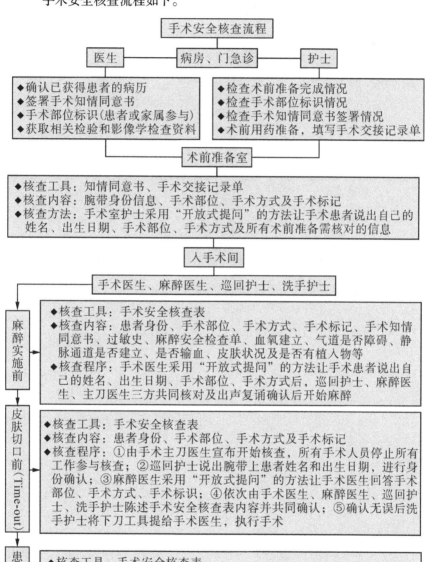

八、表单附件

   1. 表　单

      1.1　手术安全核查表。

      1.2　侵入性检查和治疗安全核查表。

      1.3　口腔科侵入性检查和治疗安全核查表。

九、审　核

部　门		核准主管	核准日期
主　办	医务科	科　长：	
		院　长：	
协　办	1. 麻醉科	主　任：	
	2. 护理部	主　任：	
	3. 手术室	护士长：	

标准　IPSG.5

标准　IPSG.5　医院应采取和实施循证下的手部卫生指南,以降低医疗相关感染的风险。

标准解读　消除常见于医疗机构中的感染,如导尿管引起的尿路感染、血流感染和肺炎等。避免感染的关键是保持手部卫生。医院应采取和实施最新发布的循证手部卫生指南。手部卫生指南应张贴在适当的地方,员工应接受正确洗手和手部消毒的教育。肥皂、消毒剂、毛巾或其他干燥剂应放在洗手和手部消毒所需的地方。

参考文件:《手卫生管理制度》

	类　　别	全院制度-患者安全	编　　号	A-1-11
	名　　称	手卫生管理制度	生效日期	20××-××-××
	制定单位	×××	责任人	×××	修订日期	20××-××-××
	定期更新	每一年	总页码	×	版　　本	第×版

一、目　的

全院职工掌握并履行手卫生规范,减少经手传播造成的医院感染,提高医疗质量,保证医疗安全。

二、范　围

适用范围:全体员工(包括外包人员和实习进修生)。

三、定　义

1. 手卫生:洗手、卫生手消毒和外科手消毒的总称。
2. 洗手:医务人员用洗手液和流动水洗手,以去除手部皮肤污垢和暂居菌的过程。

   3. 卫生手消毒:医务人员使用速干手消毒剂揉搓双手,以减少手部暂居菌的过程。

   4. 外科手消毒:手术前医务人员用洗手液和流动水清洗手和手臂,再用手消毒剂清除或者杀灭手部暂居菌和减少常居菌的过程。

四、权 责

责任科室:院感科。

五、参考文献

1. 评鉴条文

   1.1 《JCI医院评审标准》(第5版),IPSG.5。

   1.2 《三级综合医院评审标准实施细则》(2011版),第三章"患者安全"(四、执行手卫生规范,落实医院感染控制的基本要求)3.4.1。

2. 其他参考文献

   2.1 中华人民共和国卫生行业标准《医务人员手卫生规范》,WS/T 313—2009,2009年12月1日实施。

   2.2 WHO GUIDELINES ON HAND HYGIENE IN HEALTH CARE; First Global Patient Safety Challenge Clean Care is Safer Care, 2009年出版。

六、政 策

1. 洗手和卫生手消毒设施要求如下。

   1.1 医疗区域均设置感应水龙头或长柄肘式水龙头。

   1.2 配备洗手液。

   1.3 配备擦手纸。

   1.4 配备免洗手消毒液。

   1.5 配备洗手流程及说明图。

   1.6 配备生活垃圾桶。

   1.7 全院统一采购合格的洗手液及手消毒剂,医疗区域采用消毒型洗手液,其他部门为普通洗手液。

   1.8 保证手消毒剂及洗手液开启后在有效期内使用。洗手液开启后有效期为1个月,含醇类手消毒剂开启后有效期为1个月,非醇类手消毒剂开启后有效期为2个月。洗手液及手消毒剂由使用科室进行管理,标明开启日期及有效期,开启时须由个人签名。

   1.9 不论何种水龙头均应保持表面的清洁。

   1.10 科室院感质控员每天对科室内的手卫生设施清洁状态及手卫生用品的使用有效期进行检查,院感科不定期巡查,发现问题及时向科室反馈,并要求整改。

2. 遵循洗手与卫生手消毒的原则,严格掌握洗手或使用速干手消毒剂指征。

   2.1 当手部有血液或其他体液等肉眼可见的污染时,应用洗手液和流动水洗手。

2.2　手部没有肉眼可见的污染时,宜用速干手消毒剂消毒双手以代替洗手。

2.3　酒精性速干手消毒剂对于下列病原体无效:艰难梭菌、阿米巴原虫、甲肝腺病毒、肠病毒、轮状病毒。对于上述病原体,请使用抗菌洗手液进行湿洗手。

2.4　洗手指征如下。

 2.4.1　直接接触每个患者前后,从同一患者身体的污染部位移动到清洁部位时。

 2.4.2　接触患者黏膜、破损皮肤或伤口前后,接触患者的血液、体液、分泌物、排泄物、伤口敷料等之后。

 2.4.3　穿脱隔离衣前后,摘手套后。

 2.4.4　进行无菌操作,接触清洁、无菌物品之前。

 2.4.5　接触患者周围环境及物品后。

 2.4.6　处理药物或配餐前。

3. WHO洗手五时机(医务人员在下列情况下应洗手或使用免洗手消毒剂):

3.1　接触患者前。

3.2　执行清洁、无菌操作技术前。

3.3　血液、体液暴露及摘手套后。

3.4　接触患者后。

3.5　接触患者周围环境物品后。

4. 依循WHO 2009年出版的《*WHO GUIDELINES ON HAND HYGIENE IN HEALTH CARE;First Global Patient Safety Challenge Clean Care is Safer Care*》手部卫生推广的五大策略来推动手卫生运动。

4.1　策略一、系统性改变:使洗手设备随手可得和统一医疗单位洗手台标准配置。洗手台有非触摸式水龙头(感应式、脚踩式或肘式),配抗菌(抑菌)洗手液、擦手纸,有标准洗手图,各治疗车、病房门口、诊疗区域配备免洗手消毒剂。

4.2　策略二、教育训练:举办全院教育培训,在医院内部网页上挂放手卫生教育、提醒图,手卫生考试考核表。

4.3　策略三、评估及反馈:包括每月由院感质控护士交叉抽查医务人员、后勤人员手卫生执行情况及各部门自查情况,再由院感科不定期考核洗手依从性和正确性,并每月开展一次统计、反馈,全院进行手卫生持续质量改进。

4.4　策略四、工作场所标示:院内张贴手卫生宣传海报,每个洗手池配置手卫生步骤图等。

4.5　策略五、创建院内安全文化:开展"手卫生和院感控制周"活动。

5. 医务人员遵照七步洗手法:按照"内、外、夹、弓、大、立、腕"七个步骤进行洗手或手卫生消毒,应注意清洗双手所有皮肤。禁止佩戴手部饰物,指甲长度不超指尖。(流动水洗手时间为40~60秒,快速手消毒液消毒双手的时间为20~30秒。)

6. 外科洗手手消毒要求：手术室、分娩室、人流室及导管室应遵循外科手消毒的程序操作。

  6.1 配备合格的外科手消毒设施。

  6.2 洗手池应每天清洁与消毒。

  6.3 配备擦手纸。

  6.4 手消毒剂采用一次性包装、非触摸式手消毒剂的出液器。

  6.5 严格按照外科洗手手消毒流程图进行外科洗手和手消毒，在整个手消毒过程中应保持双手位于胸前并高于肘部，使水由手流向肘部。

7. 外科洗手与手消毒方法如下。

  7.1 应遵循的原则

    7.1.1 先洗手，后消毒。

    7.1.2 不同患者手术之间、手套破损或手被污染时应重新进行外科手消毒。

  7.2 洗手方法

    7.2.1 洗手之前应先摘除手部饰物，并按要求修剪指甲，清理指甲下污物，充分暴露上肢至上臂下 1/3。

    7.2.2 用适量抗菌洗手液和流动水，按七步洗手法充分揉搓清洁双手至上臂下 1/3。

    7.2.3 用流动水彻底冲净皂液后，用擦手纸（或无菌巾）擦干手及手臂。

  7.3 消毒方法

    7.3.1 取适量消毒液于一手掌心，另一手指尖置于该掌心消毒液中快速浸润 1～2 秒，用剩余的消毒液均匀抹于另一只手、前臂至肘上 1/3 处。

    7.3.2 再取适量消毒液于另一手掌心，重复上一步骤。

    7.3.3 再取适量消毒液消毒双手及手腕（按七步洗手法顺序），充分揉搓双手，待药液自行挥发至干燥，再戴外科手套。

  7.4 注意事项

    7.4.1 外科手消毒时不应佩戴假指甲、戒指等手部饰物。

    7.4.2 在整个手消毒过程中应保持手指朝上，让手的位置高于肘部，使水由手指流向肘部，不能倒流。

    7.4.3 术后摘除外科手套后，应清洗双手，然后再进行其他操作。

8. 对重点部门工作的医务人员（如手术室、新生儿科、ICU及产房等），每个月应对其手卫生进行消毒效果监测；当怀疑医院感染暴发与医务人员手卫生有关时，应及时进行监测，并进行相应致病性微生物的监测。

9. 手消毒效果应达到如下要求。

  9.1 卫生手消毒：监测的细菌菌落数应 $\leq 10 \text{cfu/cm}^2$。

  9.2 外科手消毒：监测的细菌菌落数应 $\leq 5 \text{cfu/cm}^2$。

七、流　程

七步洗手法流程图如下。

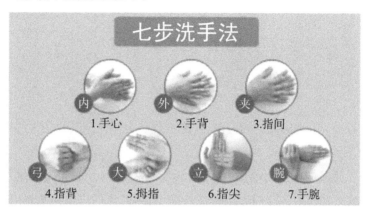

八、教育训练

对　象	具体做法
1. 新入职的员工、实习生和进修人员	入科前各科室感控小组负责培训手卫生管理制度
2. 在职医务人员	参与手部卫生推广的五大策略来推动手卫生运动

九、质量管理

控制重点/指标	衡量、验证、监测、改善
1. 手卫生依从性调查	1.1　分子:实际执行手卫生时机 1.2　分母:实际观察应执行手卫生的时机
2. 手卫生正确率调查	2.1　分子:正确洗手次数 2.2　分母:实际洗手次数

十、表单附件

1. 表　单
   1.1　手卫生依从性观察表。
   1.2　供应室手卫生遵从率观察表。
   1.3　食堂手卫生依从性观察表。

十一、审　核

部　门	核准主管	核准日期
主　办　院感科	科　长: 院　长:	

标准　IPSG.6

标准　IPSG.6　医院应制定相应制度,降低患者由于跌倒造成伤害的风险。

标准解读　医院应确定门诊患者病情、诊断、处境或场所是否属于高风险,确定对所有住院患者和高风险门诊患者进行跌倒评估,评估应包括患者以往跌倒的病史、用药和饮酒情况、步态、平衡测试以及用于患者的扶手设施等。

　　医院应确定再评估的条件和频次,针对评估为高风险患者应采取相应的措施,以降低跌倒风险。

参考文件:《跌倒/坠床风险管理制度》

	类　　别	全院制度-患者安全	编　　号	A-1-12
	名　　称	跌倒/坠床风险管理制度	生效日期	20××-××-××
	制定单位	×××　　责任人　　×××	修订日期	20××-××-××
	定期更新	每一年　　总页码　　×	版　　本	第×版

一、目　的

　　为确认患者跌倒的危险因子,提醒医院员工识别高风险患者,通过落实预防措施及对工作中不安全的因素采取预防措施,以减少患者跌倒发生率、受伤率与伤害程度。

二、范　围

　　适用范围:全院患者。

三、定　义

　　跌倒/坠床:患者在医疗机构任何场所非预期地跌落至地上或其他平面。

四、权　责

　　1. 责任科室:护理部。

2. 相关人员职责

部门名称	岗　位	权　责
门诊部	接诊医生、护士	进行患者跌倒高危人群筛选、评估与宣教
住院部	护士	进行患者跌倒评估并实行预防措施
	医生	跌倒防范介入和处置
	康复医生	跌倒防范介入和处置

五、参考文献

1. 评鉴条文

   1.1　《JCI医院评审标准》(第5版),IPSG.6。

   1.2　《三级综合医院评审标准实施细则》(2011版),第三章"患者安全"(七、防范与减少患者跌倒、坠床等意外事件发生)。

2. 其他参考文献

   张聪聪. Hendrich跌倒风险评估量表的汉化及信效度评价[D].北京:北京协和医学院,2010.

六、政　策

1. 住院/急诊患者A~B区/留观室患者风险评估

   1.1　建立住院患者跌倒/坠床风险因子评估表,来确定患者跌倒的风险因素,对所有住院患者进行跌倒风险评估。对年龄大于14岁患者使用成人评估表,对年龄为0个月~14岁患者使用儿童评估表。

   1.2　患者入院时由责任(当班)护士完成跌倒/坠床的风险评估,让患者或家属在预防患者跌倒/坠床告知书或预防儿童跌倒/坠床告知书上签字,并向患者或家属做好安全教育工作。若患者为高风险者,则应采取预防措施,并在患者腕带上粘贴"小心跌倒"标志,同时在床单位处悬挂警示标志。

   1.3　风险评估内容包含药物、环境、饮酒、与患者疾病相关等的内、外在危险因素。

      1.3.1　跌倒/坠床史。

      1.3.2　用药情况:使用利尿药、泻药、阿片类镇痛药、降压药、镇静安眠药、抗精神病药、抗抑郁药、降血糖药、抗癫痫药、抗胆碱能药、麻醉用药及抗组胺药(参照药剂科规定的致跌倒药物)。医生开具医嘱时,必须提示这些药物是跌倒药物,并指导护士及患者防跌倒的注意事项。

      1.3.3　患者的健康状况:意识状态,是否头晕、眩晕、乏力、视力障碍,是否为儿童、老年人、孕妇,是否行动不便、残疾等。

      1.3.4　是否有人陪伴。

      1.3.5　环境危险因子:地面湿滑、光线暗淡、走道有障碍物、呼叫器、床栏、床、桌、轮椅及平车锁定装置故障或使用不当。

1.4 再评估要求：

1.4.1 转科患者。

1.4.2 病情变化：出现头晕、眩晕、乏力症状，手术后意识改变，活动能力及自我照顾能力等改变时。

1.4.3 治疗方案改变：使用利尿药、泻药、阿片类镇痛药、降压药、镇静安眠药、抗精神病药、抗抑郁药、降血糖药、抗癫痫药、抗胆碱能药、麻醉用药和抗组胺药。

1.4.4 评估时间要求：住院患者评估在8小时内完成；需再次评估者应在上班时间内完成；对高风险患者，每天应评估护理措施的落实情况，并进行交班；对低风险患者，应每隔7天评估1次。

2. 门诊患者/急诊C区患者跌倒风险评估

2.1 根据《儿童跌倒/坠床危险因子评估表》《门诊患者跌倒/坠床危险因子评估表》进行跌倒/坠床风险评估。

2.2 必须进行评估的患者：儿童，就诊患者年龄大于等于65岁且为神经内科、内分泌科的患者，或者患有以下5种疾病中的任一种疾病——脑血管意外、脑萎缩、帕金森病、白内障或病理性骨折。

2.3 对高危跌倒/坠床患者，护士应向患者或家属做好安全教育，并让患者或家属在《门诊预防病员跌倒/坠床告知书》上签字。分诊护士应主动给予扶持或提供轮椅等帮助，并对患者及家属执行预防措施，指导防范跌倒事件发生的注意事宜或协助患者转介其他康复科。

3. 安全预防措施

3.1 指导患者走动时穿防滑鞋。

3.2 指导患者起床或久蹲/久坐后站立动作要缓慢，并有旁人协助。

3.3 指导患者需要时及时请求帮助，如上厕所、起床等。

3.4 保持病房通道和病房走廊无障碍物和有充足照明。

3.5 及时清除地面上的积水、油、冰、水果皮等，对有风险的环境，应及时做好跌倒的醒目标识。

3.6 确保患者能触及床边呼叫铃及必需物品。

3.7 夜班护士巡视病房时重点关注高风险患者的如厕需求，告知患者和家属跌倒风险，如厕时必须在家属或护士的陪同下完成。

3.8 同时必须执行以下医院制度。

3.8.1 病床、轮椅和平车的安全使用。

3.8.2 老年患者的管理。

3.8.3 约束具的使用制度。

4. 患者发生跌倒/坠床后处理

4.1 检查患者是否受伤，观察其生命体征、精神状态。

4.2 跌倒/坠床伤害程度评估：

4.2.1 无：无伤害。

4.2.2　轻度:挫伤或擦伤,需使用敷料、冰敷、清创、患部抬高或局部用药。

4.2.3　中度:需缝合、使用免缝胶带/人工皮、上夹板或肌肉及关节扭伤。

4.2.4　重度:需进行手术、使用矫具或牵引治疗、有骨折、会诊发现神经或内脏损伤。

4.2.5　死亡:患者因跌倒造成的伤害而死亡。

4.3　处置预案:

4.3.1　根据损伤情况采取合适的搬运方法。

4.3.2　评估生命体征,根据需要采取相应的治疗和护理措施。

4.3.3　向医生及护士长报告,并进行必要的处置。

4.3.4　填写跌倒/坠床意外事件报告表,内网上报医疗安全不良事件。

4.3.5　员工若发现引起患者跌倒的高危环境和设备因素存在时,则应及时通知总务科或医学装备部。

4.3.6　由护理部、总务科进行不良事件调查,每月汇总上报至医评办,再由医评办根据不良事件严重度进行评估以及提出改进建议,经医院质量与安全委员会批准后由相关部门执行。

七、表单附件

1. 表　单

1.1　住院患者跌倒/坠床危险因子评估表(成人)。

1.2　儿童跌倒/坠床危险因子评估表。

1.3　门诊患者跌倒/坠床危险因子评估表。

2. 附　件

2.1　预防病员跌倒/坠床告知书。

2.2　门诊预防病员跌倒/坠床告知书。

2.3　预防儿童跌倒/坠床告知书。

八、审　核

部　门		核准主管	核准日期
主　办	护理部	主　任:	
		院　长:	
协　办	1. 后勤保障部	主　任:	
	2. 医务部	主　任:	

第四章　医疗的可及性和连续性(ACC)

医疗的可及性和连续性(ACC)文件

标　准		英文(是/否)	文件名称
ACC.1	筛查可能需要住院或门诊服务的患者,确定他们的医疗需求是否与医院的使命和资源相符	否	评估筛查制度
ACC.1.2	当患者在诊断性检查和(或)治疗服务有等待期或延迟时,医院要考虑患者的临床需求并通知患者	否	延迟诊疗告知制度
ACC.2	医院应具备接收住院患者和门诊患者挂号的制度和程序	否	患者就医制度
ACC.2.3	医院要制定入住重症监护病房或特殊病房的标准	是	ICU转入、转出规定
ACC.2.3.1	医院要制定转出重症监护病房或特殊病房的标准	是	
ACC.3	医院要制定并实施相关制度,以确保医院医疗服务的连续性和医务人员之间的协调性	否	连续性医疗制度
ACC.3.1	在患者治疗的各个阶段,始终有一名具有资质的人员负责患者的医疗服务	否	主诊医生负责制度
ACC.4	医院要制定相关制度,以便根据患者的健康状况和对连续性医疗或服务的需求,安排患者转诊或出院	否	出院制度
			转院制度
			住院患者请假制度
ACC.4.3.2	住院患者的病历包含出院小结	否	出院制度

续　表

标　准		英文 (是/否)	文件名称
ACC.4.4	要求在复杂医疗或有复杂诊断的门诊患者病历中包含一个门诊小结,并可供为此患者提供后续医疗服务的医务人员查阅参考	否	门诊复杂小结制度
ACC.5.3	应将转院过程记录在患者病历中	否	转院制度
ACC.6	无论是住院患者还是门诊患者,其转诊、转院或出院程序都应包含关于满足患者的交通需求的计划。	否	医疗运输制度

标准　ACC.1

标准　ACC.1　筛查可能需要住院或门诊服务的患者,确定他们的医疗需求是否与医院的使命和资源相符。

标准解读　确认患者就医需求与医院提供的服务和资源是否一致,通过筛查获得患者就医需求和病情等相关信息。这些信息通常在首次与患者接触时获得,并通过预检分诊、视觉评估、体格检查,或以往生理、心理、实验室或影像检查的评估结果进行筛查。筛查可以在转诊、紧急转院或患者到达医院时进行。只有在筛查评价结果出来以后,医生才能决定患者是否要住院、转院或转诊;只有当医院具备为患者提供所需服务的临床能力且符合医院的使命时,患者才能住院接受治疗或门诊挂号就诊。医院可以要求每位住院患者必须进行某些诊断性检查或检验,或为特定群体患者规定进行特定的筛查和检验,例如有活性腹泻的所有患者必须接受梭状芽孢杆菌筛查,或者来自养老机构的所有患者需要筛查耐甲氧西林金黄色葡萄球菌。

参考文件:《评估筛查制度》

	类　别	全院制度-临床管理		编　号	B-1-18
	名　称	评估筛查制度		生效日期	20××-××-××
	制定单位	×××	责任人 ×××	修订日期	20××-××-××
	定期更新	每一年	总页码　×	版　本	第×版

一、目　的

为规范本院能依据患者明确的医疗需求、本院的功能及医疗资源来决定患者入院接受住院治疗或登记接受门诊服务,特制定本政策。

二、范　围

适用范围:本院门诊和急诊收治的及转院的患者。

三、定　义

筛查主要通过分类标准、视觉评估、身体检查报告或以前执行的身体、心理、临床实验室或影像诊断评估的结果进行。

四、权　责

责任科室:门诊办公室。

五、参考文献

评鉴条文
《JCI医院评审标准》(第5版),ACC.1。

六、政　策

1. 服务范围
   医院设置呼吸内科、消化内科、神经内科、心血管内科、血液内科、肾内科、内分泌科、传染科、普通外科、肝胆外科、神经外科、泌尿外科、心胸外科、肛肠科、骨科、眼科、耳鼻喉科、妇科、产科、儿科、新生儿科、急诊医学科、重症医学科、中医科、口腔科、皮肤科及康复科等30多个临床科室及检验、放射、超声等医技科室提供服务。
   1.1 根据医院使命和资源的匹配情况,若本院未开展精神疾病、肿瘤放疗、重症小儿外科、需要层流支持的血液系统疾病、烧伤等的住院服务时,应依照转院制度将患者转至有资质的医院。
   1.2 各科根据科内可收治和无法开展的项目,每年制订部门服务计划并提报医务科。
2. 筛查评估
   2.1 患者初步筛查评估
       2.1.1 生命体征。
       2.1.2 身高、体重。
       2.1.3 社会、心理情况。
       2.1.4 生活习惯、饮食习惯。
   2.2 特殊筛检评估
       2.2.1 对于体温高达38.0℃以上并有以下情况之一者,指导其戴口罩并引导分流至发热门诊就诊。
           a 伴有鼻塞、流涕、咳嗽等卡他症状。
           b 国家或地区有呼吸道传染病流行通报。
           c 伴有皮疹。
       2.2.2 对于慢性咳嗽伴有午后低热或痰中带血的患者,指导其戴口罩后并引导分流到疾控中心结核门诊就诊。

2.2.3 对于急性腹泻者,请分流至肠道门诊就诊(夜间急诊者请事先电话联系感染科病区医生,联系电话为内线6×××);对于2人以上腹泻者,请务必进行食源性疾病粪便培养。

2.2.4 慢性咳嗽同时伴有慢性腹泻、体重进行性下降或真菌性口腔炎的患者,请引导分流到感染科HIV门诊进一步筛查。

2.2.5 长期在其他医疗机构接受治疗及居住养老院的患者来院就诊时,需做血培养、痰培养、大小便培养检查,排除MRSA感染;若培养结果为阳性,则收治时需在住院单收治条件处标明,住院时需特殊标明,并做好患者隔离工作。

2.2.6 小儿发热与腹泻请分流至小儿呼吸道、肠道专区就诊。

2.3 筛查评估流程

2.3.1 门诊初诊患者:由门诊护士完成初步筛查评估,再由门诊护士分诊至相应专科门诊就诊,并由医护共同完成疼痛、跌倒评估,收集相关病史,并给出相应处置。

2.3.2 门诊复诊患者:在挂号窗口及自助挂号机上挂完号,直接至相应专科门诊就诊,医护共同完成疼痛、跌倒评估后,给出相应处置。

2.3.3 急诊患者:就诊时均需预检分诊,根据预检分诊等级到相应急诊区域就诊,进入急诊流程。

3. 具体要求

3.1 对所有门诊患者,根据各专科规定完成相关检查,待医生参考检查、检验结果,完成病情评估,达到专科制定的收治条件后,收治入院。

3.2 按照患者需求,提供30多个专科住院医疗服务及门(急)诊医疗服务,并依门(急)诊及住院流程办理住院。

3.3 所有门诊初诊及收住院患者,需填写一般知情同意书。

3.4 当患者到达医院后发现超出本院服务范围或家属要求转院,参照转院制度执行,重点包含在决定转出机构和急救转移过程中进行筛查,规定只有在获得筛查评估结果后才能做出治疗、转移或转诊的决定。

3.5 仅当医院具备为患者提供所需服务的临床能力且符合医院使命时,患者才能住院接受治疗或在门诊挂号就诊。

七、流　程

门诊患者就诊流程

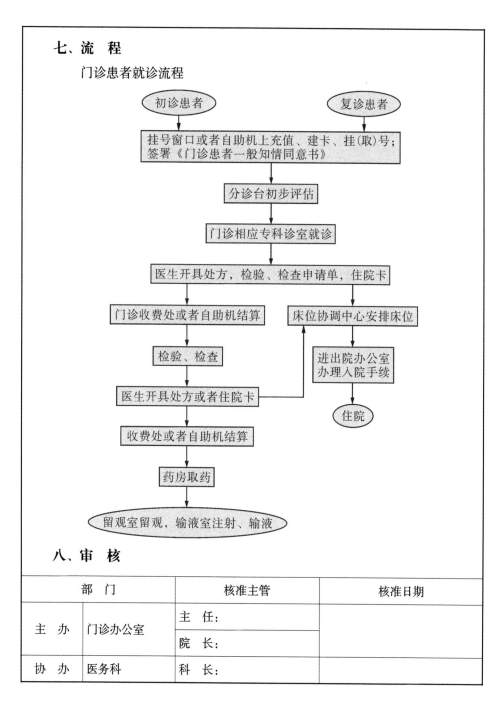

八、审　核

部门		核准主管	核准日期
主　办	门诊办公室	主　任：	
		院　长：	
协　办	医务科	科　长：	

标准 ACC.1.2

标准 ACC.1.2 当患者在诊断性检查和(或)治疗服务有等待期或延迟时,医院要考虑患者的临床需求并通知患者。

标准解读 当患者需要较长时间等待诊断性检查和(或)治疗服务,或所需的治疗在等待列表上时,医院应该告知患者有关诊疗延迟或需要等待的原因和可供选择的其他方案。此内容适用于住院和门诊患者的治疗和(或)诊断性检查,不适用于提供门诊服务或住院服务时的短时间等待(如医生晚到)。将此信息记录在患者病历中。

参考文件:《延迟诊疗告知制度》

<table>
<tr><td rowspan="4"></td><td>类　　别</td><td colspan="3">全院制度-临床管理</td><td>编　　号</td><td>B-1-67</td></tr>
<tr><td>名　　称</td><td colspan="3">延迟诊疗告知制度</td><td>生效日期</td><td>20××-××-××</td></tr>
<tr><td>制定单位</td><td>×××</td><td>责任人</td><td>×××</td><td>修订日期</td><td>20××-××-××</td></tr>
<tr><td>定期更新</td><td>每一年</td><td>总页码</td><td>×</td><td>版　　本</td><td>第×版</td></tr>
</table>

一、目　的

为了满足所有患者的就医需求及权利,让患者了解其将要进行的诊疗项目的延迟原因、等待时间及替代方案,特制定此制度。

二、范　围

适用范围:住院或门诊患者诊疗项目因故延迟时。

三、定　义

诊疗服务延迟:所要进行的诊疗项目因故而无法按时实施(超过24小时)所造成的延迟。

四、权　责

责任科室:门诊办公室。

五、参考文献

评鉴条文

《JCI医院评审标准》(第5版),ACC.1.2。

六、政　策

1. 在我院就医的门(急)诊及住院患者,当其所要进行的诊断服务因故不能按时实施时(超过24小时),其负责的医生应告知患者和(或)委托人延迟原因、等待时间及替代方案。

2. 住院或门(急)诊患者所要接受的治疗项目因故不能及时实施时,应由其主管医生负责告知患者和(或)委托人并填写诊疗延迟告知书,患者和(或)委托人知情签字后存入病历。

3. 当预约门诊医生因故不能应诊时,应由综合管理服务中心告知患者和(或)委托人不能应诊的原因。如果患者和(或)委托人同意,综合管理服务中心负责另约就诊时间或其他门诊医生,并将此情况记录在预约登记中。

4. 若因病区无床位而无法接收需要住院治疗的患者,处理如下:患者主诊医生填写住院卡,患者和(或)家属至床位协调中心预约住院,床位协调中心的工作人员填写《患者待床说明书》,患者和(或)家属签字。

    4.1　对于病情不允许回家待床的患者,收入急诊留观室治疗,待所收病区有空床时收住院治疗。

    4.2　对于病情允许回家待床的患者,为其提供急诊科联系电话(0574—657×××××),当患者有紧急情况时,可拨打紧急联系电话,咨询人员视病情告知立即回急诊室或就近医治。

    4.3　床位协调中心登记待床患者信息,待有空床时,优先联系急诊留观待床患者住院。

七、表单附件

1. 附　件

    1.1　检查/手术延迟说明书。

    1.2　患者待床说明书。

八、审　核

部　门		核准主管	核准日期
主　办	门诊办公室	主　任:	
		院　长:	
协　办	1. 床位协调中心	主　任:	
	2. 医务科	科　长:	

标准　ACC.2

标准　ACC.2　医院应具备接收住院患者和门诊患者挂号的制度和程序。

标准解读　制定标准化的住院患者入院和门诊患者挂号就医制度与程序,员工必须熟悉并遵守这些标准化程序。这些制度和程序包括门诊患者挂号就诊或住院患者办理入院程序、直接从急诊科收入住院程序、患者留院观察的程序。

参考文件:《患者就医制度》

	类　　别	全院制度-临床管理	编　　号	B-1-68
	名　　称	患者就医制度	生效日期	20××-××-××
	制定单位	×××	责任人	×××	修订日期	20××-××-××
	定期更新	每一年	总页码	×	版　　本	第×版

一、目　的

　　为规范本院患者就医权利及程序,特制定本制度。

二、范　围

　　适用范围:本院收治、转入、转出及拒绝接受治疗的患者服务单位。

三、定　义

　　无。

四、权　责

　　责任科室:门诊办公室。

五、参考文献

　　1. 评鉴条文

　　1.1 《JCI医院评审标准》(第5版),ACC.2。

　　1.2 《三级综合医院评审标准实施细则》(2011版)第二章"医院服务"(一、预约诊疗服务)。

1.3 《三级综合医院评审标准实施细则》(2011版)第二章"医院服务"
（二、门诊流程管理）。

1.4 《三级综合医院评审标准实施细则》(2011版)第二章"医院服务"
（四、住院、转诊、转科服务流程管理）。

六、政　策

1. 本院不得因患者的疾病、性别、种族、国籍、社会地位及年龄而拒绝患者，每位患者皆能平等地得到适当的医疗服务。

　　1.1 门诊就医：患者可经现场、电话、网络或诊间等途径挂号后，接受本院门诊服务。

　　1.2 急诊就医：急诊患者须经预检分诊程序，以确定其紧急情况，并依病情提供必要的照护。

　　1.3 住院治疗：各专科根据临床诊疗指南中入院指征要求收治患者。

　　1.4 本院提供的照护或治疗因故必须延迟时，患者有被告知的权利且有书面记录。

　　1.5 若患者拒绝配合临床教学活动，不可改变对患者的服务及医疗质量。

　　1.6 自动出院：针对办理自动出院的住院患者和急诊留观、抢救患者，各出院科室、急诊科及综合管理服务中心要电话随访患者并进行关怀，追踪患者返家后的状况，以确保患者的安全。

2. 医院所有科室及医生必须严格执行《首诊负责制》，各科首诊医生均应以患者为中心，将患者生命安全放在第一位，以医院整体利益为重，全力协作。严禁在患者及家属面前争执、推诿。

3. 门诊工作如下。

　　3.1 所有出门诊的医生必须严格执行《门诊管理制度》。

　　3.2 专家出门诊需严格执行《专家门诊管理制度》。

　　3.3 外聘医务人员由资格和授权管理委员会对其资质进行审核，内容包括姓名、职称、专业学科和学术介绍、毕业证、医生资格证、职业医生证及身份证复印件，审核后方可坐诊。

4. 急诊工作如下。

　　4.1 工作期间必须严格执行《急诊服务制度》。

　　4.2 遇到病情复杂而需要多学科合作抢救的患者，上班时间应通知急诊科主任和医务科值班人员，下班时间要通知医院总值班协助抢救。

　　4.3 对于需急诊手术者，护士按医嘱进行术前准备并通知手术室，直接进手术室进行手术治疗，并做好交接。

　　4.4 接诊医生对患者要认真负责，对诊断一时不能明确的或病房暂时无床的患者，收治急诊观察室留观治疗。

5. 患者入院前必须完成如下的检查。

　　5.1 成人在入院前必须完成血、尿常规检查(需要紧急处置的患者可不查尿常规)；对急性腹泻患者，验粪便常规加细菌培养；对胸部有症状的患者，需完成胸部X线检查；对腹部有症状的患者，需完成腹部超声。

    5.2   儿童在入院前必须完成血常规、CRP检查;对泌尿系统有症状患者,完成尿常规检查;对腹泻患者,验便常规;对呼吸道有症状者,完成胸部X线检查;对腹部有症状者,完成腹部超声。

    5.3   当来自长期医疗机构的所有患者需要住院诊治时,需做MRSA筛查。检查结果为阳性的,按院感相关政策执行。

6. 患者入院、出院、转院,需进行必要的检查。在必要结果未回报之前,不能让患者收入院、出院或转院。

7. 在为患者提供门(急)诊医疗服务时,全体医务人员要充分尊重患者的生活习俗及宗教信仰,注意保护患者的隐私。

七、流　程

1. 门诊患者就诊流程

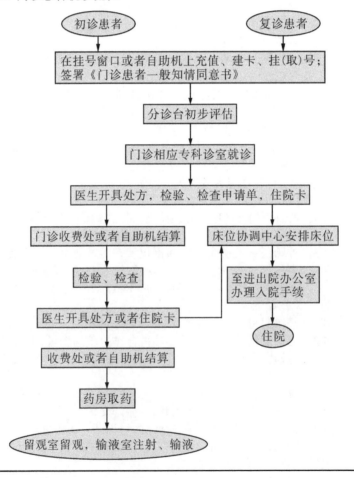

2. 急诊患者就诊流程

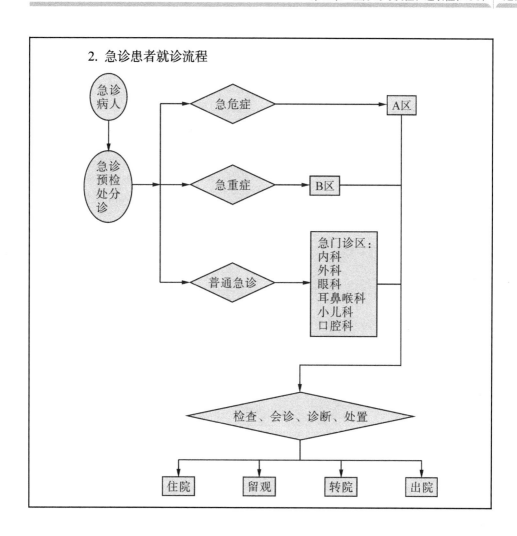

3. 患者住院流程

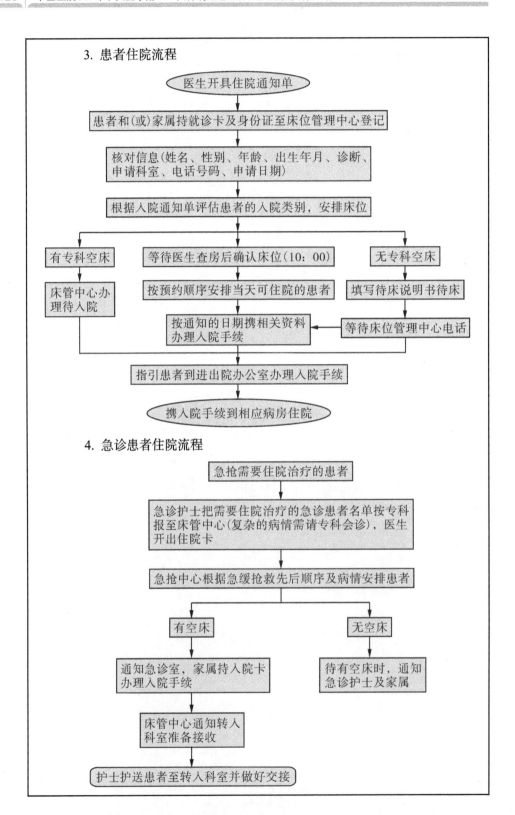

医生开具住院通知单

↓

患者和(或)家属持就诊卡及身份证至床位管理中心登记

↓

核对信息(姓名、性别、年龄、出生年月、诊断、申请科室、电话号码、申请日期)

↓

根据入院通知单评估患者的入院类别，安排床位

有专科空床 → 床管中心办理待入院

等待医生查房后确认床位(10：00) → 按预约顺序安排当天可住院的患者 → 按通知的日期携相关资料办理入院手续

无专科空床 → 填写待床说明书待床 → 等待床位管理中心电话

↓

指引患者到进出院办公室办理入院手续

↓

携入院手续到相应病房住院

4. 急诊患者住院流程

急抢需要住院治疗的患者

↓

急诊护士把需要住院治疗的急诊患者名单按专科报至床管中心(复杂的病情需请专科会诊)，医生开出住院卡

↓

急抢中心根据急缓抢救先后顺序及病情安排患者

有空床 → 通知急诊室，家属持入院卡办理入院手续 → 床管中心通知转入科室准备接收 → 护士护送患者至转入科室并做好交接

无空床 → 待有空床时，通知急诊护士及家属

5. 留观患者住院流程

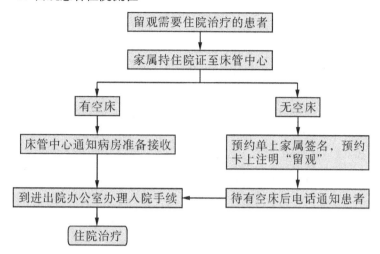

八、表单附件

1. 附　件

1.1 宁波市第四医院患者转送运送等级单(成人版)。

1.2 宁波市第四医院患者转送运送等级单(儿科版)。

1.3 首诊负责制。

1.4 门诊管理制度。

1.5 专家门诊管理制度。

1.6 急诊服务制度。

1.7 急救绿色通道管理规程。

1.8 留观制度。

1.9 预约挂号制度。

九、审　核

	部　门	核准主管	核准日期
主　办	门诊办公室	主　任：	
		院　长：	
协　办	1. 医务科	科　长：	
	2. 急诊科	主　任：	
	3. 护理部	主　任：	
	4. 床位协调中心	主　任：	

标准　ACC.2.3

标准　ACC.2.3　医院要制定入住重症监护病房或特殊病房的标准。

ACC.2.3.1　医院要制定转出重症监护病房或特殊病房的标准。

标准解读　医院必须为重症监护病房(例如外科手术后的重症监护病房)或专业医疗病房(例如烧伤或器官移植病房)制定一套标准,确定哪些患者需要上述病房提供的医疗服务。

此标准应当使用优先次序、诊断和(或)客观指标,包括生理指标。来自急诊科、重症监护病房或专业医疗病房的人员参与标准的制定。该标准用于判断患者是否适合直接收入此类病房,也适用于从医院内部或外部转入的患者。

医院要制定出院和转出重症监护病房或特殊病房的标准,安排患者从重症监护病房或专业医疗病房转入其他级别的医疗病房,此标准应当包括下一级医疗病房收入患者的标准。

当医院有临床研究项目或提供专业医疗服务时,必须建立相应的标准或方案来确定患者是否适合收入此类项目。该研究或其他项目的人员将参与制定此类标准或方案。收治患者进入这些项目应在病历上记录,并且包括收治患者所依据的标准或方案。

培训员工使用相应的标准,按照标准严格执行,并应将转入/入住符合的标准和转出/出院符合的标准记录在病历中。

参考文件:《ICU转入、转出规定》

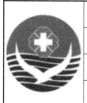

类　　别	全院制度-临床管理		编　　号	B-1-05
名　　称	ICU转入、转出规定		生效日期	20××-××-××
制定单位	×××	责任人　×××	修订日期	20××-××-××
定期更新	每一年	总页码　　×	版　　本	第×版

一、目　的

对ICU患者的转入、转出行为进行规范,加强管理,确保医疗安全。

二、范　围

适用范围:全院各临床科室在患者转入、转出ICU时。

三、定　义

ICU:又称重症加强治疗病房(Intensive Care Unit, ICU),是重症医学学科的临床基地,它为各种原因导致的一个或多个器官与系统功能障碍危及生命或具有潜在高危因素的患者,及时提供系统的、高质量的医学监护和救治技术,是医院集中监护和救治重症患者的专业科室。

四、权　责

责任科室:急诊科、ICU、医务部。

五、参考文献

1. 评鉴条文
  1.1 《JCI医院评审标准》(第5版),ACC.2.3和ACC.2.3.1。
  1.2 《三级综合医院评审标准实施细则》(2011版)第四章"医疗质量安全管理与持续改进"(九、重症医学科管理与持续改进)4.9.2.1。

六、政　策

1. ICU收住原则
  按照病情的优先顺序:
  1.1 一级:患者病情危重,APACHE-Ⅱ评分超过15分,临床情况不稳定,需要加强监护和治疗;一切需密切监护治疗的危重症患者;通过监护治疗能获得益处,有望恢复或康复者。
  1.2 二级:病情较重,需密切监护治疗,并能获得益处的患者。
  1.3 三级:住院时临床情况尚稳定,但基础差或伴随基础疾病,在一定条件下可转为危重疾病,且康复的可能性小,但能从ICU监护治疗中得到益处的患者。
2. 转入ICU标准
  2.1 一级收住标准
    2.1.1 呼吸衰竭(包括各种疾病伴呼吸衰竭):
      a 急性呼吸衰竭伴$PaCO_2>50mmHg$(毫米汞柱)。

b 低氧血症需 $FIO_2 > 50\%$ 以维持 $PaO_2 > 60mmHg$。

c 需呼吸机支持。

2.1.2 休克(低血容量、心源性、感染):

a $SBP < 90mmHg$ 伴组织低灌注[如尿量 $< 0.5mL/(kg \cdot h)$],神志淡漠。

b 需大量液体复苏。

c 需用血管活性药物。

d 需血流动力学监测。

2.1.3 严重电解质紊乱:

a 血清 Na^+ 浓度 $< 120mmol/L$。

b 血清 K^+ 浓度 $< 2mmol/L$ 或 $> 6mmol/L$,或伴严重心律失常。

c 血渗透压 $< 240mOsm/L$ 或 $> 340mOsm/L$。

d 糖尿病酮症酸中毒或高渗性昏迷。

2.1.4 MODS(多器官功能障碍综合征)。

2.1.5 心脏(根据本院情况,优先收住心内科):

a 血压不稳定,$SBP < 90mmHg$ 伴组织低灌注,需血流动力学监测。

b 急性心衰(包括急性肺水肿),氧合指数 $< 300mmHg$。

c 严重心律失常或传导阻滞(室速、室上速、快室率房颤、房扑、高度房室传导阻滞伴或不伴有血压下降者)。

2.1.6 神经系统:

a 神志变化(GCS评分 < 8 分或意识障碍急剧加重者)。

b 需气道保护或呼吸机支持。

c 需亚低温治疗。

2.1.7 创伤:

a 需气道保护。

b 需呼吸机支持。

c 血压不稳定,$SBP < 90mmHg$ 伴组织低灌注,需血流动力学监测。

d 活动性出血和(或)休克。

e 脂肪栓塞综合征。

2.1.8 外科:

a 重症急性胰腺炎,Ranson评分 > 3 项。

b 急性化脓性胆管炎梗阻未解除。

c 重腹腔内感染,腹腔间隔室综合征,腹压 $> 20cmH_2O$ 者。

2.1.9 术后:四类大手术后(尤其胸部或上腹部手术),术前肺功能提示中至重度通气功能障碍患者。

2.1.10 药物过量或中毒:

a 出现神志改变,GCS评分 < 8 分。

b 需呼吸机支持。

    c 出现致命性心律失常。

    d 需要血液净化治疗者。

  2.2 二级收住标准：

   2.2.1 术后：

    a 四类大手术。

    b 麻醉时间超过6小时。

    c 术中情况不稳定。

    d 伴慢性器官(心、肺、肝、肾及脑等)疾病患者。

   2.2.2 呼吸衰竭(包括各种疾病伴呼吸衰竭)：

    a 未达到一级收住标准。

    b 需无创通气支持。

   2.2.3 休克(低血容量、心源性、感染)：

    a 低血容量性,需大量液体复苏。

    b 心源性,需低剂量血管活性药维持。

    c 其他,但尚未达到一级收住标准。

   2.2.4 神经系统：

    a 脑外伤,GCS评分为8~12分。

    b 需颅内压监测。

   2.2.5 药物过量或中毒：

    a GCS评分>8分。

    b 出现两个或两个以上脏器功能损害。

  2.3 三级收住标准

   2.3.1 对高风险患者行纤支镜术。

   2.3.2 晚期(非恶性)心肺疾病。

   2.3.3 恶性肿瘤(非晚期)伴严重感染或器官功能衰竭。

   2.3.4 年龄大于70岁或合并有慢性基础疾病的外科手术患者。

3. ICU转出标准

  3.1 一般性情况：

   3.1.1 需要支持的器官功能已经进入稳定状态。

   3.1.2 患有一个或多个器官慢性损伤者所发生的急性器官衰竭已经进入稳定阶段,慢性基础疾病被控制在满意范围。

   3.1.3 在实施较大手术后合并较复杂的内科疾病的患者,内科疾病被控制在满意范围。

   3.1.4 家属强烈要求转出的。

  3.2 呼吸系统：

   3.2.1 需要治疗的患者氧浓度已经低于50%,$PaCO_2 < 50mmHg$,$PaO_2 > 60mmHg$。

   3.2.2 呼吸道分泌物清除困难的患者,痰液已经稀薄,可轻易吸出的。

   3.2.3 需插管以保持气道通畅的患者,咳嗽反射、吞咽反射已经恢复。

3.2.4　撤离呼吸机后,各呼吸力学参数稳定,$FiO_2 < 50\%$,$PaCO_2 <$ 50mmHg,$PaO_2 > 60$mmHg,且基础疾病已经被控制在稳定状态。

3.3　循环系统:

3.3.1　在停用血管活性药物后,动脉血压和心排出量等血流动力学参数在允许范围内($SBP > 90$mmHg,尿量 > 0.5mL/(kg·h),神志清楚)。

3.3.2　循环血容量减少所导致的循环不稳定状态已经纠正的。

3.3.3　心跳停止复苏后的患者,呼吸、循环功能已经稳定,颅内压稳定,脑水肿进入消退阶段的。

3.4　神经系统监测和支持:

3.4.1　咳嗽反射、吞咽反射等反射性保护作用已经恢复的。

3.4.2　有创神经系统监测已经停用的。

3.5　肾脏支持治疗:肾脏替代疗法(血液透析、血液滤过或血液超滤)已经进入稳定治疗阶段的。

3.6　其他脏器功能衰竭已经恢复,严重水电解质紊乱已经矫正的。

3.7　APACHE-Ⅱ评分 < 15分。

4. 不宜转入ICU治疗的情况

4.1　拒绝生命支持疗法的患者。

4.2　目前无救治可能的急性或慢性疾病的终末期患者,包括恶性肿瘤晚期及脑死亡者。

4.3　各种传染病的传染期。

4.4　精神病患者。

5. 知情同意

各病区患者有转入ICU指征时,原则上专科医生要通知ICU医生会诊,并由专科医生与ICU医生一起与患者和(或)家属就转入ICU治疗的相关事宜进行谈话,并签署《入住重症监护病房(ICU)知情同意书》。知情同意书上要有患者和(或)患者家属与ICU医生双方签名。

5.1　《入住重症监护病房(ICU)知情同意书》中要告知有关转入ICU治疗的事宜,包括转入的益处、拒绝转入可能产生的不良后果、可选择的其他方式及转入ICU所需的费用等。

5.2　当符合转入ICU条件,但患者或家属拒绝转入ICU治疗时,要在医疗文件中有相关的记录。

6. 转科记录

转入ICU的患者由专科医生写好转科记录,转科记录包括患者转科理由。在转运患者前,专科医生再次电话与ICU确认,ICU病区已经做好接收患者的准备,医护人员按照《患者转运标准》将患者安全送到ICU病房,并与ICU工作人员做好交接。

7. 定期再评估

定期对患者进行再评估。

8. 转出流程

当符合转出ICU条件时,要及时将患者转出。ICU患者转出由ICU医生按患者转出标准执行(参照各科转入标准),并经专科医生会诊再次评估同意后转出。在转出前,ICU医生与患者家属有效沟通,征得家属同意。

9. 转运流程

ICU医生开具医嘱;ICU护士通知转入科室值班护士联系床位;在床位联系妥当后,方可转运。

10. 转送

ICU护士将患者转送至转入科室所在病区,并进行交接。

七、审 核

	部　门	核准主管	核准日期
主　办	ICU	主　任:	
		院　长:	
协　办	1. 医务科	科　长:	
	2. 急诊科	主　任:	

标准 ACC.3

标准 ACC.3 医院制定并实施相关制度,以确保医院医疗服务的连续性和医务人员之间的协调性。

标准解读 患者从入院至出院或转院期间,可能会涉及多个部门、科室以及众多不同的医务人员。在医疗的所有阶段,医院应提供适宜的内部资源(必要时还包括外部资源)以满足患者的需求。当医务人员能够从患者当前及既往的医疗经历中获得所需要的信息来帮助做出医疗决策时,或当多人参与患者治疗决策且这些决策者对所提供的医疗服务达成一致时,服务的连续性才会增强。患者的病历是医疗流程和患者病情进展的主要信息来源,是关键的沟通工具。为了使这些信息发挥作用,并为患者的医疗连续性提供支持,需要在住院治疗期间、门诊就诊以及其他需要的时间可用,并且保持及时更新。向所有给患者治疗的医务人员提供所需的医疗、护理和其他患者的医疗记录。

为使患者的治疗无缝化连接,医院不同部门应共同参与制定并实施相关程序,以保证医生、护士以及其他医务人员所提供服务的连续性和协调性,包括急诊与入院服务、诊断与治疗服务、手术与非手术治疗服务、门诊治疗服务项目、其他医疗机构和其他治疗场所。

医院要制定相关程序需要工具的支持,可以使用如指南、临床路径、医疗计划、转诊单及检查表等工具。医院指定专人负责协调所有患者的服务(如科室之间)或负责协调个别患者的服务(如个案管理者)。这些协调工作需通过运用医院制定的制度来完成。

参考文件:《连续性医疗制度》

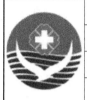

类　别	全院制度-临床管理		编　号	B-1-03
名　称	连续性医疗制度		生效日期	20××-××-××
制定单位	×××	责任人　×××	修订日期	20××-××-××
定期更新	每一年	总页码　×	版　本	第×版

一、目　的

为使患者在住院期间的诊疗及护理得以连续性贯彻,以保证患者住院期间的诊疗效果,并确保患者安全,故而制定本制度。

二、范　围

适用范围:患者从收住入院起,直到患者转院或出院为止(或者死亡)。期间如遇患者转换照护单位或患者病情改变,本制度均适用。

三、定　义

1. 转科记录:患者在住院期间需要转科时,经转入科室医生会诊并同意接收后,由转出科室和转入科室医生分别书写的记录。
2. 会诊记录(含会诊意见):患者在住院期间需要其他科室或者其他医疗机构协助诊疗时,分别由申请医生和会诊医生书写的记录。

四、权　责

责任科室:医务科。

五、参考文献

1. 评鉴条文
   1.1 《JCI医院评审标准》(第5版),ACC.3。
   1.2 《三级综合医院评审标准实施细则》(2011版)第二章"医院服务"(四、住院、转诊、转科服务流程管理)。

六、政　策

1. 交班时,须依循着标准化的方法或程序,包含口头或书面的信息沟通,提供促进患者医护照顾连续性的信息。ISBAR程序:I——患者基本信息,交接班人员身份介绍,交班时间;S——患者基本状况;B——既往史;A——患者评估;R——要求、希望接班医生做的事项,并尊重和维护病患隐私。
2. 当急诊患者转住院时,急诊医生须书写《急诊病历》,其内容包括入院情况、入院诊断、诊疗经过、目前诊断、目前情况、注意事项、去向、急诊小结及医生签名等。
3. 当急诊患者转科时,护士须在护理记录上做好详细记录,并向接班者口头交班。

4. 住院患者交班内容如下。

    4.1　医生交班内容：当住院患者被分派给其他夜间值班医生照护时，主管医生应对本组患者进行口头交接，按ISBAR程序交接。值班医生需在晨交班时对本病区患者进行口头交班，按ISBAR程序交接。

        医生书面交班（需含以下患者但不限于此范围）：术后当天、危重患者、特殊操作、过敏反应、Ⅲ类和Ⅳ类术前当天患者。

    4.2　护理交班内容见护理交班作业标准。

5. 转科记录必须按以下要求书写。转科后，转入科室医生应在本班次内重新评估患者，重新开出医嘱。

    5.1　转出记录

        5.1.1　由转出科室医生在患者转出科室前书写完成（紧急情况除外）。

        5.1.2　转出记录内容：

            a　患者一般情况（姓名、性别、年龄，因何主诉于何时入院）。

            b　入院情况（入院时阳性病史、查体及重要辅助检查结果）。

            c　入院诊断。

            d　目前情况。

            e　目前诊断。

            f　转科的目的和注意事项。

            g　记录时间及签名。

    5.2　转入记录

        5.2.1　转入记录由转入科室医生于患者转入后在本班内（不超过24小时）完成。

        5.2.2　转入记录内容：

            a　患者一般情况（姓名、性别、年龄，因何主诉于何时入院，因何原因于何时转入本科）。

            b　入院情况（入院时阳性病史、查体及重要辅助检查结果）。

            c　入院诊断。

            d　目前情况。

            e　目前诊断。

            f　转入诊疗计划：诊疗计划、护理评估、宣教计划、治疗目标及出院计划（医疗需求、家庭支持系统、资源需求及特殊教育需求）。

            g　记录时间及签名。

6. 会诊记录要求和内容如下。

    6.1　会诊时间及要求：

        6.1.1　会诊记录应另页书写。

        6.1.2　常规会诊应当由会诊医生在会诊申请发出后48小时内完成，并及时完成会诊记录。

6.1.3　急会诊时,会诊医生应当在会诊申请发出后10分钟内到场,并在会诊结束后即刻完成会诊记录。

6.1.4　申请会诊的医生应在病程记录中记录会诊意见执行情况。

6.2　会诊记录内容:包括申请会诊记录和会诊意见记录。

6.2.1　申请会诊记录应当简要说明患者病情及诊疗情况、申请会诊的理由和目的,并需由申请会诊的医生签名等。

6.2.2　会诊意见记录包含会诊医生所在的科别或者医疗机构名称、会诊时间及会诊医生签名等。申请会诊医生应在病程记录中记录会诊意见执行情况。

7. 当患者发生病情变化时,医护人员须于病历中详实记录并签名。

8. 特殊或侵入性检查、治疗交班见全院交班制度。

9. 当患者转科时,护士须填写转科护理记录单,并与对方护士进行交班。

10. 当患者转院时,应给患者或家属提供出院(转院)记录。

11. 当患者出院时,应给患者或家属提供出院记录。

七、表单附件

1. 附　件

1.1　宁波市第四医院患者转送运送等级单(成人版)。

1.2　宁波市第四医院患者转送运送等级单(儿科版)。

1.3　交班制度。

1.4　宁波市第四医院出院记录。

1.5　宁波市第四医院出院(转院)记录。

八、审　核

部　门		核准主管	核准日期
主　办	医务科	科　长:	
		院　长:	
协　办	门诊办公室	主　任:	

标准 ACC.3.1

标准 ACC.3.1 在患者治疗的各个阶段,始终有一名具有资质的人员负责患者的医疗服务。

标准解读 为了保证患者在整个住院过程中治疗的连续性,医院必须明确规定谁对患者治疗的协调和连贯性或治疗的某个特定阶段负全部责任——他/她可以是医生或其他有资格的人员。该负责人应根据治疗计划在病历中记录相关病情。在整个住院期间,指定医务人员负责监管整个治疗过程,有助于保证服务的连贯性、协调性,提高患者满意度,改善医疗质量及治疗效果,尤其是某些疑难杂症患者或医院规定的其他情况。该指定人员需要与其他医护人员进行协调与沟通。此外,医院制度必须规定,当指定人员外出休假、节假日或其他情况时,负责患者诊疗的责任从一个人转移到另一个人的流程。制度明确规定,确定相关会诊医生、值班医生、医生临时代理人及其他相关人员,他们如何承担职责及记录他们参与情况。

当患者从治疗的一个阶段转入另一个阶段时,负责患者治疗的人员也许会改变,或仍由同一个人员负责治疗的所有方面。

参考文件:《主诊医生负责制度》

类　别	全院制度-临床管理		编　　号	B-1-16
名　称	主诊医生负责制度		生效日期	20××-××-××
制定单位	×××　责任人	×××	修订日期	20××-××-××
定期更新	每一年　总页码	×	版　　本	第×版

一、目 的

为使患者医疗照护的重要信息(包括患者病情及诊疗情况)正确交接传递给相关照护人员,以确保患者安全及提供有效的连续性医护照顾,特制定本制度。

二、范　围

适用范围:患者在进入本院接受照护后,直到转院或出院为止,期间如遇患者转换照护单位或病情改变,均适用本制度。

三、定　义

主诊医生负责制:由一个主诊医生带领若干名主治或住院医生组成一个治疗组,全面负责并实施患者的接诊、住院、诊疗操作(包括手术等)及出院随访等工作的一种医疗管理模式。

四、权　责

责任科室:医务科。

五、参考文献

1. 评鉴条文
   1.1 《JCI医院评审标准》(第5版),ACC.3.1.
   1.2 《三级综合医院评审标准实施细则》(2011版)第四章"医疗质量安全管理与持续改进"(五、住院诊疗管理与持续改进)4.5.3.1。

六、政　策

1. 在本院住院的患者都有一位医生担任该患者的诊疗组组长。诊疗组组长全面负责该患者的医疗工作;患者来院复诊或再次入院,一般仍由前次就诊或住院的诊疗组组长诊治。
2. 各诊疗组组长必须在科主任领导下工作,如有重大、疑难疾病或需要全院会诊等,必须向科主任汇报。
3. 在诊疗工作中,若护士/其他专业人员发现患者病情变化、对医嘱/治疗有疑问、与医院制度或其他医生医嘱/治疗有冲突时,一般按住院医生、主治医生、诊疗组组长及科主任的顺序逐级联系医生;如情况较急,患者生命体征发生变化,则直接联系主治医生或诊疗组组长。医生评估患者后在病历中记录患者病情、采取的措施及日期、时间。
4. 诊疗组组长负责经管患者的医疗病历完成的完整性、正确性和及时性。
5. 医生根据医疗权限,对患者施行各种手术和其他诊疗操作。
6. 在下述情况下,可更换诊疗组,原诊疗组应在病历中注明,并完成交班记录,同时上报该科主任。
   6.1 诊疗组组长因故暂时离开医院,将患者暂时委托给同科的其他诊疗组组长。
   6.2 主诊医生工作调整,将患者转诊给同科的其他主诊医生。
   6.3 患者病情需要,进行跨科或同科间诊疗组组长更换。

七、审　核

部门		核准主管	核准日期
主办	医务科	科长:	
		院长:	

标准　ACC.4

标准　ACC.4　医院制定相关制度,以便根据患者的健康状况和对连续性医疗或服务的需求,安排患者转诊或出院。

标准解读　医生根据患者的健康状况和继续治疗的需求,决定是否将患者转到能提供相关服务的院外机构医务人员、其他服务场所或出院回家。患者的主管医生必须根据制度和相关标准或指征来判断患者是否能出院或转诊。后续治疗需求可能是将患者转诊给相关卫生专业人员、康复治疗师或由家属给予家庭保健。医院需要一个制度以确保有合适的医务人员或院外资源来满足患者继续治疗的需求。该制度包括根据需要将患者转诊至所在地区以外的医疗机构就诊。如患者符合指征,应尽早对后续治疗做出计划。在制订出院计划的过程中,家属也应该参与其中。当医院允许患者离开医院一段时间时,例如回家过周末,必须有制度和程序来指导。

参考文件一:《出院制度》

	类　别	全院制度-临床管理	编　号	B-1-02
	名　称	出院制度	生效日期	20××-××-××
	制定单位	×××	责任人	×××	修订日期	20××-××-××
	定期更新	每一年	总页码	×	版　本	第×版

一、目　的

为规范本院住院患者出院程序,特制定此制度。

二、范　围

适用范围:财务科、护理部、医务部及各病区医护人员;本院的住院患者。

三、定　义

无。

四、权　责

责任科室:医务科。

五、参考文献

1. 评鉴条文
   - 1.1 《JCI医院评审标准》(第5版),ACC.4,ACC.4.3和ACC.4.3.2。
   - 1.2 《三级综合医院评审标准实施细则》(2011版)第二章"医院服务"(四、住院、转诊、转科服务流程管理)2.4.4.1。
   - 1.3 《三级综合医院评审标准实施细则》(2011版)第四章"医疗质量安全管理与持续改进"(四、住院诊疗管理与持续改进)4.4.6。

六、政　策

1. 患者入院后,主管医生和责任护士在评估患者需求的基础上,为患者尽早制订相应的出院计划,必要时让家属一起参与。
2. 主管医生在评估患者健康状况、治疗情况、家庭支持系统及当地卫生资源等基础上,按照各科的具体要求,决定患者出院、转当地医院或转家庭病房继续治疗,并开出医嘱。
3. 对于当天出院的患者,主管医生原则上在前一天开出院医嘱,并与责任护士协调出院过程,联系提供必需的服务,根据患者病情帮助其选择合适的交通工具。
4. 出院审核。接到出院医嘱信息通知后,在出院前一天或当日上午,病房护士与进出院办财务人员应对出院患者事先做好医嘱、财务等核对工作。做好复核记录、签名工作,输入出院标志,并交代出院带药的使用方法及注意事项,指导患者或家属带出院许可证及预交款收据前往进出院办公室办理相关手续。
5. 对须出院带药者,应在前一天下午完成出院医嘱,由护士在医生开出医嘱的当天下午领好出院带药。上述情况无变化者在出院当日查房后办理出院手续。病房护士应依结账单发给出院证、出院小结等记录,并清点收回病员住院期间所用的医院物品。
6. 各科室应合理安排出院患者办理出院手续的时间,以避免每天上午集中办理出院手续的高峰时段。出入院处应根据需要提供住院费用汇总明细清单,并采取预约办理出院手续等措施。
7. 自动出院。病情不宜出院而患方要求自动出院者,医生应加以劝阻,充分说明可能造成的不良后果。若说服无效,应报请科主任批准,由患方签署相关知情文件后办理出院手续。当患者拒绝签名时,病程录中写明情况,请在场的第三方证人签名并留下联系方式。

8. 主管医生与责任护士根据患者出院后治疗需要及患者/家属的知识水平,以简明易懂的方式提供适合患者需求的出院指导,如目前的治疗计划、随访的时间和次数、患者的自我保健及如何在紧急情况下获得医疗帮助。

9. 在患者离开医院前,主管医生应把已完成的出院小结交给患者/家属,另一份保存在病历中。出院小结应包含入院原因、重要发现和结论、所有诊断、接受的所有手术和操作、药物和其他治疗、出院时患者状况、出院带药及随访指导。

10. 出院结账办理时间:每天7:30—16:30。

七、表单附件

出院记录。

八、审　核

部　门		核准主管	核准日期
主　办	医务科	科　长:	
		院　长:	
协　办	护理部	主　任:	

参考文件二:《转院制度》

类　别	全院制度-临床管理		编　号	B-1-04
名　称	转院制度		生效日期	20××-××-××
制定单位	×××	责任人　×××	修订日期	20××-××-××
定期更新	每一年	总页码　×	版　本	第×版

一、目　的

规范转院程序,为患者提供合适医疗资源,体现连续性照护,特制定本制度。

二、范　围

适用范围:本院就诊患者。因本院专业、技术和设备条件限制,不能诊治的患者包括外院转入、门急诊及住院患者。

三、定　义

无。

四、权　责

责任科室:医务科。

五、参考文献

1. 评鉴条文

1.1 《JCI医院评审标准》(第5版),ACC.4和ACC.5.3。

1.2 《三级综合医院评审标准实施细则》(2011版)第二章"医院服务"(四、住院、转诊、转科服务流程管理)2.4.3.1。

六、政　策

1. 从外院转入

1.1 外院患者转入我院的标准

1.1.1 转出医院的主管医生与我院医务科联系,由医务科指定相应的专科医生/急诊科值班医生,双方经电话联系,共同评估后同意患者转运。

1.1.2 我院有空床和合适的人员为转入患者提供服务。

1.2 转入过程

1.2.1 专科医生/急诊科值班医生在接到外院要求转入的请求后:

a 判定转入的原因:①紧急医疗状况;②进一步专科治疗;③患者家属要求转院。

b 获得转入患者的基本信息:姓名、年龄、性别、转院的原因,转出医院主管医生姓名及联系方式,交费方式。

c 联系床位管理中心,安排床位。

d 如患者符合转入标准,则联系转出医院的医生,准备患者转运并告知转运时间。

1.2.2 转出医院应负责患者转运期间的安全。

1.2.3 在转院过程中发生病情不稳定的患者,须首先在急诊科得到治疗,待病情稳定后再送至相应病房治疗。

1.2.4 入院手续见《入院制度》。

2. 从本院转出

2.1 转出标准:

2.1.1 主管医生联系适合该患者治疗的接收医院和医生,该医生同意患者转入该院。

2.1.2 双方共同评估患者后,认为患者适合到该院治疗,并能被转运。

2.1.3 患者接收医院必须有床位和适合的人员为即将转入的患者提供相应的服务。

2.1.4 不得因患者年龄、性别、种族、信仰及经济能力而要求患者转院。

2.1.5 转院前,患者病情需稳定。

2.2 转出过程：

2.2.1 对于需要转院的患者,主管医生与患者/家属协商后,联系接收医院并登记。

2.2.2 由接收医院的医生来我院会诊患者或通过电话联系将患者的病情、所需服务告知对方。如患者符合转院标准,则同意将该患者转至该院,并写在病历记录中。

2.2.3 主管医生开出转院医嘱。

2.2.4 联系治安岗(内线电话8×××),通知120急救中心转运,转运费用由患者自负。

2.2.5 责任护士做好患者及患者随身物品的整理准备工作。

2.2.6 主管医生完成患者出院(转院)记录。出院(转院)记录包括患者病情、入院后患者所接受的治疗和操作、患者继续治疗的需求及转院的理由等,并交给患者/家属。

2.2.7 患者按规定办理转院手续。

2.3 转出医院负责患者转运期间的安全,并根据患者的病情,安排合适的医务人员对患者进行观察或监护。

2.4 在患者病历中做好转院记录(由120急救中心安排转运时间,并记录转运途中的病情变化)：

2.4.1 同意接收患者的医院及在转运单中有接收患者的医生的签名。

2.4.2 转院的原因。

2.4.3 在转运过程中,观察或监测患者的医务人员。

2.4.4 在转运过程中,患者病情是否改变。

2.4.5 其他任何与转运有关的特殊情况。

七、表单附件

1. 附件

1.1 宁波市120急救中心象山第一分中心转院记录单。

1.2 宁波市第四医院出院(转院)记录。

八、审 核

部 门		核准主管	核准日期
主 办	医务科	科 长：	
		院 长：	

参考文件三:《住院患者请假制度》

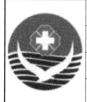

类　　别	全院制度-患者权利		编　　号	C-1-04
名　　称	住院患者请假制度		生效日期	20××-××-××
制定单位	×××	责任人　×××	修订日期	20××-××-××
定期更新	每一年	总页码　×	版　　本	第×版

一、目　的

为了规范住院患者请假外出程序,保障医疗安全,体现连续性照护,特制定此制度。

二、范　围

适用范围:本院所有住院患者;为住院患者服务的医护人员;医务部、医务科、护理部和质控办。

三、定　义

无。

四、权　责

责任科室:医务科。

五、参考文献

评鉴条文
《JCI医院评审标准》(第5版),ACC.4。

六、政　策

1. 对医务人员的要求

    1.1 原则上,不得同意住院患者请假外出。

    1.2 若住院患者因特殊情况确实需要离院外出时,当班主管医生(工作日白天为主治医生及以上医生;夜间、双休日及节假日为值班医生及医疗组组长)须评估病情并做出是否准予请假的决定。对病情许可请假离院的患者,当班医生应向患者及其委托代理人详细告知患者目前的状况、离院后可能出现的病情变化及注意事项,留下患者有效的联系方式,并办理签字手续。

    1.3 当患者办理请假手续离院时,当班医生应认真做好病程记录,并将住院患者外出请假单保留于病历内。

    1.4 患者逾期不归,当班医生须主动联系患者或其委托代理人督促患者及时返回医院。联系后仍未归的患者,按《自动出院制度》执行。

    1.5 若遇特殊情况,科内无法解决的,当班主管医生应及时向医务科或行政总值班室报告。

2. 对住院患者的要求

2.1 患者在住院期间未经医院同意,不应随意离院。

2.2 若住院患者因特殊情况确实需要离院外出时,须向当班主管医生(工作日白天为主治医生及以上医生;夜间、双休日及节假日为值班医生及医疗组组长)请假,征得同意后,填写住院患者外出请假单,留下有效的联系方式,由患者或其委托代理人共同签名后方可离院。

2.3 请假外出患者应严格遵守请假时间规定,12小时内需返回医院。

2.4 患者在离院期间应注意安全。如果出现病情变化,应及时返院诊治。

2.5 患者在离院期间若出现病情变化或发生意外情况,医院对此不承担任何责任。

2.6 未成年患者住院请假需由其法定代理人签字,并陪同离院。

2.7 患者在离院期间需有他人陪护;请假时,陪护人员需签字。

2.8 患者需执行完医嘱方可请假离院。注射药物及口服药物均需在病区执行。

七、表单附件

××医院住院患者外出请假单。

八、审　核

部　门		核准主管	核准日期
主　办	医务科	科　长:	
		院　长:	
协　办	护理部	主　任:	

标准　ACC.4.3.2

标准　ACC.4.3.2　住院患者的病历包含出院小结。

标准解读　在患者出院时,医院对患者整个住院治疗情况做一个小结。出院小结须由具有资质的人员来完成。

应向负责患者实施连续治疗或随访的医务人员提供一份出院小结。如果不知道负责患者连续医疗或随访医疗的医务人员的相关信息,应向患者提供一份出院小结。根据医院规定或符合法律和文化的要求,向患者提供一份出院小结。出院小结应在规定时间内完成,并放在患者病历中。

标准 ACC.4.4

标准 ACC.4.4 要求在需要复杂医疗或有复杂诊断的门诊患者病历中包含一个门诊小结,并可供为此患者提供后续医疗服务的医务人员查阅参考。

标准解读 当医院为有复杂诊断和(或)需要复杂医疗的门诊患者提供持续的医疗服务时,会产生多个诊断、使用多种药物及多个病情变化记录和体检结果。获得关于门诊患者现有医疗服务的信息,对进一步为患者提供医疗服务具有非常重要的意义。

向医疗专业人员提供的信息应包括:确定接受复杂医疗和(或)有复杂诊断的患者的类型(例如,有多种并发症、在心脏门诊就诊的患者,或者有终末期肾功能衰竭的患者);确定给患者治疗的临床医生需要的信息;判断哪些流程将被使用;确保使用简便、快速的检索和查阅的格式,为临床医生提供所需的医疗信息以及评估实施结果,确保信息和流程能够满足临床医生的需求,改善门诊医疗服务的质量和安全性。

参考文件:《门诊复杂小结制度》

类　别	全院制度-临床管理		编　号	B-1-71
名　称	门诊复杂小结制度		生效日期	20××-××-××
制定单位	×××	责任人　×××	修订日期	20××-××-××
定期更新	每一年	总页码　×	版　本	第×版

一、目　的

对有复杂诊断和(或)需要复杂医疗而接受持续诊疗服务的门诊患者,定期总结其门诊就诊信息,有利于患者诊疗的连续性与合理性。

二、范　围

适用范围:符合门诊复杂诊断的患者或接受复杂照护的病患类型。

三、定　义

小结门诊病历时间:从患者符合复杂诊断或接受复杂治疗的首次门诊时间起3个月一次主责医生书写门诊诊治阶段性小结。

四、权　责

责任科室:门诊办公室。

五、参考文献

1. 评鉴条文
   1.1 《JCI医院评审标准》(第5版),ACC.4.4
   1.2 《三级综合医院评审标准实施细则》(2011版)第七章"日常统计学评价"(二、住院患者医疗质量与安全监测指标)。

六、政　策

1. 门诊复杂治疗和(或)复杂诊断的患者范围包括以下几类。
   1.1　心功能不全患者,疾病编码为ICD10:I50.901-905。
   1.2　慢性肾脏病5期,疾病编码为ICD10:N18.001。
   1.3　糖尿病伴多个并发症,疾病编码为ICD10:E11.700。
   1.4　恶性肿瘤维持性化学治疗,疾病编码为ICD10:Z51.103。
2. 门诊复杂小结内容包括以下几个方面。
   2.1　重要诊断。
   2.2　药物过敏情况。
   2.3　既往所做的手术。
   2.4　既往住院史。
   2.5　目前用药情况。
   2.6　医疗需求、评估与处理。
3. 门诊复杂小结要求如下。
   3.1　时间要求:对门诊复杂治疗和(或)复杂诊断的患者类型,要求每3个月进行一次小结。
   3.2　就诊次数要求:3个月内就诊次数大于等于3次。
4. 符合上述复杂诊断的门诊患者,病历系统每3个月自动提示接诊医生书写门诊阶段小结。
5. 使用流程确保门诊患者病史总结易于检索和审核;有流程评估是否满足临床医生需求及改进门诊患者就诊质量和安全。
   5.1　患者凭其唯一的编号就诊,通过门诊电子病历系统可以查阅其所有就诊信息。
   5.2　门诊阶段小结随门诊病历存于医院电子病历中。

七、教育训练

对象	具体做法
门诊医生	医务科负责培训门诊复杂小结病种的类型及小结内容、书写程序及查阅方法

八、质量管理

控制重点/指标	衡量、验证、监测、改善
门诊复杂小结过程执行完整率指标	分子:门诊复杂小结个案记录完整数 分母:门诊复杂小结个案查核总数

九、审核

部门		核准主管	核准日期
主办	门诊办公室	主任:	
		院长:	
协办	医务科	主任:	

标准　ACC.5.3

标准　ACC.5.3　应将转院过程记录在患者病历中。

标准解读　转至其他医疗机构的每位患者的病历中应包含转院记录。转院记录应包括同意接收患者的医疗机构的名称和患者个人姓名、转院原因、转院时任何特殊情况(如接收的医疗机构何时可提供床位或患者病情)。同时,也应记录转运过程中患者病情的变化(如患者死亡或需要复苏抢救)。医院制度中所要求的其他内容(如接收护士或医生的签名、在转院过程中监护患者的员工的姓名)都应包含在病历中。

标准　ACC.6

标准　ACC.6　无论是住院患者还是门诊患者,其转诊、转院或出院程序都应包含关于满足患者的交通需求的计划。

标准解读　医院制定的患者转诊、转院或出院程序均应考虑到患者对交通工具的需求。如从养老机构或康复中心到急诊室需要门诊服务或评估的患者,可能是通过救护车或其他医疗车辆送到医院,接受完医疗服务后,患者可能需要医院协助安排车辆返回家里或其他机构。还有一些情况,患者自己开车到医院接受治疗,治疗结束后无法开车回家(如眼部手术及需要术后休息的手术等)。医院有责任评估患者的交通需求并确保患者安全往返。根据医院制度和当地法律法规来确定医院是否需要承担交通费用。

交通工具多种多样,可以是医院或家属指定机构所有的救护车或其他车辆,也可以是家属和(或)朋友提供的交通工具。交通工具的选择取决于患者的病情和状况。如果交通车辆属医院所有,那么车辆的驾驶、车况及保养均应根据相关的法律法规来执行。医院应辨别存在传染风险的交通情况,并实施相应策略来降低传染风险。根据转院患者的类型决定车辆应配置哪些药物以及所需的其他医疗用品。例如,把老年患者从门诊送回家中和把一位有传染性疾病或烧伤的患者送往另一家医院是有很大不同的。

如果医院与第三方签约,将交通服务外包,那么医院必须确认承包商符合类似的保障患者和车辆安全的标准。当交通服务由国家卫生和计划生育委员会(简称国家卫计委)、保险机构或其他不受医院控制或监督的实体提供,医院应向相关负责部门报告质量和安全问题,提供有价值的反馈信息,有助于他们做出与患者转运相关的高质量的决定。在任何情况下,医院都应评估交通服务的质量和安全性,其中包括针对提供或安排的交通的投诉进行接收、评估和响应。

参考文件:《医疗运输制度》

类　　别	全院制度-临床管理		编　　号	B-1-72
名　　称	医疗运输制度		生效日期	20××-××-××
制定单位	×××	责任人　×××	修订日期	20××-××-××
定期更新	每一年	总页码　　×	版　　本	第×版

一、目　的

为满足本院患者转院、返家交通的需求,方便有需求患者的安全转运,特制定本制度。

二、范　围

适用范围:本院就诊的门诊、急诊、住院患者,在转院或返家时的车辆需求(对符合120转运条件的患者,以120车辆运送;对其他如门诊手术后视力障碍、肢体障碍的患者,提供返家需车辆服务机制)。

三、定　义

无。

四、权　责

责任科室:医务科。

五、参考文献

1. 法律法规
《浙江省院前医疗急救救护车管理办法》浙政办发〔2011〕47号,2011年7月1日起实施。
2. 评鉴条文
《JCI医院评审标准》(第5版),ACC.6。

六、政　策

1. 本院根据国家法规提供120救护车运送服务。
   1.1　120车辆由120急救中心设置,分中心指挥点统一调度。
   1.2　急救送我院的患者,120救护车医生事先通知我院急诊分诊人员(657×××××),简单汇报患者病情,以便我院急诊科医务人员做好相应准备。患者到达急诊后,医务人员应在"120院前急救单"上签名并做好交接。

1.3　当患者因疾病需要必须由120急救车护送转诊时,主管医生与患者/家属协商后,医护人员向120指挥中心提出申请,本院做好转院前准备(书写出院小结、转诊原因等)。与转诊单位接诊医生联系转院事宜。与120医生做好病情交接并签名,120医生在120急救中心转运记录单上记录患者途中的病情变化;到达转诊单位后,120医生与转诊单位医生交接签名。120急救中心转运记录单一式三份,一份留120急救中心,一份带回本院放病历中,一份留转诊医院。

1.4　医务科指定人员对120急救车定期(每月)就车辆设备、车辆车况及车内药品进行督查,并向120主管单位进行反馈。

2. 除120运送服务外,到本院就诊的门诊、急诊、住院患者,返家时有车辆需求的,根据患者情况,由门诊手术室护士、门诊相关分诊护士、急诊护士或住院病区责任护士帮助患者联系当地出租车公司,电话134×××××××,满足患者返家时的车辆需求。

七、表单附件

1. 附　件

1.1　浙江省院前医疗急救救护车管理办法。

1.2　救护车医疗设备及药品装备标准。

1.3　120急救中心转院记录单。

八、审　核

部　门		核准主管	核准日期
主　办	医务科	主　任:	
		院　长:	

第五章　患者及家属的权利(PFR)

患者及家属的权利(PFR)文件

标　准		英文 (是/否)	文件名称
PFR.1	医院负责制定相应制度,保障患者和家属在接受医疗服务期间的权利	否	患者的权利与义务
PFR.1.3	尊重患者对医疗信息和隐私保密的权利	否	患者隐私保护与信息保密制度
PFR.2	医院应保障患者及家属参与医疗过程的权利	否	病情告知制度
PFR.2.2	医院应告知患者及其家属拒绝或终止治疗、拒绝复苏服务、放弃或停止维持生命治疗的权利和责任	否	尊重家属及被委托人放弃心肺复苏或生命支持治疗的规定
PFR.3	医院应告知患者及其家属本院在处理投诉、纠纷和针对患者医疗的不同意见的流程,以及患者参与这些流程的权利	否	患者投诉管理制度
PFR.5.1	按照医院规定的制度,由受过培训的医务人员用患者/委托人可以理解的方式和语言获得患者/委托人的知情同意	是	患者知情同意制度
PFR.5.2	在手术、麻醉、输血、使用血制品以及其他高危治疗和操作前,要获得患者/委托人的知情同意	否	
PFR.6.1	医院负责监督患者捐献器官和组织	否	人体器官、组织捐赠管理制度

标准　PFR.1

标准　PFR.1　医院负责制定相应制度,保障患者和家属在接受医疗服务期间的权利。

标准解读　医院应尊重患者(在某些情况下也包括患者家属)的权利,患者(或其家属)有权利决定应当向家属或其他人提供何种与医疗服务相关的信息,以及在何种情况下可以将这些信息提供给患者家属或其他人。患者及家属的权利是医院、员工和患者及家属之间所有联系的基本要素。

参考文件:《患者的权利与义务》

类　　别	全院制度-患者权利		编　　号	C-1-01
名　　称	患者的权利与义务		生效日期	20××-××-××
制定单位	×××	责任人　×××	修订日期	20××-××-××
定期更新	每一年	总页码　×	版　　本	第×版

一、目　的

对医院全体员工维护患者及家属权利给予系统规定,使患者和家属明确了解自己的权利以及如何行使这些权利,教育员工认识和主动维护患者及家属的权利。

二、范　围

适用范围:所有来院就诊的患者。

三、定　义

1. 患者的权利:患者就诊期间应当享有的合法、合理的权利与利益。
2. 患者的义务:患者应尽的责任。

四、权　责

责任科室:医务部。

五、参考文献

1. 法律法规

1.1 《中华人民共和国执业医师法》,主席令9届第5号,1999年5月1日起实施。

1.2 《中华人民共和国侵权责任法》,主席令11届第21号,2010年7月1日起实施。

1.3 《中华人民共和国民法通则》,主席令11届第18号,2009年8月27日修正实施。

1.4 《中华人民共和国宪法》,第十届全国人民代表大会第二次会议通过,2004年3月14日修正实施。

2. 评鉴条文

2.1 《JCI医院评审标准》(第5版),PFR.1。

2.2 《三级综合医院评审标准实施细则》(2011版),第二章"医院服务"(六、患者的合法权益)。

六、政　策

1. 根据《中华人民共和国宪法》《中华人民共和国民法通则》《中华人民共和国侵权责任法》《医疗事故处理条例》以及卫生部的一些部门规章、医疗操作规范等有关规定,患者的权利主要包括如下。

1.1 生命健康权。

1.2 人格权(隐私权、姓名权、肖像权和名誉权)。

1.3 财产权。

1.4 公平医疗权。

1.5 自主就医权(包括选择医疗机构和医护人员)。

1.6 知情与同意权。

1.7 医疗文件的查阅权、复印权。

1.8 监督权。

1.9 索赔权。

1.10 请求回避权。

2. 患者在接受医疗服务过程中应当遵守和履行如下义务。

2.1 遵守医疗的各项规章制度,接受医院的相应管理。

2.2 尊重医务人员的人格及工作。

2.3 积极配合医疗服务,严格遵照医嘱进行治疗。

2.4 接受强制治疗义务。

2.5 交纳医疗费用的义务。

2.6 防止扩大损害结果发生的义务。

3. 具体实施内容如下。

3.1 患者的权利如下。

3.1.1 得到周到、舒适和优质的医疗、护理服务的权利,无论种族、性别、国籍、宗教、婚姻状况和教育程度,得到平等一致的服务。

3.1.2 有参与医疗护理过程的权利。在麻醉、手术、输血或使用血制品及进行其他高风险的治疗前,有知情同意的权利。有权参与疼痛评估及处理。

3.1.3 要求个人隐私得到尊重。医院在进行病例讨论、会诊、检查和治疗时要满足患者合理的隐私需求,如病房内使用床帘。与患者治疗无直接关系者,必须取得患者同意方可在场。

3.1.4 要求对个人以及与治疗有关的所有内容及记录等信息保密,与治疗无关的人员在使用病历前需得到医务科同意。

3.1.5 尊重患者的个人价值观及宗教信仰。

3.1.6 参与治疗过程中发生的伦理道德问题的讨论,包括终止抢救和停止生命支持治疗的选择等。有权接受或拒绝治疗,并有对拒绝治疗所造成后果的知情权。

3.1.7 有权得到医疗费用的解释和说明。

3.1.8 有寻求第二方意见的权利。

3.1.9 有投诉权。如果对我院的服务有意见和建议,请拨打投诉接待电话。正常上班时间:0574-657××××;非上班时间:1378007××××,或把书面材料放入投诉箱。

3.2 患者的义务如下。

3.2.1 遵守医院规章制度,不得侵犯医院员工和其他患者的权利。

3.2.2 提供个人准确信息,包括身份证和医疗保险证件。

3.2.3 提供真实、准确、全面的健康信息,包括个人和家庭信息、现有疾病和既往疾病史等。及时向医务人员告知健康变化状况。提供可随时联系的24小时开机的家属电话号码。

3.2.4 配合主管医生、护士及其他相关医务人员的治疗护理计划和指导,若拒绝治疗或不遵从医嘱时,应履行签字义务,自行承担其后果。

3.2.5 了解自身疾病、治疗、预后及出院后保健事项。如果不明了,应向主管医生询问。

3.2.6 配合医院实习生和见习生的教学工作,但患者有权利拒绝任何与治疗无关的检验、测试等相关活动。患者的拒绝,并不会影响到本院医务人员对患者的服务态度及所提供的医疗质量。

3.2.7 如果存在语言障碍,要告知有关工作人员以取得帮助。

3.2.8 爱护医院设施和仪器。

3.2.9 履行付费义务,按医院有关规定交款。

3.2.10 只带住院必需的个人用品和衣服,不带贵重物品(医院不负责保管)。

4. 医院所有员工都有责任让患者了解其权利和义务。

4.1 《患者的权利和义务》应张贴在各病区、住院大厅、门诊大厅等显眼、适当的位置,以方便患者阅读。

4.2　患者入院时阅读《入院须知》,由责任护士向患者解释《患者的权利和义务》,让患者签名后保存在病历中。

5. 医院为员工提供岗前培训和年度培训,以利于员工明确在保护患者和家属权利方面的职责和角色。

七、审　核

部　门		核准主管	核准日期
主　办	医务部	主　任:	
		院　长:	
协　办	护理部	主　任:	

标准　PFR.1.3

标准　PFR.1.3　尊重患者对医疗信息和隐私保密的权利。

标准解读　患者的隐私十分重要,特别是在临床问诊、检查、手术/治疗以及转移期间。医务人员在为患者提供医疗和服务时,应向患者询问有关医疗或服务的隐私需求和期望。医务人员应尊重患者的隐私和机密,不得将患者的机密信息张贴在病房门上或护理站,不得在公共场所讨论有关患者的事情。员工应了解有关信息机密性的法律法规,并告知患者医院将如何尊重其隐私和信息的机密性。

参考文件:《患者隐私保护与信息保密制度》

	类　　别	全院制度-患者权利	编　　号	C-1-09
	名　　称	患者隐私保护与信息保密制度	生效日期	20××-××-××
	制定单位	×××　责任人　×××	修定日期	20××-××-××
	定期更新	每一年　总页码　×	版　本	第×版

一、目　的

因患者在院期间的诊疗活动及健康信息的采集可能涉及患者的隐私,为依法尊重和保护患者的隐私和秘密,特制定该制度。

二、范　围

适用范围:全院所有病患(包括住院及门诊患者)。

三、定　义

患者隐私:包括患者不愿意让他人知道的个人信息、可造成患者精神伤害的疾病、病理生理上的缺陷、有损个人名誉的疾病、身体的隐蔽部位及患者不愿让他人知道的隐情等。

四、权　责

责任科室:医务部。

五、参考文献

1. 法律法规
   1.1 《中华人民共和国侵权责任法》,主席令11届第21号,2010年7月1日起实施。
   1.2 《医疗机构病历管理规定》,国卫医发〔2013〕31号,2014年1月1日起施行。
2. 评鉴条文
   2.1 《JCI医院评审标准》(第5版),PFR.1.3。
   2.2 《三级综合医院评审标准实施细则》(2011版),第二章"医院服务"(六、患者的合法权益)2.6.5。

六、政　策

1. 医务人员应了解并尊重患者在治疗期间对隐私的期望和需求,并在对患者临床诊视、检查、操作/治疗和转运全过程中予以贯彻落实,医患之间达成良好的信任和沟通关系。
2. 医务人员应了解患者的民族、信仰、风俗、习惯、忌语,使其在不违反医疗、护理规定的原则下得到尊重。
3. 未经患者本人或家属同意,不得私自向他人公开患者个人资料、病史、病程及诊疗过程资料。
4. 工作人员要注意言谈中不得擅自议论患者及家属的隐私。
5. 医务人员在电子病历共享过程中,不得随意查阅、复制与诊疗过程无关的患者资料。
6. 为临床、医技人员创建信息系统登录账号时应设置与其身份相符的权限,并告知其保管好密码。账号一旦创建,账号申请人即对该账号在信息系统中的操作负完全责任。
7. 各科室工作人员对所使用的信息系统、工作站、办公计算机及其他贮存患者信息、资料的载体负完全责任,应妥善保管存储载体及系统登录密码。凡因保管不善造成患者隐私泄露的,医院有权根据情节做出相应的处罚决定。情节严重的,报送公安及司法机关处理。
8. 保护信息系统数据的原始性、完整性,未经授权复制、修改信息系统数据及资料,或利用技术手段非法获取患者资料的行为,医院将从重处罚。情节严重的,报送公安及司法机关处理。
9. 未经授权不得擅自查阅患者的病历,如因科研、教学需要查阅病历的,需经医务科同意,阅后应立即归还。
10. 患者提出的保密信息如有违国家法律规定,或者对患者健康恢复不利,或有违他人健康,则应向患者说明保密的不利影响,并按国家有关法律、法规处理。

七、审　核

部　门		核准主管	核准日期
主　办	医务部	主　任：	
		院　长：	

标准　PFR.2

标准　PFR.2　医院应保障患者及家属参与医疗过程的权利。

标准解读　患者及家属应参与医疗过程,如参与医疗决策、咨询医疗问题、要求提供其他医疗意见,甚至可拒绝诊断程序和治疗。当患者要求提供其他医疗意见时,医院不应禁止、干预或阻止患者寻求其他医疗意见,而是应向患者提供关于其病情的信息,例如化验结果、诊断结果、治疗建议等,以促使其他医疗意见的提出。如果患者要求提供相关信息以获得其他医疗意见,医院不得拒绝提供这些信息。制度规定,患者有权在医院内外寻求其他医疗意见,而无须担心被迫接受其目前的治疗。医院支持并促进患者及家属参与医疗流程的各个方面。所有员工都应接受相关培训,知晓并履行自己的职责。

参考文件:《病情告知制度》

	类　别	全院制度-患者权利	编　号	C-1-07
	名　称	病情告知制度	生效日期	20××-××-××
	制定单位	×××　责任人　×××	修定日期	20××-××-××
	定期更新	每一年　总页码　×	版　本	第×版

一、目的

1. 医院支持患者和家属参与医疗过程,并告知患者有关医疗服务和治疗的所有信息。患者和家属能获得充分的有关疾病、治疗方案和提供治疗的医务人员信息,以便他们做出治疗决策。

　　1.1　医院有责任告知患者或家属与患者病情相关的所有信息,患者有权利知晓有关疾病、治疗方案以及提供治疗的医务人员信息。

　　1.2　患者或家属通过询问、要求或拒绝等形式参与医疗过程,医院须给予充分尊重和支持,尤其是患者欲寻求第二治疗意见时,并不影响其目前的治疗。

    1.3　患者或家属获知必要的信息是为了更好地做出决策。

二、范　围

适用范围：全院所有患者，始于患者到院时，终于患者离院。

三、定　义

第二意见(Second opinion)：患者或家属为正确做出医疗决策向主管医生以外的院内其他医生或院外专家咨询疾病或治疗信息。

四、权　责

责任科室：医务部。

相关人员权责如下。

部门/人员	职　责
人力资源部	负责提供和维护医院网站上医务人员信息
信息科	负责提供和维护门诊和住院部公告里医务人员信息
临床、医技人员	负责告知患者或家属与患者疾病和诊疗相关的必要信息，并为患者寻求第二意见提供咨询

五、参考文献

1. 法律法规
    1.1 《中华人民共和国侵权责任法》，主席令11届第21号，2010年7月1日起实施。
    1.2 《宁波市医疗纠纷预防与处置条例》，浙江省第十一届人代会常务委员会第29次会议批准，2012年3月1日起实施。
2. 评鉴条文
    2.1 《JCI医院评审标准》(第5版)，PFR.2。
    2.2 《三级综合医院评审标准实施细则》(2011版)，第二章"医院服务"(六、患者的合法权益)2.6.1、2.6.2。

六、政　策

1. 医院支持和鼓励患者或家属积极参与医疗过程，充分尊重患者或家属的决策。
2. 医院为患者寻求院内或院外其他专业人员治疗意见(第二意见)提供便利，而患者无须担心影响目前治疗。
3. 医院告知患者或家属有关患者的病情和任何明确的诊断治疗计划、治疗的期望结果、任何不可预测的治疗结果。
4. 医院告知患者或家属关于知情同意的事项，如何时获得知情同意以及知情同意的流程。

5. 患者或家属为做出医疗决策需要知晓充分的信息,医院要适时告知以下内容:患者状况、拟定的治疗计划、治疗人员的姓名、潜在的利弊、可能的替代方案、成功的概率、预后的可能问题以及不治疗的可能后果等信息。

6. 医院将向患者或家属解释病情的相关文书载入病历。

7. 医院积极提供医务人员的必要信息以便患者或家属做出医疗决策参考。

8. 医院告知患者或家属,在他们希望的范围内其具有参与医疗决策的权利。

9. 医院的实习、进修学生在服务患者前要告知患者或家属,并征得其或家属同意后方可进行。

10. 对特殊人群,如不能完全行使民事行为能力的昏迷患者、精神病发作期的患者、痴呆的患者、未成年人、残疾人等,由符合相关法律规定的人员代为行使知情同意权。

11. 所有员工须接受相关制度和流程的培训,明确在支持患者参与医疗过程中应承担的责任。

12. 特殊疾病(如艾滋病)的告知方式应遵照国家和地方政府法律法规执行。

七、表单附件

1. 表　单
    1.1　重要评估后告知。
    1.2　患者参与治疗决策明细表。

2. 附　件
    24小时内诊疗知情告知同意谈话。

八、审　核

	部　门	核准主管	核准日期
主　办	医务部	主　任:	
		院　长:	
协　办	护理部	主　任:	

标准　PFR.2.2

标准　PFR.2.2　医院应告知患者及其家属拒绝或终止治疗、拒绝复苏服务、放弃或停止维持生命治疗的权利和责任。

标准解读　患者或代表患者做决定的人员在患者的医疗或治疗开始后,可以决定不继续进行计划的医疗或治疗,或决定继续医疗或治疗。为确保执行患者意愿的决策流程能连贯一致地得以实施,医院要通过一个有许多专业人员参与、听取各方意见的流程来制定相应的政策和程序。这些政策和程序要明确各种义务和责任,以及如何将相关流程记入患者的病历。医院应告知患者及家属做出这些决定的权利、这些决定的潜在结果,以及医院关于这些决定的权利和责任。患者及家属要知晓有无其他医疗和治疗替代方案。

参考文件:《尊重家属或被委托人放弃心肺复苏或生命支持治疗的规定》

类　别	全院制度-患者权利	编　号	C-1-06
名　称	尊重家属或被委托人放弃心肺复苏或生命支持治疗的规定	生效日期	20××-××-××
制定单位 ×××	责任人 ×××	修订日期	20××-××-××
定期更新 每一年	总页码 ×	版　本	第×版

一、目　的

根据《JCI医院评审标准》(第5版)评审要求,落实患者权利要求,医护人员不得将自己的价值观和信仰强加给患者,也不能评判患者价值观和信仰的是非。在某些特殊情况下,出于某些特殊的原因,有些患者和家属要求终止治疗、撤销对患者的生命支持、放弃临终前的心肺复苏,要尊重患者的权利,医疗机构履行告知义务,各临床科室遵守执行。

二、范　围

适用范围:来院就诊的所有患者及家属。

三、定　义

1. 心肺复苏(CPR):亦称基本生命支持(Basic Life Support,BLS),是针对由于各种原因导致的心搏呼吸骤停,在4～6分钟内所必须采取的急救措施之一。目的在于尽快挽救脑细胞,避免其在缺氧状态下坏死(四分钟以上即开始造成脑损伤,十分钟以上即造成脑部不可逆的伤害),因此施救时机越快越好。

2. 高级生命支持(Advanced Life Support, ACLS):为心肺复苏的第二阶段,有经验的医护人员参与此时的抢救工作,并且有明确的分工,协调处理呼吸、胸外心脏按压、辅助药物应用、输液、监护及必要的记录等工作。在基本生命支持(BLS)的基础上继续行BLS的同时,应用辅助设备和特殊技术(如心电监护、除颤器、人工呼吸器和药物等),将能建立与维持更有效的通气和血液循环。

3. ACLS包括:①BLS;②用附属器械和特殊技术建立和维持有效的通气和血液循环;③心电监测;④建立和维持静脉通路;⑤尽快明确心搏骤停或呼吸停止患者的致病原因并对症治疗。

四、权　责

责任科室:医务部。

五、参考文献

评鉴条文
《JCI医院评审标准》(第5版),PFR.2.2。

六、政　策

1. 在抢救危重患者时,家属或被委托人提出放弃心肺复苏或生命支持治疗,主诊医生要及时向上级医生或科主任报告。

2. 医院以保护生命为宗旨。在家属提出放弃心肺复苏或生命支持治疗时,主诊医生要告知患者及家属行使该决定后可能出现的后果及所要承担的责任,使家属或决策人反复考虑清楚。

3. 在家属做出放弃患者心肺复苏或生命支持治疗决定后,需要家属或被委托人在《病危病重告知书》中"不实行心肺复苏"项签字和签署《患者/家属拒绝或放弃治疗/检查知情同意书》。他们也有权利随时改变放弃治疗的决定并签字确认。家属要将放弃治疗的决定或更改的决定及时告诉医生,家属或被委托人需再次在《病危病重告知书》中"实行心肺复苏"项签字。

4. 医院尊重家属或被委托人的最后决定,在得到家属或被委托人的签字后,主管医生按照《放弃抢救流程》办理患者自动出院手续,并将过程及实施情况记录在病历上。

七、流　程

放弃抢救工作流程图如下。

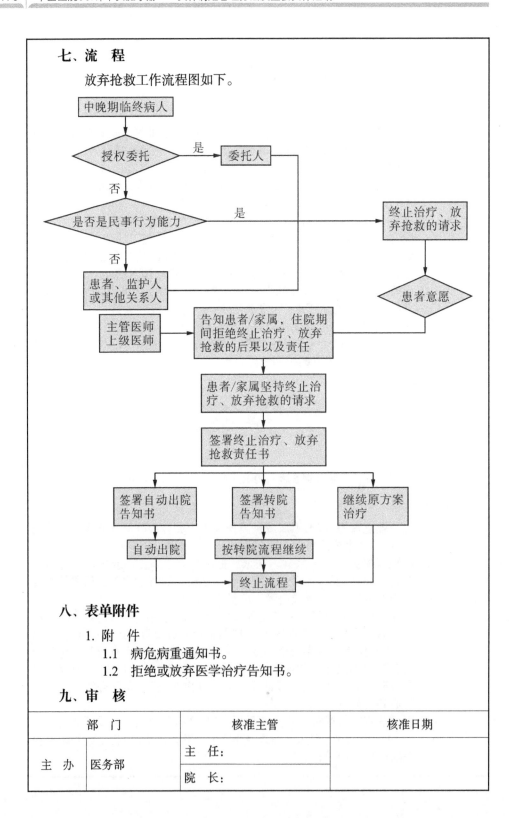

八、表单附件

　　1. 附　件

　　　　1.1　病危病重通知书。

　　　　1.2　拒绝或放弃医学治疗告知书。

九、审　核

部　门		核准主管	核准日期
主　办	医务部	主　任：	
		院　长：	

标准 PFR.3

标准 PFR.3 医院应告知患者及其家属本院在处理投诉、纠纷和针对患者医疗的不同意见的流程,以及患者参与这些流程的权利。

标准解读 患者有权对医疗服务进行投诉,并且如有可能,有权要求医院受理并解决这些投诉。医疗决策有时也会引发问题、纠纷以及其他难题,对医院和患者、家属及其他决策人造成困扰。这些问题可能产生于就医、治疗或出院等过程中。医院通过制定相应的流程,努力解决这些难题和投诉。医院在制度和程序中须确定由谁来负责处理,以及患者及家属如何参与。

参考文件:《患者投诉管理制度》

	类　　别	全院制度-患者权利	编　　号	C-1-08
	名　　称	患者投诉管理制度	生效日期	20××-××-××
	制定单位	×××　责任人　×××	修订日期	20××-××-××
	定期更新	每一年　总页码　×	版　　本	第×版

一、目　的

依据国务院《信访条例》《医疗事故处理条例》和原卫生部《医院投诉管理办法(试行)》等规定,规范医院投诉管理。加强医院投诉管理,方便群众投诉,规范投诉处置,提高工作效率,维护群众合法权益,不断提高医疗服务质量和水平,提升医院形象。

二、范　围

适用范围:全院患者、家属之投诉。

三、定　义

投诉:患者及其家属等相关人员(以下简称投诉人)对医院提供的医疗、护理服务及环境设备等不满意,以来信、来电、来访等方式向医院反映问题,提出意见和要求的行为。

四、权　责

责任科室:投诉办、护理部、纪检监察部、门诊办公室、医保办、财务科、总务科和医学装备部。

五、参考文献

1. 法律依据
    1.1 《关于进一步规范信访事项受理办理程序引导来访人依法逐级走访的办法》,2014年5月1日起实施。
    1.2 《中华人民共和国侵权责任法》,主席令11届第21号,2010年7月1日起实施。
    1.3 《医院投诉管理办法(试行)》,原卫生部、国家中医药管理局第111号,2009年11月26日起实施。
2. 评鉴条文
    2.1 《JCI医院评审标准》(第5版),PFR.3。
    2.2 《三级综合医院评审标准实施细则》(2011版),第二章"医院服务"(七、投诉管理)。

六、政　策

1. 投诉管理原则
    医院投诉的接待、处理工作坚持"以患者为中心"的理念,遵循合法、公正、及时和便民的原则。
2. 投诉渠道
    投诉电话、意见箱、现场投诉和信函投诉。
    2.1 医院投诉电话,上班时间:657×××××;非上班时间:1378007××××。
    2.2 指定统一承担医院投诉管理部门:投诉办。
3. 各部门职责
    3.1 医院院长是医院投诉管理的第一责任人。
    3.2 投诉办:统一受理投诉,调查、核实投诉事项,提出处理意见,及时答复投诉人;组织、协调、督导全院的投诉处理工作;定期汇总、分析投诉信息,提出加强与改进工作的意见或建议。
    3.3 各科室/部门的主任或负责人为各科室(部门)投诉管理工作的第一责任人,配合投诉办履行职责范围内的投诉调查处理工作。
4. 接待与处理流程
    流程分三个阶段,实行"对口受理,集中接待,内部流转,归口办理"工作模式,以方便群众,提高工作效率。

4.1　第一阶段——接待、处理投诉阶段。

4.1.1　医院投诉接待实行"首诉负责制",投诉人向有关科室(部门)投诉的,科室负责人员要进行登记,记录投诉人反映的情况,第一时间协调解决。对于无法立即协调处理的,接待科室(部门)应协调投诉人到投诉办投诉。

4.1.2　投诉办收到投诉后,要核实相关信息,并填写《投诉登记表》和《投诉处理登记表》。

4.1.3　投诉办接到投诉后,要第一时间组织调查,以了解、核实情况。在查清事实、分清责任的基础上提出处理意见,并向投诉人反馈。涉及业务性投诉事项,按"归口办理"的原则,在当日内转交相关科室(部门)调查核实和处理。归口管理的具体负责科室:

a　服务态度、医德医风事项由监察室负责。

b　医疗质量事项由医务科负责。

c　护理质量事项由护理部负责。

d　门诊相关事项由门诊办公室负责。

e　医保相关事项由医保办负责。

f　财务相关事项由财务科负责。

g　后勤相关事项由总务科负责。

h　设备相关事项由医学装备部负责。

4.1.4　各科室(部门)接到投诉办转交的"归口办理"通知后,应及时进行调查,并在3日内将调查处理意见反馈给投诉办。

4.1.5　投诉办会同相关人员,综合分析投诉信息,组织开展调查研究,提出解决问题的建议,经领导批准后在受理投诉7日内答复投诉人。

4.1.6　匿名投诉按照国家有关规定,只作为问题反映,根据具体实际情况可不给予具体处理。

4.1.7　特殊重大投诉要及时上报,并对处理情况进行跟踪调查。如特别重大的,可直接上报院长,并协调相关主管院长处理。

4.1.8　各相关职能科室各司其职、紧密配合。当投诉人要求医院负责或索赔时,应进入医疗纠纷处理流程。

4.2　第二阶段——讨论、整改阶段。

4.2.1　投诉事件处理结束后,投诉办将情况汇总,反馈给事件相关科室和当事人。

4.2.2　事件相关科室和当事人在接到反馈情况后,在10天内回复事件情况说明、讨论结果及整改措施,请示主管院长。

4.2.3　主管院长批示后执行。

4.3　第三阶段——改进、实施阶段。

4.3.1　改进措施执行3个月后,事件相关科室和当事人上报改进措施执行情况及进度。

4.3.2　投诉办人员核查情况后,报主管院长批示。

4.3.3　主管院长按情况分别批示,结案或继续执行改进措施3个月后,投诉办仍需再上报执行情况及进度。

5. 质量改进与档案管理

5.1　医院将投诉管理纳入医院质量安全管理体系,逐步建立投诉信息上报系统及处理反馈机制。

5.1.1　投诉办应当定期对投诉情况进行归纳分类和分析研究,发现医院管理、医疗质量的薄弱环节,提出改进意见或建议,报质控办督促相关科室(部门)及时整改。

5.1.2　医院定期(每季度)召开投诉分析会议,分析原因,提出对策和改进方案,并督促落实。

5.2　医院工作人员有权对医院管理、服务等各项工作进行内部投诉,提出意见、建议,医院及投诉管理等有关部门应当予以重视,并及时处理、反馈。

5.3　临床一线工作人员对发现的药品、医疗器械、水、电及气等医疗质量安全保障方面的问题,有责任向投诉管理部门或者有关职能部门反映,投诉管理等有关部门应当及时处理、反馈。

5.4　医院建立健全投诉档案管理制度,下列材料立卷归档、留档备查。

5.4.1　投诉人基本信息、投诉事项及相关证明材料。

5.4.2　对投诉事项的调查、处理及反馈情况。

5.4.3　投诉事项结案证明书(各类协议书等)。

5.4.4　其他与投诉事项有关的材料。

6. 监督与奖惩

6.1　投诉管理工作纳入先进科室和医务人员考评内容,并与年终考核、医生定期考核、医德考评、评优评先以及晋升、晋级相挂钩。

6.2　对在投诉管理工作中表现突出、成绩显著、有效预防重大群体性事件的科室和个人给予表彰和奖励。

6.3　各部门接到重大投诉事件报告后,未及时组织调查导致重大群体性事件的,给予严肃处理。

七、流 程

医疗争议投诉流程图如下。

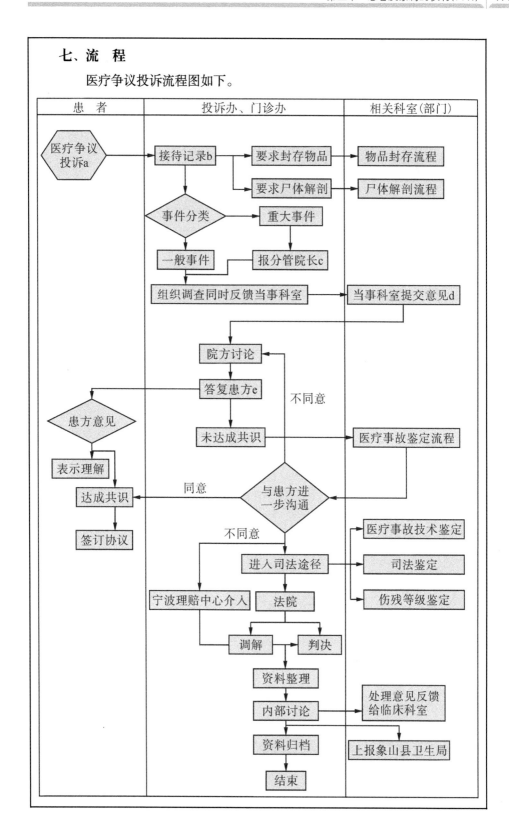

八、审　核

部　门		核准主管	核准日期
主　办	医务部	主　任：	
		院　长：	
协　办	投诉办	主　任：	

标准　PFR.5.1/PFR.5.2

标准　PFR.5.1　按照医院规定的制度,由受过培训的医务人员用患者/委托人可以理解的方式和语言获得患者/委托人的知情同意。

　　PFR.5.2　在手术、麻醉、输血、使用血制品以及其他高危治疗和操作前,要获得患者/委托人的知情同意。

标准解读　患者参与其医疗决策的一个主要方式是享有知情同意权。患者在同意前必须了解知情决定中所需的治疗计划的相关因素。知情同意可在医疗流程的某几个环节获得。例如,可在患者入院接受治疗时,以及在某些高风险的手术或治疗前获得知情同意。应告知患者及家属哪些化验、手术和治疗需要获得知情同意,以及他们以什么方式给予同意或授权。患者及家属要知道除了患者本人外,还有谁可以给予同意或授权。计划性治疗方案包括手术和创伤性操作、麻醉、输血、使用血制品或其他高危治疗或操作,这些都需患者的知情同意。

参考文件:《患者知情同意制度》

	类　别	全院制度-患者权利	编　号	C-1-03
	名　称	患者知情同意制度	生效日期	20××-××-××
	制定单位	×××　责任人　×××	修订日期	20××-××-××
	定期更新	每一年　总页码　×	版　本	第×版

一、目　的

　　1. 患者根据医院规定的流程获得知情同意,并由经过培训的员工以患者能理解的方式和语言来实施。手术、麻醉、深度镇静、使用血液和血制品以及开展其他高风险的治疗和操作前,应获得患者的知情同意。
　　2. 被授予知情同意是患者参与医疗决策的一种重要方式。告知患者和家属哪些检查、流程和治疗需要知情同意及以什么方式给予知情同意。

二、范　围

适用范围:全院所有患者,始于患者到院时,终于患者离院。

三、定　义

1. 知情同意(Informed Consent):分为知情和同意两部分内容,知情是医生尊重患者权利、履行告知义务的过程,主要是向患者详细介绍病情、检查治疗的必要性、实施过程中可能的风险和可能产生的预后等情形;同意体现的是患者就医自主选择权,在充分了解告知的内容后,授权同意医生对其实施治疗措施。
2. 紧急情况:一种非常严重的医疗急性症状(包含严重疼痛、精神症状干扰、物质或药物滥用症状),若没有立即给予医疗救助,将会导致生命危险、身体功能严重损伤、身体器官严重失能。

四、权　责

1. 责任科室:医务部。
2. 员工职责:员工有责任在涉及手术、麻醉、深度镇静、使用血液和血液制品及开展其他高风险治疗或操作前取得患者或家属知情同意,以及能以患者或家属能理解的方式和语言实施。

五、参考文献

1. 法律法规
    1.1 《中华人民共和国执业医师法》,主席令第5号,1999年5月1日起施行。
    1.2 《中华人民共和国侵权责任法》,主席令第21号,2010年7月1日起施行。
    1.3 《中华人民共和国民法通则》,主席令第37号,1987年1月1日起施行。
    1.4 《中华人民共和国宪法》2004年3月14日第十届全国人民代表大会第二次会议通过修正。
    1.5 《病历书写基本规范》,卫医政发〔2010〕11号,2010年3月1日起实施。
2. 评鉴条文
    2.1 《JCI医院评审标准》(第5版),PFR.5.1,PFR.5.2。
    2.2 《三级综合医院评审标准实施细则》(2011版),第二章"医院服务"(六、患者的合法权益)。

六、政　策

1. 授予知情同意是患者参与医疗决策的一种重要方式,医院支持和鼓励患者或家属积极参与知情同意的过程。
2. 手术或侵入性操作前要获得患者或家属的知情同意。
3. 麻醉(包括中深度镇静)前要获得患者或家属的知情同意。

4. 使用血液及血制品前要获得患者或家属的知情同意,单次入院多次输血患者签署一次《输血治疗知情同意书》即可。

5. 医院制定和列出需给患者或家属单独知情同意的操作和治疗目录。

6. 其他高风险治疗或操作前要获得患者的知情同意,如特殊检查、特殊治疗。

7. 需要施行手术、麻醉、特殊检查或特殊治疗等,当无法取得患者意见时,应当取得家属或者关系人同意并签字;无法取得患者意见又无家属或者关系人在场,或者遇到其他紧急情况时,经治医生应提出医疗处置方案,在取得本院相关负责人(医务科长或总值班签字)授权后执行,事后向患者或家属补充说明并完成知情同意程序。

8. 住院患者签署的《一般同意书》和特殊检查及治疗知情同意书,在该次住院期间均有效。门诊初诊患者签署的《一般同意书》复诊时有效。门诊及急诊签署的特殊检查及治疗知情同意书,本次检查及治疗有效;门诊患者行规律血液透析的,签署一次《血液净化治疗知情同意书》,一年内皆有效。

9. 患者提出由家属或关系人代为行使知情同意权利时,应事先签署《授权委托书》,之后由被委托人代为签字。

10. 医院采用原省卫计委推荐的知情同意目录,任何增加或修改的知情同意书,须经报医务部审定通过才能使用。

11. 对收入院患者和初次来门诊患者,给予签署《一般同意书》,并载入病历。

12. 医院明确规定知情同意流程,给予患者知情同意时确保与规定的流程一致。

13. 知情同意流程须由经过培训的专业人员实施。

14. 给予患者或家属知情同意时须以其能理解的方式和语言进行。

　　14.1　医生必须将治疗或检查的性质、目的和风险据实告知患者。

　　14.2　医生需确认并告知下列事项,并取得患者同意:完整的"诊断名称""治疗方案名称""治疗原因";治疗或检查的益处及缺点;手术/治疗和麻醉的风险;不接受此治疗或选择其他备选方案;可能的成功率;治疗恢复后可能产生的问题;将要执行此治疗或检查的医生姓名;医生签名和患者授权同意签名,均需加注日期和时间;医生签名时字迹需清楚。

15. 将告知同意的过程及有关讨论记录于病历中,将知情同意记录(包括提供人员的身份)和知情同意书载入病历,同意书上不能有缩写。

七、表单附件

　　××医院知情同意书目录。

八、审　核

部　门		核准主管	核准日期
主　办	医务部	主　任：	
		院　长：	
协　办	护理部	主　任：	

标准　PFR.6.1

标准　PFR.6.1　医院负责监督患者捐献器官和组织。

标准解读　医院尊重和支持患者及家属捐献器官和组织以用于研究或移植的选择。对器官和组织获取流程的监督,包括明确符合法律法规捐献流程,尊重社会的宗教和文化价值观,确保道德操守。

参考文件:《人体器官、组织捐赠管理制度》

	类　　别	全院制度-患者权利	编　号	C-1-10
	名　　称	人体器官、组织捐赠管理制度	生效日期	20××-××-××
	制定单位	×××	责任人	×××	修订日期	20××-××-××
	定期更新	每一年	总页码	×	版　本	第×版

一、目　的

医院对人体器官或组织的捐赠流程进行监管,其目的为:①医院尊重和支持患者及家属捐赠人体器官或组织的选择;②医院提供人体器官或组织捐赠与移植的咨询,促使捐赠过程顺利完成;③医院的行为符合法律法规。

二、范　围

适用范围:捐赠器官或组织的患者。

三、定　义

无。

四、权　责

责任科室:医务部。

五、参考文献

1. 法律法规
   《人体器官移植条例》，国务院令第491号，2007年5月1日起施行。
2. 评鉴条文
   《JCI医院评审标准》（第5版），PFR.6.1。
3. 其他参考文献
   《浙江省人体器官捐献操作规程》。

六、政　策

1. 医院尊重和支持患者或家属为医学事业发展而选择人体器官、组织捐赠和移植的决定，医院对此保持中立立场。
2. 医院员工不得采取任何明显倾向性的引导和手段，不强迫、欺骗或者利诱他人捐献人体器官或组织。
3. 医院有义务向志愿捐赠或移植人体器官、组织的个人提供转介服务和相关信息咨询服务。
4. 对于有器官捐赠意愿的患者，由主管医生报告医务科（外线：657×××××；内线：8×××），医务科上报上级卫生行政部门并与当地红十字会联系，由红十字会与患者及家属接洽，医院仅在符合法律法规、伦理道德、宗教文化的前提下协助器官或组织捐赠的申请。
5. 医院对申请器官或组织的捐献和移植手术的患者个人资料保密。

七、审　核

部　门		核准主管	核准日期
主　办	医务部	主　任：	
		院　长：	

第六章　患者评估(AOP)

患者评估(AOP)文件

标　准		英文 (是/否)	文件名称
AOP.1	所有来院诊疗的患者都需要通过医院规定的评估程序来确定其医疗需求	是	患者评估制度
AOP.1.1	每位患者的初步评估包括对身体、心理、社会和经济因素的评估,其中还包括体格检查和健康史	否	患者评估范围与内容
AOP.1.2	根据初步评估,确定患者的医疗和护理需求,初步评估应在患者入院后24小时内完成或根据患者身体状况提早完成,并写入临床记录	否	
AOP.1.2.1	根据急诊患者的医疗需求和身体状况,对其进行初步的医疗和护理评估	否	
AOP.1.6	医院对其护理的特殊群体进行个性化初步评估	否	
AOP.2	根据患者的身体和治疗状况,定期对其进行重新评估,以确定他们对治疗的反应并制订相应的诊疗计划,不论患者是继续接受治疗还是出院	否	重新评估制度
AOP.3	由具有资质的人员进行评估和再评估	否	患者评估与再评估资格认证制度
AOP.5.1	由具有资质的人员负责管理临床实验室服务或病理学服务	否	临床实验室组织管理制度

续　表

标　准		英文 （是/否）	文件名称
AOP.5.3	拥有并遵循实验室安全项目,进行相应记录,维护设施管理和感染控制项目的合规性	是	实验室质量管理计划
			实验室安全管理计划
			实验室安全管理制度
AOP.5.3.1	由于暴露于生物危害性材料和废弃物之中,实验室采取统一的程序来降低感染的风险	否	生物安全管理制度
AOP.5.4	根据医院规定,及时提供实验报告	否	检验结果报告时间规定
			病理科检查结果报告时间
AOP.5.5	对用于实验测试的所有仪器设备都应定期检查、维护和校准,并保留这些活动的相应记录	否	检验科仪器设备管理制度
			病理科设备管理制度
AOP.5.6	定期供应和评估必要的试剂和其他医疗用品,以确保结果的准确性和精确性	否	检验试剂与校准品管理制度
			病理科试剂的配置与管理
AOP.5.7	建立并实施用于试样的采集、鉴定、处理、安全运输和处置的程序	否	检验标本管理制度
			病理科试剂管理制度
AOP.5.9	建立、遵循实验室服务的质量控制程序,并进行相应记录	否	检验科室内质控制度
			病理科室内质量控制制度
AOP.5.9.1	存在相应程序用于实验室服务的能力验证	否	室间质评或替代能力验证制度
AOP.6.1	由一位或多位有资质的人员负责管理放射和诊断影像服务	否	放射科学科管理制度
AOP.6.3	制定并遵循放射安全项目,进行相应记录,维护设施管理和感染控制项目的合规性	是	放射质量与安全计划
			放射科辐射防护管理制度
AOP.6.4	根据医院规定及时提供放射和影像诊断结果	否	放射科检查结果报告时间管理制度
AOP.6.5	对用于进行放射和影像诊断的所有设备都应定期检查、维护和校准,并保留这些活动的相应记录	否	放射科设备管理制度
AOP.6.7	建立、遵循质量控制程序并进行相应记录	否	放射科医疗质量管理持续改进制度

标准 AOP.1

标准 AOP.1 所有来院诊疗的患者都需要通过医院规定的评估程序来确定其医疗需求。

标准解读 即使患者病情发生了变化,有效的患者评估流程也可确定患者即时和持续接受紧急治疗、选择性治疗或计划性治疗的需求。患者评估是一个包括许多住院和门诊场所以及各科室和诊所的持续动态过程。

患者评估主要包括三个方面:①收集患者在身体、心理、社会地位及其健康史方面的信息和数据;②分析数据和信息,包括实验室和影像诊断测试结果,从而确定患者的医疗需求;③制订诊疗计划以满足患者的实际需求。

当患者已经登记或允许进入医院接受住院治疗或门诊治疗时,需要结合患者来院诊疗原因进行完整的评估。本阶段医院需要的特定信息和获取信息的程序取决于患者的需求以及提供治疗的场所(例如,住院治疗或门诊治疗)。医院的制度和程序规定该流程的运作方式,以及需要收集和记录的信息内容。

应根据临床专科的不同情况,确定具体的评估内容。不管是门诊患者还是住院患者,各专科医生均应将评估结果记录在患者评估表上或病历中。

参考文件:《患者评估制度》

	类 别	全院制度-病历书写		编 号	D-1-01
	名 称	患者评估制度		生效日期	20××-××-××
	制订单位	×××	责任人 ×××	修订日期	20××-××-××
	定期更新	每一年	总页码 ×	版 本	第×版

一、目 的

通过有效的患者评估程序能明确急诊、择期治疗及病情变化患者即刻及后续的处置需求,制定出适合患者的诊疗方案,使患者得到满意的医疗服务。

二、范 围

适用范围:所有来院患者,包括住院、门诊、急诊患者都应该按照医院所建立的评估程序来确认其医疗护理的需求。

三、定 义

患者评估:临床医务人员通过询问病史、体格检查及医技部门辅助检查等途径,对患者的心理、生理、社会及经济状况、病情严重程度及全身状况等进行全面的了解。

四、权 责

责任科室:医务部。

五、参考文献

1. 法律法规
   1.1 《病历书写基本规范》,卫医政发〔2010〕11号,2010年3月1日起实施。
   1.2 《中华人民共和国执业医师法》,主席令第5号,1999年5月1日起实施。
   1.3 《护士条例》,国务院令第517号,2008年5月12日起实施。
2. 评鉴条文
   2.1 《JCI医院评审标准》(第5版),AOP.1。
   2.2 《三级综合医院评审标准实施细则》(2011版),第四章"医疗质量安全管理与持续改进"(五、住院诊疗管理与持续改进)4.5.1.1,4.5.7.5。
   2.3 《三级综合医院评审标准实施细则》(2011版),第四章"医疗质量安全管理与持续改进"(六、手术治疗管理与持续改进)4.6.2.1。
   2.4 《三级综合医院评审标准实施细则》(2011版),第四章"医疗质量安全管理与持续改进"(七、麻醉管理与持续改进)4.7.2.1。
   2.5 《三级综合医院评审标准实施细则》(2011版),第四章"医疗质量安全管理与持续改进"(十三、疼痛治疗管理与持续改进)4.13.2。

六、政 策

1. 执行患者评估工作的人员应是在本院注册的执业医生和注册护士,或是经医院授权的其他岗位卫生技术人员。每一项专业的评估要在相应的法律法规范围内进行。未取得执业资格的人员可以在有资格人员的监督下进行患者评估,其书写的医疗文件必须经有资格人员的审核和签名或盖章。

2. 每位患者的身体、心理、社会及经济状况都必须被评估。各类评估内容由专业人员(例如,医生、护士、营养师等)制定。重点范围:门急诊患者评估、住院患者评估、手术前评估、麻醉前评估、危重患者评估。

3. 住院患者评估如下。

   3.1 初始评估于入院24小时内完成,急危重症患者应立即开始评估,并在12小时内完成。初始评估由收治住院的医生、主管护士进行并记录。

   3.2 护士的初始评估内容至少包括患者的身体、心理、社会和经济状况,营养筛查,疼痛评估,功能评估,跌倒风险评估等。将评估结果记录于入院护理评估单、护理记录单和护理计划内。

   3.3 医生的初始评估内容至少包括主诉、现病史、既往史、个人史、婚育史、家族史、系统回顾、体格检查、专科体检、辅助检查与初步诊断。将评估结果记录于入院记录、首次病程记录内。

   3.4 由护士对患者的营养评估结果进行初步筛查,对于筛查结果≥3分的,由护士告知主管医生,由主管医生对有营养治疗适应证的患者开具营养会诊单,营养师在接到会诊单后48小时内对患者进行进一步评估,并将评估结果记录在营养访视单内,主管医生及时将营养访视结果记录在病历中。

   3.5 由护士及主管医生执行功能性评估,对于成人ADL评估结果≤60分(外伤及术后患者视病情而定,生命体征不稳定、患有传染性疾病、大小便失禁患者除外)的,由护士告知主管医生,主管医生结合患者病情开具康复科会诊单,通知康复科(儿科患者由医生依据儿科患者功能评估结果以及病情需要,请康复科医生会诊),康复科医生在接到会诊申请后24小时内对患者进行进一步评估,将评估结果记录在康复科访视单内,主管医生及时将康复科访视结果记录在病历中。

   3.6 按照三级医生查房制度的要求,主管医生每日至少查看1次患者,观察其治疗反应,进行再评估;主治医生48小时内须首次查房,每周不少于2次;副主任或主任医生每周查房不少于1次。主治、副主任或主任医生查房时,整个医疗小组应参加,包括主管医生、主管护士,必要时营养师、康复师和临床药师也要参加。主治、副主任或主任医生查房时对患者进行充分的再评估。

4. 门诊患者的初始评估在患者就诊时由门诊分诊护士及接诊医生执行。

   4.1 护士对初诊患者的评估内容包括来院方式,基本生命体征,身高,体重和心理、社会、经济状况。

   4.2 医生对初诊患者评估内容包括疼痛评估、跌倒评估、主诉、既往史、个人史、过敏史、体格检查、辅助检查和初步诊断。

  4.3 复诊患者评估内容：

    4.3.1 分诊护士依据各专科需要,进行生命体征监测,心血管内科、神经内科、肾内科、内分泌科患者每次复诊应测血压,其他专科根据患者需要或遵医嘱开展相应的医疗评估;儿科患者每次复诊需测体温,2周岁以下儿童复诊时间超过1个月的,要测量身高、体重。

    4.3.2 医生对复诊患者的评估包括疼痛评估、跌倒评估、主诉、现病史、体格检查、疾病诊断、诊疗计划等,复诊时间超过30天视为初诊。

5. 急诊患者由急诊预检分诊护士及急诊接诊医生立即进行评估。

  5.1 急诊预检分诊护士评估内容包括来院方式、生命体征、疼痛评估、急诊分级、急诊分区及患者是否受虐等问题。

  5.2 急诊医生评估内容依据患者的需求和病情状况而定。Ⅳ～Ⅴ级患者评估内容同普通门诊患者评估内容。

  5.3 如果急诊患者急需手术,没有时间记录完整的病史和体格检查,手术前要有简短记录和术前诊断记录。

6. 就诊前的评估信息超过30天的,医生要重新进行评估;评估信息在30天以内的,医生可酌情采纳。患者在外院执行的评估结果必须在入院时重新评估。

7. 主管医生应整合各部门的评估信息对患者的整体情况进行综合分析,明确患者需求,确定诊疗的优先顺序。对于病情复杂或诊断不明确的,应组织科内或院内病例讨论,以制订出符合患者需求的诊疗计划,并积极邀请患者及家属参与决策过程。

8. 当患者病情需要其他专科协助时,请相关专科会诊或多专科会诊以进行专科评估,给出专科治疗意见或协同治疗的会诊意见,或转至相关专科进行进一步治疗。当此需求在本院无法满足时,可由科室主任提出,经由医务科请院外专家会诊,或转往上级医院进一步诊治。

9. 对于某些特定的患者如儿童、青少年、虚弱老人、临终期患者、强烈或慢性疼痛患者、产妇、终止妊娠女性、疑似药物或酒精依赖患者、遭受虐待和忽视的受害者、传染性疾病患者、接受化疗患者、免疫力低下患者,在评估过程中给予特别关注,进行个性化评估,将结果记录于相应的个性化评估单中。

10. 医疗护理计划由医疗团队成员向患者或其家属解释或提供书面资料,征询患者及家属对目前诊疗护理措施的意见,使患者及家属参与整个治疗的过程,并根据患者的病情随时调整医疗护理计划以符合患者状况的需要。

11. 出院准备计划包含在最初的评估和再次评估过程中,由住院期间的护士和医生共同讨论执行,患者及其家属将参与出院准备计划的制订。患者入院后根据患者情况,尽快开展规划,制订出院计划。

12. 在整个评估过程中,医护人员要尊重患者并注意患者隐私的保护,要及时将评估结果告知患者/家属,患者/家属在决定诊治方案时有决策权。

13. 医院制定患者评估程序,内容包括评估项目、评估人及资质、评估内容、时限要求及记录文件格式等。

七、流　程

1. 住院患者评估流程图如下。

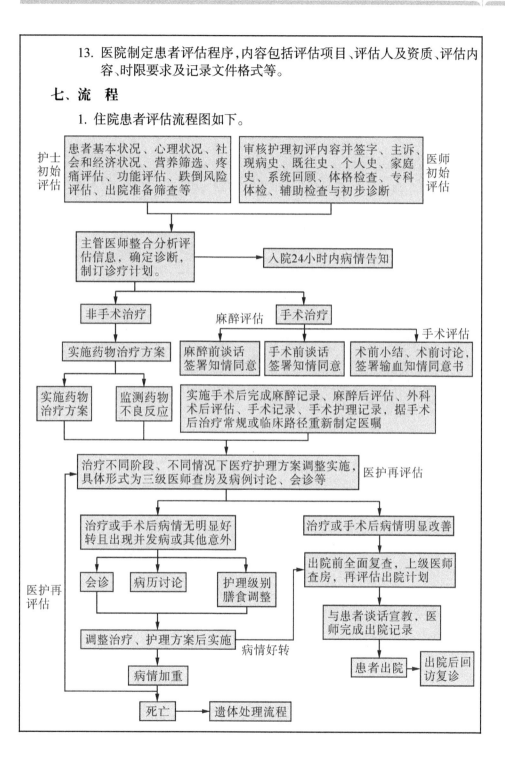

2. 门诊患者评估流程图如下。

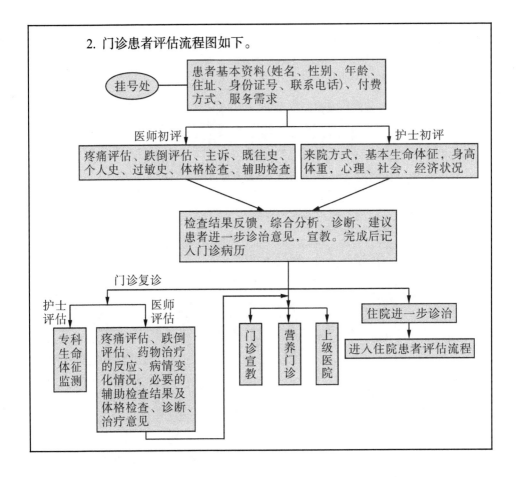

3. 急诊患者(成人)评估流程图如下。

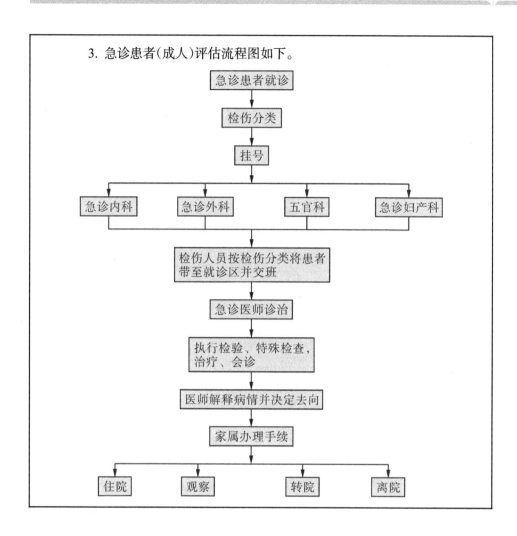

4. 急诊患者(小儿)就诊流程图如下。

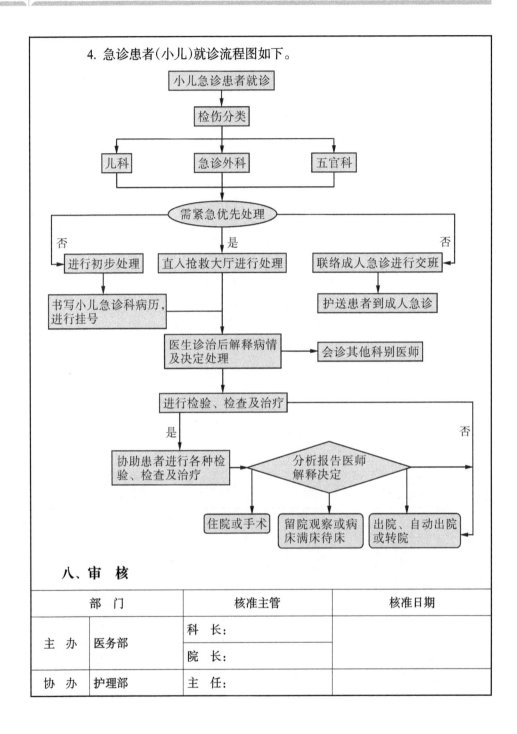

八、审 核

部 门		核准主管	核准日期
主 办	医务部	科 长：	
		院 长：	
协 办	护理部	主 任：	

标准　AOP.1.1/AOP.1.2/AOP.1.2.1/AOP.1.6

标准　AOP.1.1　每位患者的初步评估包括对身体、心理、社会和经济因素的评估,其中还包括体格检查和健康史。

标准解读　医生、护士应对所有住院患者和门诊患者进行初步评估,包括主诉、现病史、既往史、体格检查和实验室及影像学检查资料。

　　应根据患者需求,进行初步的心理、社会和经济状况评估。

　　医生通过初步评估形成初步诊断。

　　强调团队合作评估和评估的完整性、可用性。

标准　AOP.1.2　根据初步评估,确定患者的医疗和护理需求,初步评估应在患者入院后24小时内完成或根据患者身体状况提早完成,并写入临床记录。

标准解读　初步评估属于最低评估内容,(《入院记录》、《首次病程记录》、《护理评估单》等)应在患者入院后24小时内完成,或根据患者病情尽快完成。

　　初步评估包括所产生的一系列具体医疗诊断,需要治疗和监测的状况以及护理治疗、干预和监测状况。

　　有时需要做特殊评估和个性化评估。

　　评估需要整合并确定最紧急的治疗需求。

　　对评估结果做好记录。

标准　AOP.1.2.1　根据急诊患者的医疗需求和身体状况,对其进行初步的医疗和护理评估。

标准解读　急诊患者的医疗、护理评估应以其需求和身体状况为基础,并将评估结果记录在病历中。

　　实施急诊手术前,对急诊患者应记录简短的说明和术前诊断结果。

标准　AOP.1.6　医院对其护理的特殊群体进行个性化初步评估。

标准解读　医院应明确界定需要个性化评估的特殊患者群。

　　根据法律法规制定特殊患者评估流程,医务人员应掌握并遵照执行。

参考文件:《患者评估范围与内容》

类　别	全院制度-病历书写		编　号	D-1-02
名　称	患者评估范围与内容		生效日期	20××-××-××
制定单位	×××	责任人　×××	修订日期	20××-××-××
定期更新	每一年	总页码　×	版　本	第×版

一、目　的

　　明确所有来院就诊患者应接受的评估范围及内容,规范临床医务人员在规定时间内完成患者的相关评估。

二、范　围

　　适用范围:所有门急诊及住院患者的评估。

三、定　义

　　患者评估:临床医务人员通过询问病史、体格检查及医技部门辅助检查等途径,对患者的心理、生理、社会、经济状况,病情严重程度及全身状况等进行全面了解。

四、权　责

　　责任科室:医务部。

五、参考文献

　　1. 法律法规

　　《病历书写基本规范》,卫医政发〔2010〕11号,2010年3月1日起实施。

　　2. 评鉴条文

　　2.1 《JCI医院评审标准》(第5版),AOP.1.1,AOP.1.2,AOP.1.2.1和AOP.1.6。

　　2.2 《三级综合医院评审标准实施细则》(2011版),第四章"医疗质量安全管理与持续改进"(五、住院诊疗管理与持续改进)4.5.1.1,4.5.7.5。

2.3 《三级综合医院评审标准实施细则》(2011版),第四章"医疗质量安全管理与持续改进"(六、手术治疗管理与持续改进)4.6.2.1。

2.4 《三级综合医院评审标准实施细则》(2011版),第四章"医疗质量安全管理与持续改进"(七、麻醉管理与持续改进)4.7.2.1。

2.5 《三级综合医院评审标准实施细则》(2011版),第四章"医疗质量安全管理与持续改进"(十三、疼痛治疗管理与持续改进)4.13.2。

六、政 策

1. 患者评估原则

每位患者接受治疗之前,都应经过专业人员评估,以便确认适当的治疗或再次评估的需求。患者相关内容的评估,应必须由专业人员于医院规定患者评估项目表内容的时间内完成。

2. 患者评估范围

评估的范围由下列因素决定:患者的情况或诊断、医疗护理措施、患者的医疗护理需求、患者对先前任何治疗的反应、患者是否同意治疗。

3. 住院患者评估

3.1 在院外曾接受其他评估或回院接受医疗处置、治疗等的,若已超过30天者,则必须重新评估及再次接受相关检查;若在30天内者,可酌情采纳,但是病情改变时,必须重新评估。

3.2 一般评估规范根据患者评估项目表内容进行评估,特殊需求根据特殊族群评估项目表进行评估,此内容仅为最低评估限度内容,当患者发生变化时需随时根据需要进行评估。

4. 门急诊患者评估

4.1 门诊患者的评估于患者就诊时由分诊护士及首诊医生执行。

4.2 急诊患者的评估由急诊医生和护士完成。

4.3 门急诊患者评估项目表内容仅为最低评估限度内容,根据患者需要和变化随时进行评估。

七、表单附件

1. 表 单

1.1 患者评估项目表。

1.2 特殊族群评估项目表。

八、审 核

部 门		核准主管	核准日期
主 办	医务部	科 长:	
		院 长:	
协 办	护理部	主 任:	

表单1　患者评估项目表

评估项目	评估地点/评估人	评估时限	评估内容	记录文件
院外评估	首诊医生	30天内	患者就诊的全部检查资料、病历等医生酌情采纳；超过30天重新评估	外院病历、化验报告单、院前急救单
门/急诊入院前评估	初诊医生	接诊时	医生对初诊患者评估的内容包括疼痛、跌倒、营养、功能评估、主诉、既往史、个人史、过敏史、体格检查、辅助检查、治疗计划及初步诊断等	门/急诊病历
	初诊护士	接诊时	护士对初诊患者的评估内容包括：来院方式、基本生命体征、身高、体重、心理、社会经济、营养、康复、跌倒及疼痛评估等	门/急诊病历、门诊护士预检分诊单
急诊评估	急诊检伤护士	接诊时	急诊预检分诊护士评估内容包括来院方式、生命体征、疼痛评估、急诊分级、急诊分区及患者是否受虐等问题	急诊检伤登记单
	急诊医生	接诊时	急诊医生评估内容依据患者的需求和病情状况予以开展；IV～V级患者评估内容同普通门诊患者评估	门/急诊病历
急诊手术评估	外科/术前	急诊至术前	急诊患者急需手术，没有时间记录完整的病史和体格检查，手术前要有简短记录和术前诊断记录	首次病程录
门诊复诊患者评估	护士	接诊时	分诊护士依据各专科需要，进行生命体征监测，心血管内科、神经内科、肾内科、内分泌科患者每次复诊应测血压，其他专科根据患者需要或遵医嘱测血压；儿科患者每次复诊需测体温，2周岁以下儿童复诊时间超过1个月的要测量身高体重	门/急诊病历、门诊护士预检分诊单
	医生	接诊时	医生对复诊患者的评估包含疼痛评估、跌倒评估、营养评估、主诉、现病史、体格检查、疾病诊断及诊疗计划等，门诊手术或经门诊收住入院患者要执行患者最低评估标准，复诊时间超过30天的，视为初诊	门/急诊病历

续 表

评估项目	评估地点/评估人	评估时限	评估内容	记录文件
入院后初步评估	病房/主诊医生	入院24小时内	医生的初始评估内容至少包括疼痛评估、功能评估、跌倒风险评估、主诉、现病史、既往史、个人史、婚育史、家族史、系统回顾、体格检查、专科体检、辅助检查与初步诊断。将评估结果记录于入院记录、首次病程记录内	入院记录、首次病程记录、24小时病情告知书
	病房/护士	入院24小时内	护士的初始评估内容至少包括患者的基本状况、心理状况、社会和经济状况、营养筛查、疼痛评估、功能评估及跌倒风险评估等。评估结果记录于入院护理评估单、护理记录单和护理计划内	住院患者护理入院评估单、疼痛评估表、跌倒评估表、自理能力评估表、压疮风险评估表、巴氏量表、入院营养风险筛查表、护理记录、特殊患者评估表
再评估	病房/主诊医生	住院过程中(病历书写规定时间)	(不限于)症状及体征的变化、各项辅助检查结果的判断与分析、患者对治疗的反应、判断是否需要修正、下一步诊疗安排、出院计划、与患者及家属谈话的背景及具体内容、患者满意度等	日常病程记录、三级医生查房记录、阶段小结、会诊记录、24小时病情告知书
	病房护士	住院过程中	心理、跌倒风险、营养、功能、疼痛变化、病情发展变化情况、静脉留置针穿刺部位的评估、出院风险服务筛查、患者疼痛是否得到控制或改善等	护理记录、特殊护理记录单、护理计划、营养筛查复评表、患者出院风险服务筛查表
转科转院前评估	病房/主诊医生	转科转院前	诊断、转科转院原因、时机、转移方向、方法风险及注意事项	转科、转院记录和(或)会诊记录单
营养评估	营养科/营养师	会诊后24小时内	营养评估由护士进行初步筛查,筛查结果异常者,由护士告知主管医生,主管医生对有营养治疗适应证的患者开具营养会诊单,营养师在接到会诊单后48小时内对患者进行进一步评估,将评估结果记录在营养访视单内,主管医生及时将营养访视结果记录在病历中	营养评估表、营养师访视评估记录单

续　表

评估项目	评估地点/评估人	评估时限	评估内容	记录文件
功能评估	康复科/康复师	会诊后24小时内	功能性评估由护士执行,若成人Barthel评估结果≤60分的,由护士告知主管医生,主管医生结合患者病情开具康复科会诊,康复科医生在接到会诊申请后48小时内对患者进行进一步评估,将评估结果记录在康复科访视单内,主管医生及时将康复科访视结果记录在病历中	康复科会诊记录、Barthel评估表、临床功能评估表
术前评估	病房/主管医生	手术前24小时内	术前准备是否充分,术前检查是否齐全,所有必要的检验检查结果是否回报,是否适合手术;手术计划和术前诊断;患者的心理、精神文化及出院计划;术者资质、(授权)手术审批签字及估计费用等	术前评估、24小时病情告知
术后评估	手术医生/第一助手	手术后24小时内	手术过程及术中发现、术中失血量和输血量、手术切除标本的检查、术中植入物装置的登记号、术后诊断、围手术期可能并发症及术后治疗计划	手术记录、术后首次病程记录
麻醉评估	麻醉医生	手术前24小时	诊断;术式;麻醉方式的选择、麻醉可能发生的合并症及风险	麻醉前谈话、麻醉前访视记录、麻醉计划
麻醉前再评估	麻醉医生	麻醉前10分钟内	核对患者身份、术式、手术部位及生命体征	手术安全核查表、麻醉前即刻评估、手术护理记录
术中生命体征评估	麻醉师	手术全程	全麻中随时监测生命体征、用药、治疗及治疗效果并记录	麻醉记录单、麻醉后评估
新生儿评估	医生护士	新生儿出生后	分娩正常的新生儿在从产房或手术室进入母婴同室病房前,由医生完成初始评估,评估内容包括婴儿的一般情况、生命体征、生长发育及营养状况、四肢运动功能及基础反射等。入住新生儿病房的患儿由护士或医生完成新生儿初始评估及记录,之后由医生每日对患儿的身体情况进行动态评估	新生儿出生记录单、新生儿入院护理评估单、入院病历

表单2　特殊族群评估项目表

患者类别	评估地点/评估人	评估时限	评估内容	记录文件
儿童	各病区/护士	入院24小时内	评估单各项内容	儿童入院护理评估单
青少年	各病区/护士	入院24小时内	评估单各项内容	青少年入院护理评估单
老年患者	各病区/护士	入院24小时内	评估单各项内容	老年患者入院护理评估单
产妇	产科/护士	入院24小时内	评估单各项内容	产妇入院护理评估单
化疗患者	各病区/护士	诊断明确时	评估单各项内容	化疗患者评估单
免疫功能低下患者	各病区/护士	诊断明确时	评估单各项内容	免疫功能低下患者评估单
药物或酒精依赖患者	门急诊/医生各病区/护士	就诊时；诊断明确时	评估单各项内容	药物或酒精依赖患者评估单
遭受虐待和忽视的受害者	门诊/医生急诊/护士	就诊时	评估单各项内容	遭受虐待和忽视的受害者评估单
终止妊娠孕妇	人流室/护士产科/护士	就诊时；入院或诊断明确时	评估单各项内容	终止妊娠孕妇评估单
强烈或慢性疼痛患者	急诊/护士各病区/护士	就诊时；入院或疼痛发生时	评估单各项内容	强烈或慢性疼痛患者评估单
传染性疾病患者	门急诊/医生各病区/护士	就诊时；入院或诊断明确时	评估单各项内容	传染性疾病患者评估单
临终期患者	各病区/护士	生命末期	评估单各项内容	终末期患者护理评估单

标准　AOP.2

标准　AOP.2　根据患者的身体和治疗状况,定期对其进行重新评估,以确定他们对治疗的反应并制订相应的诊疗计划,不论患者是继续接受治疗还是出院。

标准解读　医务人员对所有患者重新进行的医疗评估是了解其治疗决策是否合适且有效的关键。根据患者需求和治疗计划或根据医院制度和程序的规定,定期对患者的治疗全过程进行重新评估。重新评估的结果都将记录在病历中,以供所有责任医护人员参考和使用。

医生的重新评估是患者持续治疗的一部分。医生应至少每天(包括周末)评估一位急诊患者,同时在患者身体状况出现重大变化时对其进行评估。再评估的实施和病历记录的要求为:①应在治疗期间定期进行(例如,根据患者的身体状况需要,护士会定期记录生命体征、疼痛评估结果和心肺声音);②由医生每天进行(针对急诊患者);③应对患者身体状况的重大变化做出反应;④应以具体情况为基础,如患者的诊断结果发生变化,或者出现新的治疗需求,则须及时修订计划;⑤应确定药物治疗和其他治疗是否成功,患者是否能够转院或出院。

一些非急性患者可能不需要医生予以每日评估,医院以书面形式确定不需要进行每日评估的患者。

参考文件:《重新评估制度》

	类　　别	全院制度-病历书写	编　　号	D-1-03
	名　　称	重新评估制度	生效日期	20××-××-××
	制定单位	×××	责任人	×××	修定日期	20××-××-××
	定期更新	每一年	总页码	×	版　　本	第×版

一、目　的

为确保所有患者得以持续接受评估,以确定患者对治疗的反应并制订相应的诊疗计划,特制定本制度。

二、范　围

适用范围:各病区。

三、定　义

无。

四、权　责

责任科室:医务部。

五、参考文献

1. 法律法规

《病历书写基本规范》,卫医政发〔2010〕11号,2010年3月1日起实施。

2. 评鉴条文

2.1 《JCI医院评审标准》(第5版),AOP.2。

2.2 《三级综合医院评审标准实施细则》(2011版),第四章"医疗质量安全管理与持续改进"(五、住院诊疗管理与持续改进)4.5.1.1, 4.5.7.5。

2.3 《三级综合医院评审标准实施细则》(2011版),第四章"医疗质量安全管理与持续改进"(六、手术治疗管理与持续改进)4.6.2.1。

2.4 《三级综合医院评审标准实施细则》(2011版),第四章"医疗质量安全管理与持续改进"(七、麻醉管理与持续改进)4.7.2.1。

2.5 《三级综合医院评审标准实施细则》(2011版),第四章"医疗质量安全管理与持续改进"(十三、疼痛治疗管理与持续改进)4.13.2。

六、政　策

1. 患者在接受医疗护理过程中,应对其进行持续评估,以确定患者对治疗的反应并制订相应的诊疗计划。持续评估的数据应记录于患者病历中以供所有责任医护人员参考。

2. 对一般病房的患者,应每日至少评估1次。实施再次评估时须包含患者对治疗的反应及出院可行性。医生应依据评估结果及时调整患者治疗计划。

3. 对危重、抢救患者,须根据病情随时进行评估、记录。

4. 在下列情况下,须对患者随时评估并记录。

4.1 患者病情显著变化时。

4.2 患者的病情诊断改变或治疗计划改变时。

4.3 患者需要进行紧急手术、特殊检查或治疗时。

4.4 判断药物或其他治疗是否有效时。

4.5 患者转科、转院或出院时。

5. 对非急性期患者,如血液透析、腹膜透析患者,应及时记录每次透析情况,医生可以对患者病程进行每月1次小结并记录,如果在透析过程中发生病情变化,应随时评估及记录。

6. 评估内容如下。

   6.1 主诉。

   6.2 客观资料:

      6.2.1 生命体征。

      6.2.2 体格检查新的阳性发现、体征的变化。

      6.2.3 实验室检查结果。

      6.2.4 辅助检查结果。

   6.3 医疗需求。

   6.4 评估分析。

   6.5 治疗计划。

7. 再评估还包括麻醉前评估、手术前评估、手术后评估、营养评估、功能评估、疼痛评估、给药后药物作用及副作用的监控。

8. 再次评估的过程,须包含出院计划需求。

9. 对于重新评估的结果,须将其记录于病历中,记录位置参照制度《患者评估范围与内容》(D-1-02)。

七、审 核

部 门		核准主管	核准日期
主 办	医务部	主 任:	
		院 长:	
协 办	护理部	主 任:	

标准　AOP.3

标准　AOP.3 由具有资质的人员进行评估和再评估。

标准解读 患者的评估和再评估的关键是需要特殊教育、知识和技能培训。因此,对于每种类型的评估,都将以书面形式确定有资格执行该评估的人员及其职责。尤其需要明确确定有资格执行紧急评估或护理需求评估的人员。每门学科执行的评估应在其实践、许可、适用法律法规或专业认证范围内。

参考文件:《患者评估与再评估资格认证制度》

	类　　别	全院制度-病历书写	编　号	D-1-16
	名　　称	患者评估与再评估资格认证制度	生效日期	20××-××-××
	制定单位	×××　责任人　×××	修订日期	20××-××-××
	定期更新	每一年　总页码　×	版　本	第×版

一、目　的

为明确定义负责评估及再评估者的资格和责任,故制定此制度。

二、范　围

适用范围:执行患者评估及再评估的医疗人员资格并规定其职责及教育相关责任。

三、定　义

患者评估:临床医务人员通过询问病史、体格检查及医技部门辅助检查等途径,对患者的心理、生理、社会、经济状况,病情严重程度及全身状况等进行全面了解。

四、权　责

责任科室:医务部。

五、参考文献

1. 法律法规
   1.1 《病历书写基本规范》,卫医政发〔2010〕11号,2010年3月1日起实施。
   1.2 《中华人民共和国执业医师法》,主席令第5号,1999年5月1日起实施。
   1.3 《护士条例》,国务院令第517号,2008年5月12日起实施。
2. 评鉴条文
   2.1 《JCI医院评审标准》(第5版),AOP.3,SQE.1.1。
   2.2 《三级综合医院评审标准实施细则》(2011版),第四章"医疗质量安全管理与持续改进"(五、住院诊疗管理与持续改进)4.5.1.1。
   2.3 《三级综合医院评审标准实施细则》(2011版),第四章"医疗质量安全管理与持续改进"(六、手术治疗管理与持续改进)4.6.1.1。
   2.4 《三级综合医院评审标准实施细则》(2011版),第四章"医疗质量安全管理与持续改进"(七、麻醉管理与持续改进)4.7.2.2。

六、政　策

1. 各类执行患者检查的专业人员应为符合法律规范的合格人员,或具备专业执照者,经医院授权方能执行。
2. 资格及执照认定如下。
   2.1 医生:依照《中华人民共和国执业医师法》规定。
   2.2 护士:依照《护士条例》规定,急诊科担任预检分诊的护士须从事护理工作3年以上。
   2.3 实习医生:需在执业医生授权及指导下进行操作。
   2.4 营养师:经过临床营养专业知识培训的临床医护人员。
   2.5 药师:取得药学专业技术职称。
   2.6 检验人员:取得检验专业技术职称。
   2.7 放射人员:取得放射技术资格证书。
3. 工作职责如下。
   3.1 评估人员应依岗位说明书及相关规范为患者执行评估。
   3.2 各医疗人员须经持续教育培训并遵守相关法律。
   3.3 对急症患者施行紧急评估的急诊科医护人员,必须遵照急诊救护相关规定。

七、审　核

部　门		核准主管	核准日期
主　办	医务部	主　任:	
		院　长:	
协　办	1. 护理部	主　任:	
	2. 人力资源部	主　任:	

标准 AOP.5.1

标准 AOP.5.1 由具有资质的人员负责管理临床实验室服务或病理学服务。

标准解读 临床实验室服务由具有相关培训记录、专业知识和工作经验资格的人员进行指导,并应符合适用的法律法规。该类人员负有对实验室设施和在实验室提供的服务以及在实验室外进行检验的专业责任,例如在病床边开展的检验(即时检验)。对实验室外服务的监督责任包括确保一致的医院制度和实践指导,包括培训和供应管理等。该类人员不包括对这些活动的日常监督,日常监督仍然是执行测试的部门或机构领导的职责。

实验室领导的职责包括:制定、执行并维护政策和程序;管理监督;维护必要的质量控制程序;对实验室服务外部资源提出建议;监测和审查所有实验室服务。

参考文件:《临床实验室组织管理制度》

类　　别	部门制度		编　　号	jy-3-01
名　　称	临床实验室组织管理制度		生效日期	20××-××-××
制定单位	×××	责任人 ×××	修订日期	20××-××-××
定期更新	每一年	总页码 ×	版　　本	第×版

一、目　的

由具备资格的工作人员管理临床检验服务及病理学服务,规范单位主管的资格、职责以及管理范围。

二、范　围

适用范围:提供临床检验服务的实验室——检验科(包含POCT管理)以及提供临床病理学服务的病理科。

三、定　义

行政管理层:科室的决策和管理机构,由科主任和副主任组成,其主要职能是对科室的质量体系进行全面的管理和控制,并提供相应的资源,确保科室按照已建立的质量体系有效运行。检验科主任为检验科第一质量负责人,病理科主任为病理科第一质量负责人。

四、权　责

责任科室:检验科、病理科。

五、参考文献

1. 法律法规
《医疗机构临床实验室管理办法》,卫医发〔2006〕第73号,2006年2月27颁布,2006年6月1日起施行。
2. 评鉴条文
《JCI医院评审标准》(第5版),AOP.5.1。

六、政　策

1. 医院所有实验室(病理学)都必须由符合资格的人员领导、管理。对科主任的资格要求为:中级职称以上,从事临床实验室(病理科)工作五年以上,参加科主任岗位培训,具有一定的组织、协调、沟通能力。
2. 科主任职责如下。
   2.1 发展、实施及维持相关政策与程序。根据院部精神结合科室实际情况制订工作计划、科室制度,审核操作程序文件和操作手册,落实各项工作,了解科室新技术新进展。
   2.2 管理及监督科室的运作。具体职责包括科主任分配工作、员工教育、工作量统计、组织科室业务学习、合理配置设备并有效使用管理、发现潜在安全隐患、落实各级临检中心布置的任务、与临床医生沟通。
   2.3 维持质量管理方案。具体职责包括监督科室内质控和科室间质控的开展、仪器日常维护、试剂保存、科室设立质量管理小组、出现质控不符合项参与讨论、设备定期校准、选择试剂种类和品牌。
   2.4 建议提供委托检验的实验室。实验室是合法的、通过ISO15189认证或CNAS等国际认证的及成本控制的。
   2.5 监控及审阅所有实验室提供的服务。负责临床使用的快速血糖仪、血气分析仪的培训与考核,了解门急诊检验结果的及时性,审阅室内质控和室间质评。
   2.6 负责与医院领导及各相关科室的联系协调工作。

七、审　核

部　门		核准主管	核准日期
主　办	检验科、病理科	主　任：	
		分管院长：	
协　办	医务部	主　任：	

标准 AOP.5.3

标准 AOP.5.3 拥有并遵循实验室安全项目,进行相应记录,维护设施管理和感染控制项目的合规性。

标准解读 实验室拥有解决实验室中出现的风险和危害所需的有效的安全项目。该项目强调安全操作及对实验室人员、其他人员和患者的预防措施(如洗眼装置、溢洒处理套件等)。实验室项目必须与医院的设施管理和感染控制项目保持协调一致。

实验室安全管理项目包括:符合处理设施管理和感染控制项目的标准;符合地方和区域的法律法规;适用于实验室实践和所遭遇危害的安全设备的可用性;所有实验室人员对安全流程和实践的定位;针对新流程和新获得或新发现危险材料的在职教育。

参考文件一:《实验室质量管理计划》

	类 别	全院计划		编 号	O-1-08
	名 称	实验室质量管理计划		生效日期	20××-××-××
	制定单位	×××	责任人	×××	修订日期	20××-××-××
	定期更新	每一年	总页码	×	版 本	第×版

一、**目 的**

建立本检验科质量管理体系,并保持其持续、有效地运行。

二、**范 围**

适用范围:检验科、输血科和病理科。

三、定　义

1. 质量管理：实验室决定质量安全责任及执行的管理活动，可通过质量计划、质量控制及质量保证等活动来完成。
2. 质量管理要素：组织、人员、设施和环境条件、设备及试剂、检验前后的程序控制、数据和记录、评估、持续改进及服务和满意程度等因素。

四、权　责

本计划是由检验科、输血科和病理科共同负责制订，经实验室生物安全委员会审核、公布。

五、参考文献

1. 法律法规
   1.1 《病原微生物实验室生物安全管理条例》，国务院令第424号，2004年11月12日起实施。
   1.2 《医疗机构临床实验室管理办法》，卫医发〔2006〕73号，2006年6月1日起施行。
2. 评鉴条文
   《JCI医院评审标准》（第5版），AOP.5.3。
3. 其他参考文献
   陆永绥，张伟民.临床检验管理与技术规程［M］. 2版.浙江：浙江大学出版社.

六、计划发展

1. 组　织
   1.1 本检验科分生物化学、微生物、免疫学、血液学、细胞学等检验实验室；输血科分医技组和护理组；病理科分巨检室、细胞室、免疫组化室、技术室、诊断室、档案室、冰冻室等。为保证实验室质量管理的有效贯彻，设置了相应的岗位，明确职责范围及相互关系，并授予相应权力。
   1.2 科主任应负责全面主持工作，负责相关程序的制定、实施；负责实验室管理及监督；维持质量管理方案为委托检验的实验室提供建议；监督审阅实验室所提供的服务。
2. 人　员
   2.1 人力资源是执行质量管理最重要的因素。
   2.2 通过资格认定和培训来确认上岗人员。
   2.3 对新员工实行岗前培训、考核和评估的规程。
   2.4 定期评估人员能力。
   2.5 若引入新流程或新试剂、新仪器，须对员工进行培训。
3. 设施和环境条件
   3.1 实验室应提供相关贮存空间与条件，以确保样本、设备、试剂、耗材及文件等因素不影响检验质量。

    3.2 根据实验室安全计划,实验室设施和环境不应造成工作人员的健康损害。

    3.3 对检验检查流程的临床标本与其他物质,应予以妥善贮存,以避免交互污染。

4. 设备及试剂

    4.1 实验室与医院协调,明确所需的设备和购买计划。

    4.2 实验室依据制造商建议正确使用设备,设备的使用包括安装、校准、定标及维护保养并记录。

    4.3 试剂应依照制造商建议或是试剂说明书说明来贮存、配制及使用。若为化学危险品,须依据《化学危险品的管理制度》进行化学危险品的管理。

    4.4 实验室应实行试剂评估程序,以确保结果报告的准确度及精密度。

    4.5 当设备及仪器发生召回、危害通知等意外事件时,须依据医院规范进行通报。

    4.6 所有试剂及溶液皆应有完整且正确的标识。

5. 检验程序控制

    5.1 实验室制定标本采集、核对、传送、贮存及接收等程序。

    5.2 实验室对开展的临床检验项目进行室内质量控制。当出现质控失控时,应当及时查找原因,采取纠正措施,并详细记录。

    5.3 实验室参加省卫生部组织的室间质量评价,对于室间质量评价不合格的项目,应当及时查找原因,采取纠正措施。

    5.4 所有检验服务皆须制定符合临床需求的报告时限。

    5.5 制定危急或异常检验报告程序。

6. 数据和记录

实验室管理需确保记录的产生、回顾、分析、保留、回收和拒绝都原始、真实。

7. 评估、持续改进

    7.1 实验室应制定一套对质量系统要素和所有实验室操作进行评估的系统程序。

    7.2 定期执行评估。

    7.3 实验室应持续改进质量管理的有效性,包括分析前、中、后,定期讨论评估活动、纠正措施与预防措施的实际执行成效。

    7.4 对于列为最高风险的风险评估,应优先进行改进活动。对于这类活动,应予以展开、文件化及实施。

8. 服务和满意度

各实验室依据质量计划拟订相关监控指标,定期统计并反馈,以满足患者及临床医生的需要。

9. 事件管理

实验室制作一个用于检测、分类、分析、报告事件和及时处理出现的问题的文档。实验室视此项管理为提高操作质量和减少错误不可分割的部分。

10. 信息管理

    10.1 实验室努力收集临床上、操作上的易得又实用的信息,这些信息综合所有现用的法律和规范。

    10.2 应有文件化的程序,确保患者信息机密性,并可随时予以维护。

    10.3 当信息用于数据与信息的收集、处理、记录、报告、贮存或获取时,应做到以下几点:防止未经授权取得;防止窜改或遗失之保护;确保数据与信息的完整性。

七、教育训练

对　象	具体做法
1. 新进人员	实验室质量管理
2. 在职人员	每年一次
3. 教育管道	主管会议、晨会、新进员工教育、医院内网平台等

八、质量管理

控制重点/指标	衡量、验证、监测、改善
急诊项目时效分析	分子:急诊项目规定时间出报告的例数 分母:所有急诊项目例数

九、审　核

部　门		核准主管	核准日期
主　办	实验室生物安全委员会	主　任: 院　长:	

参考文件二:《实验室安全管理计划》

	类　别	全院计划	编　号	O-1-09
	名　称	实验室安全管理计划	生效日期	20××-××-××
	制定单位	×××	责任人	×××	修订日期	20××-××-××
	定期更新	每一年	总页码	×	版　本	第×版

一、目 的

1. 规范实验室安全管理程序,确保实验室环境和工作人员安全。
2. 确保实验室工作人员掌握实验室安全隐患的有效预防措施以及事故发生后的应急处理。

二、范 围

适用范围:检验科、输血科和病理科。

三、定 义

实验室:对取自人体的各种标本进行生物学、微生物学、免疫学、化学、血液免疫学、血液学、生物物理学、细胞学等检验,并为临床提供医学检验服务的实验室。

四、权 责

1. 各主任对其所在实验室安全管理负责。
2. 实验室工作人员严格按照相关制度规程进行操作,加强实验室安全和自我保护意识。

五、参考文献

1. 法律法规
   1.1 《病原微生物实验室生物安全管理条例》,国务院令第424号,2004年11月12日起实施。
   1.2 《医疗机构临床实验室管理办法》,卫医发〔2006〕73号,2006年6月1日起施行。
2. 评鉴条文
   《JCI医院评审标准》(第5版),AOP.5.3。
3. 其他参考文献
   陆永绥,张伟民.临床检验管理与技术规程[M].2版.杭州:浙江大学出版社,2014.

六、计划发展

1. 实验室标本的安全管理
   1.1 所有来自患者的血液、体液标本均应视作传染源,在标本的采集、运输过程中,标本容器应完好、无泄漏。
   1.2 处理标本时应穿工作服、戴手套等防护装备。
   1.3 对微生物标本等感染性标本的处理,应在生物安全柜中操作。
   1.4 实验完毕离开时,应脱下所有该实验区个人防护装备。
   1.5 实验室标本操作过程中发生意外的应急措施如下。
      1.5.1 在实验过程中,患者标本(血液、体液)或试剂不慎溅入眼内应立即使用洗眼器进行15分钟以上的冲洗。

1.5.2 标本发生溢出时,应立即使用含氯消毒剂有效氯5000mg/L进行覆盖并作用30分钟后处理,对溢出区域再次清洁并消毒,将污染材料放入黄色垃圾袋。

2. 实验室仪器设备的安全管理

2.1 实验室仪器设备严格按照操作规程进行操作,并有专人负责进行定期检查维护。

2.2 若实验室仪器设备表面受到污染后,则应用75%酒精进行清洁消毒。

2.3 实验室仪器设备维修与使用过程中发生故障的应急措施详见《仪器故障应急预案》。

3. 实验室试剂的安全管理

3.1 试剂进出库有专人负责。

3.2 冰箱24小时温度应用冷链系统进行监测。

3.3 试剂进出严格执行"先进先出"原则,注意试剂有效期,超出有效期的试剂不得再次使用。

3.4 实验室试剂的贮存与使用过程中发现冰箱温度失控,应立即报告医学装备部维修,同时将冰箱内的试剂、标本移至其他正常运行的冰箱保存。

4. 危险化学品的安全管理

4.1 实验室危险化学品由专人负责管理,做好存入和领取登记记录。

4.2 实验室危险化学贮存严格执行国家有关部门规定,放入专库或专柜保存。

4.3 使用危险化学品的相关人员必须接受相关培训,使用过程中必须严格执行安全操作规程和安全管理制度,并备有相应的安全防护措施。

4.4 危险化学品贮存与使用过程中发生溢出、暴露等事故时,应严格按照《危险化学品管理制度》规定流程进行处理。

4.5 实验室人员应能正确使用有害物质溢出包。

5. 医疗废物处理的安全管理

5.1 医疗废物收集、运送时按《医院废弃物管理制度》操作。

5.2 对病原体的培养基、标本和菌种及毒种保存液等高危险废物,应先进行压力蒸汽灭菌处理,后按照感染性废物收集。

6. 实验室的隔离消毒

6.1 实验室内清洁区、半污染区、污染区应分区明确。

6.2 实验室工作人员的手消毒按《手卫生管理制度》执行。

6.3 实验室工作人员根据工作需要正确使用防护用品。

6.4 实验室工作台面、地面每日使用500mg/L含氯消毒液进行擦拭。

6.5 配置含氯消毒液必须戴口罩和手套,避免配置时消毒液溢出损伤皮肤。当发生溢出液损伤皮肤或眼睛情况时,应立即用大量清水冲洗损伤部位15分钟以上,并及时就诊。

7. 实验室的职业暴露

7.1 实验操作过程中，有可能发生血液、体液飞溅，工作人员应戴手套和具有防渗性能的口罩；微生物室还应戴防护眼镜、穿隔离衣等。

7.2 实验室工作人员发生职业暴露后按照《职业暴露后的处理程序及措施》进行处理，并通过医院内网进行不良事件上报。

8. 高压灭菌器的安全管理

8.1 高压灭菌器使用者必须持有压力容器的上岗证。

8.2 定期做好容器的维护保养，定期检查压力容器各配件的性能，确保无故障运行。

8.3 高压灭菌器的使用与维护过程中发生事故的应急措施：

8.3.1 压力容器发生超压时，迅速切断外来压力源的进气阀门，使压力容器内的压力迅速降低。

8.3.2 使用压力灭菌器过程中发生异常情况，应迅速开启安全泄压的阀门。

9. 实验室电脑信息的安全管理

9.1 实验室人员注意电脑信息使用安全，保护患者隐私，不得将患者信息外泄。

9.2 内网工作电脑不得随意安装、使用任何外来软件，不得使用软盘、光盘、U盘等外来介质。

9.3 电脑出现故障应报告信息科，信息科人员负责到现场维修、指导。

10. 实验室采血等侵入性操作的安全管理

10.1 操作时严格按照标准操作规程进行。

10.2 严格执行无菌技术操作规程，静脉采血做到一人一针一巾一带，操作过程中戴手套，在手套无血污或破损情况下可不用换手套，但每接触一个患者前必须使用免洗手消毒液进行消毒，手套每抽血5人或手套使用达15分钟时更换一次。

10.3 操作过程中尽量固定操作部位，以免患者乱动扎伤自己的手。

10.4 操作后及时清理医疗废物、按规定分类(详见医院废弃物管理制度)，以防锐器扎伤。

七、教育训练

1. 新员工入岗前均须进行有关实验室安全内容的岗前培训。

2. 所有实验室工作人员须进行每年至少一次的危险化学品安全管理培训。

3. 所有实验室工作人员须进行每年至少一次的生物安全管理培训。

4. 所有实验室工作人员须进行每年至少一次的消防安全管理培训。

5. 对于新仪器、新程序、新近获得的危险化学品，实验室工作人员在使用前须进行培训。

八、质量管理

1. 医院安全管理委员会定期组织人员对实验室安全进行检查。

2. 实验室负责人每年向医院实验室安全管理委员会进行一次实验室安全管理工作内容的汇报。

九、审 核

部 门		核准主管	核准日期
主 办	实验室生物安全委员会	主 任:	
		院 长:	

参考文件三:《实验室安全管理制度》

	类 别	全院制度-临床管理	编 号	B-1-80
	名 称	实验室安全管理制度	生效日期	20××-××-××
	制定单位	××× 责任人 ×××	修订日期	20××-××-××
	定期更新	每一年 总页码 ×	版 本	第×版

一、目 的

实验室需依照实验室的风险及危害等级制定安全管理制度,此管理制度涵盖提供实验室人员、其他人员或患者安全的作业及预防措施。实验室的安全管理制度同时也必须符合医院设施管理及感染控制的管理制度。

二、范 围

适用范围:提供临床检验服务及病理服务的区域,包括实验室外部所有提供检验服务的区域。

三、定 义

无。

四、权 责

1. 本制度由医务科、检验科、病理科、输血科及院感科负责。
2. 本制度由除检验科以外所有在提供检验服务的科室负责。
3. 本制度由检验科、病理科及输血科共同制定。

五、参考文献

1. 法律法规
《医疗机构临床实验室管理办法》,卫医发〔2006〕73号,2006年6月1日起施行。

2. 评鉴条文

《JCI医院评审标准》(第5版),AOP.5.3。

六、政　策

检验科根据实验室安全管理条例等法律法规制定工作人员和实验室安全的一般要求、防火安全准则、实验室用电安全准则、化学危险物品使用准则、实验室微生物安全准则,明确实验室安全风险,并纳入医院感染控制项目。

1. 实验室防火防爆:

1.1 对使用易燃、易爆物质的实验室,要求通风良好、防日晒,并远离热源(特殊情况除外)。在易燃易爆气瓶附近应备有灭火器。

1.2 对使用易燃易爆物质的实验室,应严禁烟火、明火取暖和明火照明。

1.3 对易燃易爆物质要分类贮存,搬运时应轻拿轻放,对其进行各种作业时,严禁使用能打出火花的铁质工具。

1.4 对使用可燃、易燃性气体的实验室,严禁将易燃气体和助燃气体混放在一个实验室。气瓶内气体不能用尽,必须留有剩余压力。

1.5 氧化剂的储运和运输应注意与有机易燃物隔离。易燃固体以及金属容器包装,少量可装入玻璃瓶中。

1.6 电器防火:引起电器火灾的危险主要有电路短线、超负荷、接触电阻大、电路设备发生火花或电弧及静电放电发生火花等。为防止发生短路而发生火灾,必须严格执行电器安装、维修规程,并注意导线绝缘必须符合电路电压和工作状况的需要。

1.7 所有工作人员都必须经过消防培训,掌握灭火知识和操作技能并参加演习。

2. 化学危险物的管理与使用:

2.1 化学危险物要有明确的标志:所有化学危险物品的容器上都应有正确的标签,并保持标签完整,不能撕掉或毁损,当化学危险物品转移到新容器后,要在新容器上粘贴正确标签。

2.2 易燃、易爆化学药品应保存在专用柜子内,保存应符合有关安全防火规定,远离火源,防高温。

2.3 强氧化剂和易燃品必须严格分开,以免发生剧烈氧化而释放出热量,引起燃烧。

2.4 个人防护装备:在使用腐蚀性物品场所的工作人员,应该戴手套和其他个人防护装备。

2.5 急救设备:对使用腐蚀性物品的场所,应设有合适的急救淋浴设施和洗眼装置。

3. 实验室防腐蚀:

腐蚀性物品应避免与其他易腐蚀的物品混合存放,注意其容器的密闭性,并保持存储处通风良好。酸性和碱性物质不能混放,分类隔离贮存。搬运和使用腐蚀性物品要穿戴好个人防护用品。

4. 实验室防盗:

实验室装有门禁设施,只有授权者方可进入。各实验室工作人员在下班前应检查水、电、门及窗的安全情况,若非工作需要,须切断电源。

5. 预防感染:

5.1 检验标本极具感染性,为了保证工作环境的清洁及进入实验室人员的人身安全,必须做好预防控制工作,根据实验室风险评估级别配备适当的防护设施。

5.2 实验室废弃物管理

5.2.1 由感染性废物、损伤性废物和化学废物组成的医疗废物,必须分开收集。

5.2.2 生活垃圾和医疗废物应分类收集,生活垃圾应放在黑色塑料袋中,医疗废物应放置在黄色塑料袋中,黄色塑料袋应有生物危害警示标志;感染性废物和化学性废物应分开存放,并贴上警示标志,做好标签;损伤性废物应放入利器盒,盒外应贴上警示标志,做好标签。所有标签内容应包括日期、科室名称、医疗废物类别和特别说明。

5.2.3 医疗废物盛装容器应封口,防止泄露。对于有血液的一次性试管、含微生物的废弃物如血平板等,应先高压灭菌处理后再由清洁人员按固定路线运送到医院集中暂存场所,运送前应检查包装物的标志、标签、封口是否符合要求,不符合要求的不得运送;如果包装物或容器外表面被污染,应增加一层包装。清洁人员在运送过程中应防止医疗废物泄露、流失和扩散,并防止医疗废物直接接触身体。

6. 仪器设备安全:

6.1 仪器设备安装应符合要求,严格按照各仪器SOP文件进行操作,并定期进行维护检查。

6.2 若实验室仪器设备表面受到污染后,应用75%酒精进行清洁消毒。

6.3 实验室仪器设备维修与使用过程中发生故障的应急措施详见《医疗设备报修、维修程序》。

6.4 医院设有不良事件上报系统,以监测设备及医学仪器的危害通知、召回、被报告的事件、问题以及失效,并采取行动。

7. 针对检验科可能发生的风险及危机,检验科要有合适的安全设备以供使用,如护目镜、洗眼器及灭火器等。

8. 外部实验室安全管理:

8.1 向外单位送检的标本应有专人负责并有专门记录。

8.2 实验室人员在工作中发现有需转送到外部实验室的样本,须统一放置在固定部位并有明显标志的样本盒中,以便外部实验室的人员来拿取。

8.3 外部实验室的人员从检验科收取标本时要与本科人员做好交接,要有明确记录,包括交接人员、交接时间、患者信息、标本信息及检测项目等。

8.4 外部实验室的人员收取标本后,应将标本置于专门的标本转运箱中,确保标本运送安全。

8.5 标本到达外部实验室后,要妥善保存,及时检测,确保检验质量。

8.6 外部检验报告由专人发回检验科。

8.8 标本检测、保存与处理应遵从本实验室相关规程。

9. 实验室至少每年或发生事件时要向医院的质量安全管理委员会或防保科报告实验室安全相关事件。

10. 安全教育及培训:
针对检验科可能发生的风险及危机,进行安全管理规程及操作的岗位培训,每年至少培训一次,对新入职员工随时进行培训。安全教育及培训要有记录。

七、审 核

部 门		核准主管	核准日期
主 办	检验科	主 任:	
		院 长:	
协 办	1. 医务部	主 任:	
	2. 病理科	主 任:	
	3. 输血科	主 任:	

标准　AOP.5.3.1

标准　AOP.5.3.1　实验室采用整合的流程以减少生物有害物质及废弃物暴露所致的感染风险。

标准解读　应有已执行的制度、程序和操作以降低生物有害物质暴露的危害。实验室获得性传染病应进行内部报告,并在合适时向公共卫生机构报告。下列生物安全危害和操作应以书面的程序进行处理,并遵守如下程序要求。

(1) 对悬浮微粒和飞沫暴露的控制(例如,在混合、超声波降解、离心分离和燃烧接种环时)。

(2) 穿着实验专用外套、长袍或制服以保护日常衣物,防止污染。

(3) 必要时使用生物安全柜。

(4) 规则决定如何处理致病源、意外割伤、针刺伤、意外摄入和潜在感染源接触黏膜的实验室暴露。这些规则包括去污染流程、需要紧急治疗时的联系人和安全设备的位置及使用方法。

(5) 应有相应书面流程规定所有样本的安全采集、运输和处理的流程。流程应包括禁止实验室技术区域的任何人进食、饮水、抽烟、化妆、摆弄隐形眼镜和口移液。

(6) 当与其工作相关时,相关人员必须接受关于血源性病原体的预防措施、传播方法和防治的培训。

(7) 实验室也应具有相应流程控制结核病的暴露。

如果确认了操作中的问题,或是发生了事故,则应采取纠正措施,并进行记录和审查(参见 PCI.7.2 1‑5)。

参考文件:《生物安全管理制度》

类　　别	部门制度		编　　号	jy-3-06
名　　称	生物安全管理制度		生效日期	20××-××-××
制定单位	×××	责任人　　×××	修订日期	20××-××-××
定期更新	每一年	总页码　　×	版　　本	第×版

一、目　的

为加强实验室生物安全管理,规范病原微生物相关的实验活动,保护实验室安全及工作人员在工作时不受致病微生物的感染,特制定本制度。

二、范　围

适用范围:提供临床检验服务的区域,包括实验室外部所有提供检验服务的区域。

三、定　义

生物安全:指避免生物危险因子对包括实验室工作者在内的生物体的伤害和对环境污染扩散的措施。

四、权　责

1. 本制度由医务科、检验科、防保科和院感科负责。
2. 本制度由除检验科以外所有提供检验服务的科室负责。
3. 本制度由检验科制定。

五、参考文献

1. 法律法规
   1.1 《病原微生物实验室生物安全管理条例》,国务院令第424号,2004年11月12日起实施。
   1.2 《医疗机构临床实验室管理办法》,卫医发〔2006〕73号,2006年6月1日起施行。
2. 评鉴条文
   《JCI医院评审标准》(第5版),AOP.5.3。
3. 其他参考文献
   陆永绥,张伟民.临床检验管理与技术规程[M].2版.浙江:浙江大学出版社.

六、政　策

1. 环境要求
   1.1 检验科工作场所分为清洁区、半污染区和污染区。清洁区包括办公室、会议室、休息室和储藏室;半污染区指卫生通道、更衣室和缓冲间;污染区包括标本收集室、存放室、处理室、检测室。

1.2 实验室门应保持关闭状态,入口处应张贴生物危害警告标志,并注明实验室生物安全等级和负责人的电话,未经许可,非授权人员不应进入实验室。

1.3 实验室应保持清洁整齐,不宜在实验室工作区域贮存食品和饮料、进食、饮水、吸烟和化妆等。

1.4 对需要带出实验室的手写文件,应保证在实验室内没有受到污染。

2. 工作人员防护

2.1 严格遵守生物安全管理制度与安全操作规程,并每年进行生物安全防护知识培训。根据生物危害风险,保证生物安全防护水平达到相应的生物安全防护级别。

2.2 临床实验室应当按照生物防护级别配备必要的安全设备和个人防护用品,保证实验室工作人员能够正确使用。

2.3 在实验室工作时,应穿着工作服,必要时戴口罩、戴帽子、穿隔离衣(或防护服)、戴护目镜或防护面罩;工作服每周换洗2次,污染时即时更换。

2.4 在进行可能直接或意外接触到血液、体液以及其他具有潜在感染性材料的操作时,应戴上合适的手套。操作结束及时脱去手套,不应戴着手套去公共场所。

2.5 严格执行手卫生制度,各种操作前后、脱去手套后均应及时洗手(详见《手卫生管理制度》)。

2.6 当有可能受到喷溅物污染、碰撞时,应戴合适的护目镜。

2.7 微生物检验室工作人员,每次连续佩戴口罩的时间不得超过4小时(最好戴N95口罩)。

2.8 实验室工作人员外出时应穿洁净工作服。

3. 清洁、消毒原则

3.1 对清洁区、半污染区和污染区,应分别进行常规清洁消毒处理。

3.2 清洁区和污染区的消毒要求、方法和重点有所不同,若清洁区和污染区无明显界限,则按污染区处理;半污染区环境消毒同污染区。

3.3 清洁区所有清洁消毒器具(如抹布、拖把和容器等)不得与污染区或半污染区共用。

3.4 清洁区若无明显污染,则应每天湿式清洁台面、地面2次;污染区在每天工作前及工作结束后,对台面、地面应用500mg/L含氯消毒液擦拭或拖地2次,遇有污染即时消毒,用1000mg/L含氯消毒剂,消毒30分钟;拖把用后以500mg/L有效氯消毒60分钟,悬挂、晾干、备用;空气消毒(三氧机或紫外线消毒)1小时。

3.5 使用一次性无菌医疗用品应检查小包装有无破损、灭菌日期和失效期。

3.6 严格执行无菌技术操作规程,微量采血应做到一人一针一管一带;对每位患者操作前应洗手并戴手套。

3.7 无菌物品如棉签、棉球、纱布等及其容器应在有效期内使用,并有专柜贮存,开启后使用时间不得超过24小时。

3.8 清洁报告单应防止二次污染,报告单(原始单)经紫外线消毒后发放。无污染的电子报告单据不需消毒。

3.9 仪器表面用75%酒精擦拭消毒。

3.10 溢出物用1000mg/L含氯消毒剂,消毒30分钟。

3.11 污染的台面和器具用含氯消毒剂有效氯1000mg/L擦拭消毒30分钟。

3.12 对微生物实验室、PCR实验室的室内消毒,应每天用紫外线消毒1~2小时或使用"静态三氧消毒机"或动态三氧消毒机空气消毒2小时并记录;使用静态三氧消毒机消毒须在消毒完毕2小时后,方能进入室内,以防中毒。对台面和地面台面、地面的消毒,应用500mg/L含氯消毒液擦拭或拖地2次。

4. 废弃标本及其容器的处理

实验室废物应当按照《医疗废物管理条例》和《医疗卫生机构医疗废物管理办法》相关规定妥善处理。

4.1 医院有完善的污水处理系统,患者排泄物(尿液、粪便)、分泌物(腹水、脑脊液等)可直接排入下水道。

4.2 对于盛标本的容器,若为一次性使用纸质容器及其外面包被的废纸,则装入黄色胶袋;若为可再次使用的玻璃、塑料或搪瓷容器,可煮沸15分钟或用1000mg/L有效氯浸泡2~6小时,消毒液应每日更换,消毒后用流水刷洗净沥干。用于微生物培养采样者,用压力蒸汽灭菌后备用。

4.3 所有废弃标本入黄色胶袋(保证无渗漏);病原体的培养基标本和菌种、毒种保存液、所有实验室的血液标本及HIV阳性标本等高危险性废物经压力蒸汽灭菌处理后按感染性废物收集处置。

4.4 进行各种检验时,应避免污染;在进行特殊传染病标本(甲类、乙类按照甲类管理的传染病)检验后,应及时进行消毒;遇有场地、工作服或物表污染时,应立即采取阻止感染源扩散的措施,并视污染情况向院感科、医院感染控制委员会报告。

4.5 有毒性、有腐蚀性、易燃易爆的废弃化学物品或试剂的处理:少量时按医院废弃物管理制度处理,若批量或大量弃置则通知环保部,由环保部派专人处理。

4.6 将实验中使用过的一次性材料(枪头、吸头、塑料试管等)全部放入黄色胶袋内。

4.7 对于可疑SARS、禽流感或其他烈性传染病(鼠疫、霍乱、肺炭疽)的所有标本及检验后的废物,应用1000mg/L有效氯溶液浸泡2小时后(单独浸泡),用黄色胶袋双层包装,予以特别标志。经压力蒸汽灭菌处理后按感染性废物收集、处置。

5. 实验室生物安全管理

 5.1 对明显产生传染性气溶胶的操作(搅拌、研磨、离心等)特别是可通过呼吸道传播又含有高度传染性微生物(炭疽杆菌、分枝杆菌、球孢子菌、组织胞浆菌、军团菌、流行性感冒病毒、丝状真菌及烈性传染病的细菌等)的操作,应在生物安全柜内进行。

 5.2 本实验室内仅能保存标准菌株,它们应存放在微生物室冰箱内并由专人保管和专册登记;乙类或丙类菌种鉴定后行灭菌处理而不保存;如果在医院范围内检出甲类菌种或毒种,应立即上报院感科或当地疾病预防控制中心并送往上级防疫机构,不得自行保存。

 5.3 对于病原体的培养基、标本和菌种、毒种保存液及 HIV 阳性标本等高危险废物,应先进行压力蒸汽灭菌处理后按感染性废物处理,将其装入黄色胶袋。

 5.4 设备部门每年一次负责检测安全柜的洁净度、气流分布情况,若发现指标低于标准,则即时更换过滤器。

 5.5 菌种、毒种按《中华人民共和国传染病防治法》进行管理:要求对传染病菌种、毒种和传染病检测样本的采集、保藏、携带、运输和使用实行分类管理,建立健全严格的管理制度。

 5.6 编写和发放《生物安全手册》,举办生物安全相关知识的培训教育(至少每年1次),强化职工的生物安全防护意识,指导工作人员在日常工作中做好自身防护,规范从事各项操作,掌握职业暴露的应急技能。

6. 职业暴露后的处理原则

 6.1 发生职业暴露后严格按照《职业暴露后的处理程序及措施》处置。

 6.2 发生职业暴露后请立即上报防保科,由防保科进行后续追踪。

七、审　核

部　门		核准主管	核准日期
主　办	检验科	主　任:	
		院　长:	
协　办	1. 医务部	主　任:	
	2. 防保科	科　长:	
	3. 院感科	科　长:	

标准 AOP.5.4

标准 AOP.5.4 根据医院规定,及时提供实验报告。

标准解读 实验室应确定结果的预期报告时间,并在规定的时间内报告。监控紧急/急诊报告的完成及时性。院外实验室也包括在内。

参考文件一:《检验结果报告时间规定》

类 别	部门制度	编 号	jy-3-03
名 称	检验结果报告时间规定	生效日期	20××-××-××
制定单位 ×××	责任人 ×××	修订日期	20××-××-××
定期更新 每一年	总页码 ×	版 本	第×版

一、目 的

加强对检验科全面管理,明确实验室工作必须遵守的准则和工作人员的行为规范,提升科室综合水平。

二、范 围

适用范围:各实验室及全体工作人员。

三、定 义

无。

四、权 责

实行科主任总负责制和科室二级管理制,全体工作人员均须遵守本制度。实验室组长对本室的制度落实负责,科主任对制度落实措施的检查和监督负责。

五、参考文献

1. 评鉴条文
《JCI医院评审标准》(第5版),AOP.5.4。

2. 其他参考文献

陆永绥,张伟民.临床检验管理与技术规程[M].2版.杭州:浙江大学出版社,2014.

六、政　策

1. 总　则

1.1 科室必须在医院规定的时间范围内为患者及临床医生提供各种检查报告,使患者得到及时诊治。

1.2 由于某些原因如设备故障、需进行疑难病例讨论等而不能在规定时间内出报告,科室必须主动联系主管医生,告知不能及时出报告的原因及可能出报告的时间,并向患者做好解释工作。

1.3 检查报告原则上一式两份:一份放入病历中,一份交由检查科室留底(进行数据备份)。如果患者需要,为其提供复印件或直接从电脑中打印。

1.4 患者就诊时,门诊护士应要求患者正确及完整地填写门诊首页,以便在必要时及时联系患者,并为患者提供可以查询的咨询电话。

1.5 医生根据患者的疾病及所需做的检查的报告时间,告知患者随访时间,并在病历中记录。

1.6 门诊医生开出的检查单,如报告在门诊下班时间以后出来,需由急诊医生帮助分析报告结果时,门诊医生必须口头通知急诊医生进行交班(患者姓名、病历号、检查项目及病情等)。

2. 临床检验结果报告时间

2.1 报告时间的起止计算原则:

2.1.1 门诊标本:由门诊标本采集室采集标本时起到报告审核发布止。

2.1.2 住院和急诊室标本:由检验科接收标本起到报告审核发布止。

2.2 急诊范围标准:

2.2.1 一般的急诊范围按浙江省医疗机构管理与诊疗技术规范丛书《临床检验管理与技术规范》中的规定:血型、血常规、尿常规、大便常规+隐血、凝血酶、脑脊液常规、电解质、血糖、淀粉酶、心肌酶谱、血气、D－二聚体和C反应蛋白。

2.2.2 提供24小时服务。

2.3 报告时间:

2.3.1 门诊常规标本:一般在1小时内完成。

2.3.2 住院常规标本:常规标本原则上当日出具检查报告,早上9点以前收到的标本在下午2点出具报告,早上9点以后至中午12点之前送来的标本,其报告在下午4点左右出具。

2.3.3 急诊标本:

a 急诊血常规、尿常规在30分钟内出具报告。

> b 急诊生化检验项目（如肾功能、血糖、淀粉酶等）在60分钟内出具报告。

> 2.3.4 某些申请少的免疫项目一个星期只做两次，细菌检验通常至少需要48小时才能得出结果，外送项目按外院要求在规定时间内出具报告。

七、表单附件

宁波市第四医院检验科限时承诺服务表。

八、审 核

部 门		核准主管	核准日期
主 办	检验科	主 任：	
		分管院长：	
协 办	医务部	主 任：	

参考文件二：《病理科检查结果报告时间》

	类 别	部门制度	编 号	bl-3-09
	名 称	病理科检查结果报告时间	生效日期	20××-××-××
	制定单位	×××　责任人　×××	修订日期	20××-××-××
	定期更新	每一年　总页码　×	版 本	第×版

一、目 的

在医院规定的时间范围内为患者及临床医生提供各种检查报告，使患者得到及时诊治，特制定本制度。

二、范 围

适用范围：包括内窥镜活检、门诊活检、门诊手术室、手术室标本的病理诊断报告时间及术中快速冰冻切片病理诊断报告时间等。

三、定 义

无。

四、权 责

责任科室：病理科。

五、参考文献

1. 评鉴条文
   1.1 《JCI医院评审标准》(第5版),AOP.5.4。
   1.2 《三级综合医院评审标准实施细则》(2011版),第四章"医疗质量安全管理与持续改进"(十七、病理管理与持续改进)4.17.4.2。

六、政　策

1. 手术标本处理的基本步骤如下。

手术日	术后第1个工作日	术后第2个工作日	术后第3～5个工作日
标本送检	取材	制片(包埋、切片、染色)	阅片、诊断、初检、复验、报告输入电脑、审核
固定过夜	组织处理过夜		

2. 下午4:30前收到的当日内窥镜活检、门诊活检和门诊手术室标本,大部分组织较小,不需长时间固定,当日即可取材;较大的组织固定至次日取材。
3. 出具报告时间如下。
   3.1 常规手术标本:术后6个工作日,完成率>90%。
   3.2 活检小标本:收到标本后4个工作日,完成率>95%。
   3.3 冰冻切片:收到组织标本后30分钟内完成,并电话及传真告知。
   3.4 细胞学:收到标本后2个工作日,完成率>95%。
4. 可能延迟出具报告时间的情况如下。
   4.1 疑难病例。
   4.2 需加做免疫组化/特染等项目或需重新取材/制片等。
   4.3 下午4:30后送来的组织和细胞学标本。
   4.4 皮肤切取标本。
   4.5 带骨质或钙化的标本需有一定天数脱钙。
   4.6 同时或短时间内有多例组织标本需做冰冻切片检查。
   4.7 仪器故障、停电等不可预料的原因。
   4.8 临时要求的夜间冰冻切片。

七、审　核

	部　门	核准主管	核准日期
主　办	病理科	主　任:	
		分管院长:	
协　办	医务科	科　长:	

标准　AOP.5.5

标准　AOP.5.5　对用于实验测试的所有仪器设备都应定期检查、维护和校准，并保留这些活动的相应记录。

标准解读　实验室人员致力于管理所有仪器设备，包括用于即时检验的医疗设备，能够以可接受的水平正常运作，并且对操作员是安全的。实验室通过制订和实施计划来管理实验仪器设备，从而为以下内容做准备：①选择和获取实验仪器设备；②确认和编制实验仪器设备详细清单；③通过检查、测试、校准和维护来评估实验仪器设备；④监测实验仪器设备的危害通知、召回、可报告事件、问题和故障，并采取措施，以及记录管理项目；⑤测试、维护和校准的频率视实验室实验仪器设备的使用情况及其记录的维护历史而定。

参考文件一：《检验科仪器设备管理制度》

类　别	部门制度		编　号	jy-3-22
名　称	检验科仪器设备管理制度		生效日期	20××-××-××
制定单位	×××	责任人　×××	修订日期	20××-××-××
定期更新	每一年	总页码　×	版　本	第×版

一、目　的

加强检验科设备管理，保证各类仪器正常运行，以保障日常检验工作的顺利完成。

二、范　围

适用范围：本科所有的仪器设备管理。

三、定　义

无。

四、权　责

责任科室:检验科。

五、参考文献

评鉴条文
《JCI医院评审标准》(第5版),AOP.5.5。

六、政　策

1. 职　责

1.1 医疗设备申购:根据医院《医疗设备供应链管理作业程序》,科室应根据临床、科研、教学工作需要按年度编报设备计划,填写《医疗设备购置申请论证表》,由医学装备部汇总后,交医学装备管理委员会讨论通过,由院领导批准后执行。

1.2 所有设备及医学仪器需建立书面化的库存管理程序:由设备管理员建立设备档案,列出实验室设备清单,每台仪器均有设备标识,每台设备均由科主任指定一名责任人负责日常管理,并授权给具备相应资格的人员使用,设备责任人和使用人应熟悉所管理设备的操作规程及注意事项,了解设备的原理。一般情况下,大型仪器设备应有两人以上能独立操作。使用人员应按照操作规程正确使用设备,并填写使用记录。

1.3 对新购置的设备及医学仪器或是已使用的设备及医学仪器,均须依据使用年限、制造商建议,建立检测及测试程序,落实执行且留有记录。新设备的使用由设备厂商、医学装备部及检验科共同完成,并填写培训记录;有关设备日常维护知识方面的培训由医学装备部和检验科共同完成,并填写培训记录。通过定期校准、室内质控来确定仪器正常运行,并建立设备标识,实验室设备及医学仪器应依照制造商建议执行校准、维护且留有记录。

1.4 医疗器械不良事件监测和报告制度:医院设有不良事件上报系统,以监测设备及医学仪器的危害通知、召回、被报告的事件、问题以及失效,并采取行动。

1.5 仪器设备操作人员负责日常维护和保养工作。

1.6 科主任对全科的仪器设备使用管理进行监督和检查。

2. 标　准

2.1 建立仪器操作规程,未经科室培训的人员不得上机操作。

2.2 自动分析仪运行参数的设置由专人负责,原则上他人不得随意或私自更改。

2.3 仪器说明书等资料由专人保管。

2.4 仪器操作人员应有高度责任心,熟悉仪器的性能,坚守工作岗位,严格按规程操作。

2.5 检测前应检查仪器是否完好,功能是否正常。

2.6 仪器运转时,应密切注意仪器状态,发现异常或故障及时联系医学装备部维修。

2.7 每天工作结束后,做好仪器的日保养工作,清洁桌面及仪器表面并关闭仪器。

2.8 做好计量仪器的年检工作(如天平、温度计、移液器等),血球仪、生化分析仪、生物安全柜等设备要定期校准或检测。大型设备主要部件维修后,必须经校准后才能使用。

2.9 做好仪器管理各项记录工作(包括保养、维修、校准等),并督促厂家及医学装备部维修人员做好相关记录。同时,做好仪器间温度、湿度监测工作,保持仪器间温度、湿度恒定,并备有除湿措施。

2.10 进修、实习人员要在带教老师的指导下使用仪器,不得任意操作,指导老师必须认真带教,避免意外情况发生。

2.11 仪器间严禁会客、抽烟、进食,保持仪器间清洁、宁静。在仪器使用后,随手清理桌面并做好仪器表面的卫生工作。下班前搞好机房卫生,并关闭仪器。

2.12 仪器出现故障时,应及时向仪器主管人员或科主任汇报,并与医学装备部联系维修。

2.13 各实验室主管仪器的工作人员要保管好操作手册、保养维修手册以及修理工具。

2.14 主管仪器的工作人员须经常检查仪器配件、试剂消耗情况,及时购置配件及试剂,以免影响正常工作。

2.15 对违反以上规定,并造成经济损失者,须扣除其奖金并酌情赔偿。

七、审 核

部 门		核准主管	核准日期
主 办	检验科	主 任:	
		分管院长:	
协 办	1. 医务部	主 任:	
	2. 医学装备部	主 任:	

参考文件二:《病理科设备管理制度》

类　　别	部门制度		编　　号	bl-3-18
名　　称	病理科设备管理制度		生效日期	20××-××-××
制定单位	×××	责任人　×××	修订日期	20××-××-××
定期更新	每一年	总页码　×	版　　本	第×版

一、目　的

为规范病理科设备的使用,特制定本制度。

二、范　围

适用范围:病理科所有设备。

三、定　义

无。

四、权　责

责任科室:病理科。

五、参考文献

1. 评鉴条文

1.1 《三级综合医院评审标准实施细则》(2011版),第四章"医疗质量安全管理与持续改进"(七、麻醉管理与持续改进)4.7.6.10。

1.2 《三级综合医院评审标准实施细则》(2011版),第六章"医院管理"(九、医学装备管理)。

2. 其他参考文献

徐思行,余心如.病理诊断与技术规范[M].杭州:浙江大学出版社,2003.

六、政　策

1. 病理科设备及仪器由专人管理,使用者须每日保养,使用和维护记录登记,若发生故障则须及时与医学装备部联系,尽快排除故障。

2. 诊断医生保养显微镜,擦拭镜头,防尘防晒,保护好光源。

3. 切片机、脱水机、包埋机及染色机等技术室制片用设备,由确定的保养人定期维护保养,设定好程序,及时更换试剂,保证试剂有效地处理好组织。节约耗材,减少浪费。冷冻切片机应定期除霜,以保持干净清洁。

4. 计算机及网络管理由专人负责,经常整理数据库资料,及时拷贝病理资料。主机、显示器及打印机经常检查,保证运作状态良好。

5. 非本科室医技人员原则上不能独立使用本科室仪器设备,本科室设备仪器未经医院同意不能外借。

6. 购置仪器计划由技术组长、科主任共同确定,上报医学装备部,经分管院长和设备管理委员会讨论同意,多方考察了解后,按有关规定手续采购仪器,建立仪器档案。

7. 仪器报损也按医院有关规定手续办理。

七、审 核

	部 门	核准主管	核准日期
主 办	病理科	主 任:	
		分管院长:	
协 办	1. 医务部	主 任:	
	2. 医学装备部	主 任:	

标准 AOP.5.6

标准 AOP.5.6 定期供应和评估必要的试剂和其他医疗用品,以确保结果的准确性和精确性。

标准解读 医院确认定期向患者提供实验室服务所必需的试剂和医疗用品。订购或确保这些基本试剂和其他医疗用品的程序应保持有效。所有的试剂都应遵照既定程序进行存放和分发。对所有试剂的评估,应确保结果的准确性和精确性。以书面指南的方式确保试剂和溶剂拥有完整、精确的标签,同时保证所有结果的准确性和精确性(参见 AOP.5.9 和 FMS.5)。

参考文件一:《检验试剂与校准品管理制度》

	类 别	部门制度	编 号	jy-3-16
	名 称	检验试剂与校准品管理制度	生效日期	20××-××-××
	制定单位	×××	责任人	×××	修订日期	20××-××-××
	定期更新	每一年	总页码	×	版 本	第×版

一、目 的

为规范检验科试剂管理,进一步加强试剂申请购买、验收、使用及保存等工作,特制定本制度。

二、范 围

适用范围:检验科所有检验试剂及检验耗材的管理。

三、定 义

无。

四、权 责

责任科室:检验科。

五、参考文献

评鉴条文

《JCI医院评审标准》(第5版),AOP.5.6。

六、政　策

1. 实验室应建立必要的试剂及供应品清单,仓库管理员做好试剂的登记入库、出库保管、每月进行清点盘存等工作。

2. 实验室应制定试剂及供应品无法取得的应变流程,保证能从周边医院或供货商借调或将样本送至周边医疗单位检测。

3. 所有试剂应依照制造商建议或是试剂说明书进行贮存、配制及使用。购买到的成品按制造商建议或是试剂说明书进行贮存,自配试剂按照操作规程执行,其标签内容包括试剂名称、配置日期、有效日期及成分或浓度、量、保存方法。

4. 所有试剂及溶液应有完整且正确的标示。

5. 实验室应制定实验室试剂检查程序,以确保结果报告的准确度及精密度。收到试剂后,接收人员检查箱内冰块是否完全融化、包装是否完整、数量与名称是否跟清单上的一致。

   5.1 定量检验项目的评估及可接受标准:

   　　5.1.1 评估项目包括准确度、精密度等。

   　　5.1.2 可接受标准:

   　　　　a 符合原厂说明。

   　　　　b 准确度评估结果须符合要求。

   5.2 半定量检验项目的评估:

   　　5.2.1 评估项目有质控品测试、试剂空白测定。

   　　5.2.2 可接受标准:符合原厂说明。

   5.3 定性检验项目的评估:

   　　5.3.1 评估项目有质控品测试、试剂空白测定。

   　　5.3.2 可接受标准:符合原厂说明。

6. 采　购

   6.1 医学装备部负责试剂的招标、采购,并对试剂"三证"进行审核把关。

   6.2 科主任对试剂使用管理进行监督和检查,并参与试剂的招标等。

   6.3 仓库管理员定期收集试剂申购信息,科主任审查后交院医学装备部统一采购。

   6.4 验收:

   　　6.4.1 试剂进货要做到来源渠道正规、货物优质,以及有批准文号、生产日期、《经营许可证》《生产许可证》《注册证》复印件和法人委托及业务员的身份证明。以上资料统一由医学装备部登记保管。

6.4.2 校准品必须使用仪器设备配套或仪器生产商指定的产品,并能溯源到国家或国际标准,仪器若无配套的校准品,则可应用试剂盒配套的校准品(或标准品),但必须有FDA或SFDA的批准文号。

6.4.3 验收试剂时,须核对其规格、批号、数量和批准文号。若发现试剂盒破损、试剂溢出及试剂过期,则一律给予退回处理。

6.5 对实验室仪器用水的管理,应每天检查电导率,以保证水质符合要求。

6.6 试剂必须与化学药品分开存放,存放试剂的冰箱内严禁存放个人物品,并每天检查冰箱温度,做好记录。剧毒、易燃和易爆品要按要求保管并由专人负责。强酸强碱试剂要单独保存。具体参照《化学危险品的管理制度》。

6.7 试剂外借需经科主任同意并办理手续方可执行。

七、审 核

部 门		核准主管	核准日期
主 办	检验科	主 任:	
		分管院长:	
协 办	1. 医务部	主 任:	
	2. 医学装备部	主 任:	

参考文件二:《病理科试剂的配置与管理》

	类 别	部门制度	编 号	bl-3-17
	名 称	病理科试剂的配置与管理	生效日期	20××-××-××
	制定单位	×××	责任人	×××	修订日期	20××-××-××
	定期更新	每一年	总页码	×	版 本	第×版

一、目 的

规范试剂的配置与管理制度,确保制片质量,以及人身安全和环境保护。

二、范 围

适用范围:制片过程中所需的所有试剂。

三、定　义

无。

四、权　责

责任科室:病理科。

五、参考文献

1. 评鉴条文

1.1 《JCI医院评审标准》(第5版),AOP.5.6。

1.2 《三级综合医院评审标准实施细则》(2011版),第四章"医疗质量安全管理与持续改进"(十七、病理管理与持续改进)4.17.6。

六、政　策

1. 配置、更换试剂必须详细登记。

2. 各种染料、试剂应选用化学纯以上级别。

3. 化学试剂应通风,常温避光存放,禁止接触明火及其他热源。危险或有毒试剂应专人专柜保管。

4. 配置好的试剂染料应盛放于磨口瓶内,避光试剂必须用棕色瓶储存,需冷藏试剂应放置于冰箱内备用。

5. 各种备用试剂瓶的标签上应标明试剂名称、配置时间及有效期。

6. 各类化学试剂应进行定期更换,更换的时间应根据标本的多少进行量化。

7. 废弃试剂应由专业公司回收。

七、审　核

	部　门	核准主管	核准日期
主　办	病理科	主　任:	
		分管院长:	
协　办	1. 医务部	主　任:	
	2. 医学装备部	主　任:	

标准　AOP.5.7

标准　AOP.5.7　建立并实施用于试样的采集、鉴定、处理、安全运输和处置的程序。

标准解读　建立并执行相应程序用于如下过程：①安排检验；②采集和鉴定试样；③运输、贮存和保存试样；④接收、记录和跟踪试样。

对于合约实验室服务进行测试的试样也应遵守这些程序。

参考文件一:《检验标本管理制度》

类　别	部门制度		编　号	jy-3-12
名　称	检验标本管理制度		生效日期	20××-××-××
制定单位	×××	责任人　×××	修订日期	20××-××-××
定期更新	每一年	总页码　×	版　本	第×版

一、目　的

加强检验标本的管理,明确各类标本采集、接收/拒收、保存和处理要求,规范标本管理工作流程。

二、范　围

适用范围:本科所有标本的管理,包括标本的采集、运送、接收及保存等。

三、定　义

无。

四、权　责

责任科室:检验科。

五、参考文献

1. 评鉴条文
   《JCI医院评审标准》(第5版),AOP.5.7。

2. 其他参考文献

陆永绥,张伟民. 临床检验管理与技术规程[M]. 2 版. 杭州:浙江大学出版社,2014.

六、政　策

1. 总　则

　1.1　检验标本包括从门急诊、住院患者和体检人员等处采集的标本。

　1.2　检验申请标签包括下列信息。

　　1.2.1　患者姓名、性别、年龄、住院号、病案号、科别。

　　1.2.2　申请医生。

　　1.2.3　标本种类。

　　1.2.4　临床诊断。

　　1.2.5　采集标本的日期和时间。

　　1.2.6　备注(是否优先处理)。

　1.3　若患者存在下列情况,则申请者应尽量在申请单上注明。

　　1.3.1　正在接受抗凝治疗。

　　1.3.2　确认或怀疑患者有蛋白异常血症。

　　1.3.3　正在接受血液透析治疗。

　1.4　优先处理的检验标本。

　　1.4.1　紧急:来自急诊室、手术室、ICU 和其他临床患者需要急诊处理的标本,实验室将尽快地为其完成各项检验。

　　1.4.2　急需:特需的 VIP 患者,尽快完成检验。

　　1.4.3　门诊:需在同一天内复诊的患者。

　　1.4.4　处理时间的长短对标本的结果有影响的项目,如血气、血糖、血钾等。

2. 标本采集和送检

　2.1　标本由以下资格人员采集。

　　2.1.1　注册护士。

　　2.1.2　执业医生。

　　2.1.3　检验技术人员。

　2.2　病区标本采集和送检程序

　　2.2.1　医生开具检验项目。

　　2.2.2　护士确认后,打印检验标签。若为急诊检验医嘱,则须立即通知责任护士。标签上的信息包括患者姓名、病历号、床号、检验项目、标本类型及特殊要求等。采集完毕后,将电脑打印的标签贴于标本容器上。

　　2.2.3　住院患者的血液标本由病区护士负责采集。

　　2.2.4　采集者在标本采集前仔细核对患者姓名、床号、出生日期、检验项目,采集完毕后,将采集者及采集时间录入电脑。标本运送由护工当面清点标本数量,并在标本登记本上签字,由护工将标本送至检验科标本接收间签收。

3. 门急诊、体检标本采集和送检程序

 3.1　医生在门急诊病历中开具检验医嘱,并在门诊电脑系统中刷卡开具检验申请。

 3.2　患者或家属持就诊卡付费。

 3.3　门急诊患者(包括体检)血液标本由本科室负责采集,急诊室行动不便的急诊患者的血液标本由急诊室护士负责采集。

 3.4　患者持卡在门急诊化验室采血或留样。

 3.5　工作人员核对姓名和出生日期以确定患者身份,若无误后则将标签一联贴于真空管或标本盒上,并根据相应操作程序进行采集。

 3.6　对于患者尿液、粪便、痰液等标本的留取,须在医生、护士或检验人员指导下开展。

 3.7　脑脊液、关节液、胸腹水、前列腺液及阴道分泌物等标本由临床医生采集。

 3.8　病区标本由护工送至标本接收间,门急诊标本由本科室工作人员直接进行接收。

4. 标本接收程序

 4.1　送检标本通过扫描条形码录入电脑,自动生成标本接收时间。

 4.2　对不符合要求的标本处理见5.2。

 4.3　将标本送往科内相应检验部门或区域。

5. 不符合要求的标本

 5.1　定义:由于某个或多个原因,患者标本在检验时可能出现不稳定或不可靠的结果,这些标本称为不符合要求的标本。具体情况包括如下。

  5.1.1　无法读取标本信息(条形码不清晰或粘贴不规范等原因)。

  5.1.2　标本类型与条形码上信息不符。

  5.1.3　标本容器上无条形码或标签,或标签错误。

  5.1.4　标本量太少。

  5.1.5　真空管用错(试管或容器不符合相应的检验项目的要求)。

  5.1.6　标本抗凝不完全或有凝块。

  5.1.7　血与抗凝剂比例不当(血过多)。

  5.1.8　严重溶血。

  5.1.9　严重脂浊。

  5.1.10　标本污染。

  5.1.11　标本未用无菌容器送检。

  5.1.12　未按标本采集要求采集与送检。

  5.1.13　标本干燥。

  5.1.14　试管破损。

  5.1.15　在绝对要求空腹抽血的情况下未做到空腹。

  5.1.16　其他不合格情况。

 5.2　实验室对不符合要求的标本的处理程序如下。

  5.2.1　联系相应病区护士,并在拒收系统中记录。

5.2.2 退回标本,要求更正。

5.2.3 退回标本,要求重新采集后及时送检。

5.2.4 患者禁高脂饮食3天或停用脂肪乳剂1天后再重新抽血送检。

5.2.5 标本容器外的标签只能由标本采集者更正,在错误未被纠正之前不得再次送检。

5.2.6 检验科记录不符合要求的标本,需对存在的问题定期进行评估和持续改进。

6. 标本管理要求

6.1 全体工作人员要十分重视检验标本,正确采集、验收、保存、检测,避免错采、错收、污染、丢失,否则追究当事人责任。

6.2 检验标本必须严格按照检验项目的要求进行采集,包括容器、采集时间、标本类型、抗凝剂选择、采集量、送检及保存方式等。

6.3 接收标本须严格实行核对制度,包括对姓名、性别、出生日期、住院号、病床号、标本类型、标本量、容器、标志及检验目的等的审核,所送标本信息必须与条形码上标本信息相符,不符合要求的应退回重送。在核对检验标本的同时,应查对临床医生检验申请是否正确、完整、规范,如有不符合要求者,应予退回,要求在其纠正以后,再予接收(参照《各实验室样本接收、拒收及处理标准操作程序》)。

6.4 接收外单位送检的标本须由指定专人负责。

6.5 标本接收后应及时处理,防止标本中被测成分降解或破坏。如当天不能检测,则应分离出血清或血浆,按各自要求(冷藏或冷冻)保存。

6.6 对检测后的标本必须妥善保存。要求一般标本需冰箱保存一周,骨髓片、染色体制片则需存档保存20年以上。对于征兵体检标本,应分离血清后冰冻保存3个月。标本的保存及废弃均需记录。

6.7 特殊标本(CSF、骨髓、心包穿刺液、胸腹水等)应注意保存,以备复查。

6.8 各实验室要做好标本交接班工作,交班人负责将交班标本送到检测实验室。

6.9 对于开在同一张化验单上或共用一张条形码,或两张条形码的不同实验室项目,则共用1份标本,采取首接负责制,即先检测的实验室负责将标本转送到其他实验室。

6.10 各实验室对废弃标本的处理,须严格按《实验室废弃物、废水管理制度》执行。

6.11 对不负责任、造成标本遗失者,须按差错标准处罚(参照《差错事故登记报告制度》)。

7. 外部实验室安全管理

7.1 向外单位送检的标本应由专人负责并有专门记录。

7.2 实验室人员在工作中若发现有需转送到外部实验室的样本,则须将其统一放置在固定部位并有明显标志的样本盒中,以便外部实验室的人员来拿取。

7.3　外部实验室的人员从检验科收取标本时要与本科室人员做好交接,要有明确记录,包括交接人员、交接时间、患者信息、标本信息及检测项目等。

7.4　外部实验室的人员收取标本后,应将标本置于专门的标本转运箱中,以确保标本运送安全。

7.5　标本到达外部实验室后,要妥善保存,及时检测,以确保检验质量。

7.6　外部检验报告由专人发回检验科,检验科指定人员审核后进行发放。

7.7　标本检测、保存与处理应遵照本实验室相关规程。

七、审　核

部　门		核准主管	核准日期
主　办	检验科	主　任:	
		分管院长:	
协　办	医务部	主　任:	

参考文件二:《病理科试剂管理制度》

	类　别	部门制度	编　号	bl-3-16
	名　称	病理科试剂管理制度	生效日期	20××-××-××
	制定单位	×××	责任人	×××	修订日期	20××-××-××
	定期更新	每一年	总页码	×	版　本	第×版

一、目　的

为规范科室试剂的使用和保存,杜绝差错和严防丢失,特制定本制度。

二、范　围

适用范围:病理科所有试剂。

三、定　义

无。

四、权　责

责任科室:病理科。

五、参考文献

1. 评鉴条文

   1.1 《三级综合医院评审标准实施细则》(2011版),第四章"医疗质量安全管理与持续改进"(十七、病理管理与持续改进)4.17.6.10。

   1.2 《三级综合医院评审标准实施细则》(2011版)。

六、政　策

1. 病理科试剂管理须严格按照医院有关规定执行。所需试剂均由医院材料仓库负责采购,病理科负责编报及上报试剂种类和采购量。

2. 先由病理科技术人员根据工作需要提出购置试剂清单,经科主任核实后上报材料仓库进行采购。

3. 科内设专人协助科主任管理,负责采购、领发、保管、清点盘存及报废等工作,及时反馈试剂质量信息,对照提供试剂的供货单位的说明书,提出建议以协助材料仓库做好采购工作。

4. 材料仓库根据病理科送交的采购计划,制定方案并报主管院长批准。采购的试剂须符合有关规定,按正常渠道进货,并尽快为病理科购到所需试剂,以确保医疗工作需求。

5. 试剂到货后由材料仓库验收。保管员核对后在送货单上(一式两份)签字,其中一份随试剂送至病理科由科主任签字,验收单由材料仓库保管员、科主任和病理科主任签名后做付账清单,上报主管院长。

6. 病理科的各实验室使用试剂时,配制、更换试剂都要详细登记,包括日期、数量、处理组织的量化指标。

7. 危险或有毒试剂由专人专柜保管,易燃易爆试剂须远离火源、水源,强酸强碱须妥善保存。

8. 试剂瓶标签应标示清楚,包括名称、配制时间及有效日期。

9. 废弃的试剂应排入具有污水处理功能的下水道,不得直接排放致污染环境,特殊试剂则应由专人及有回收资质的单位回收。

七、审　核

部　门		核准主管	核准日期
主　办	病理科	主　任:	
		分管院长:	
协　办	医务部	主　任:	

标准　AOP.5.9

标准　AOP.5.9　建立、遵循实验室服务的质量控制程序,并进行相应记录。

标准解读　精心设计的质量控制程序对提供一流的病理学和临床实验室服务至关重要。质量控制程序包括:①验证所使用的测试方法以确保准确性、精确性和可报告的范围;②由具有资质的实验人员执行对结果的日常监督;③试剂检测(参见AOP.5.6);④确定缺陷后的快速纠正措施;⑤结果和纠正措施的记录。

参考文件一:《检验科室内质控制度》

	类　　别	部门制度	编　　号	jy-3-21
	名　　称	检验科室内质控制度	生效日期	20××-××-××
	制定单位	×××　　责任人　　×××	修订日期	20××-××-××
	定期更新	每一年　　总页码　　×	版　　本	第×版

一、目　的

室内质控是获得可靠检验结果的前提,也是实验室全面质量管理的主要内容。健全室内质控体系,完善质控制度,旨在规范各类项目的室内质控,提高检验质量,减少或杜绝医疗纠纷、检验差错的发生。

二、范　围

适用范围:本科各类检验项目的质量控制。

三、定　义

无。

四、权　责

责任科室:检验科。

五、参考文献

1. 评鉴条文

《JCI医院评审标准》(第5版),AOP.5.9。

2. 其他参考文献

陆永绥,张伟民.临床检验管理与技术规程[M].2版.杭州:浙江大学出版社,2014.

六、政　策

1. 职责如下。

　　1.1　实验室组长负责编写本部门质控标准操作程序及具体措施,在月底做好质控小结。

　　1.2　检验技术人员负责完成本岗位室内质控和相关记录。

　　1.3　质量管理小组负责定期组织开会讨论质控工作,修改相关制度,并对近期的缺陷制定整改措施。

　　1.4　科主任负责质控相关工作的审核、监督和检查。

2. 标准如下。

　　2.1　检验人员必须加强质控意识,努力学习质量控制相关理论知识。各实验室必须将室内质控贯穿到日常检验中,建立室内质控操作程序,规范操作,正确分析和处理质控结果。质控方法可根据具体测定项目自行选择,并根据国内外质控技术发展趋势逐步完善。

　　2.2　各实验实均应全面开展室内质控。

　　　　2.2.1　项目包括:生化;血液细胞计数;尿干化学;凝血试验;乙肝两对半、抗HIV、HBV-DNA;化学发光项目等。

　　　　2.2.2　要求:生化、血液细胞计数、凝血试验等最好能测定2~3个水平,其他项目至少要测定1个水平以上。常规项目应每天随标本测定质控,特殊项目由于试剂成本、标本量及质控品来源等因素,每天测定质控有困难,但必须建立质量保证措施,在更换试剂批号或校准后应测定质控。

3. 室内质控数据的处理如下。

　　3.1　所有开展质控的项目,质控数据均应输入质控管理系统软件,求出平均值、标准差、变异系数。

　　3.2　质控设置内容包括定性(半定量)、定量、单水平、多水平、失控判断规则等,各实验室可按各质控特点选用。

4. 失控处理及失控报告单如下。

　　4.1　若遇到失控情况,则应立即报告本专业组组长,由组长指导、协同一起分析失控原因,采取相应措施并予以纠正。

　　4.2　失控后必须填写失控记录单。失控纠正后,应对相关标本重新检测后方可发放报告单。

5. 质控数据的管理如下。

    5.1　统计:每次均于月初对上月所有的质控数据进行汇总和统计处理,并做好该月室内质控评价。

    5.2　上报:每月10日前将前一月的质控图、失控记录、质控小结一并交科室主任审核并存档。

6. 质控品的订购由各实验室上报计划,科室统一报医学装备部采购。质控品的保存由各实验室指定专人负责。

7. 更换质控品应在前一批号未使用完之前,新、旧批号质控物同时使用一段时间后,统计出新批号质控物的均值、标准差,作为新批号质控物的暂定靶值和标准差,以保证室内质控的不间断。

8. 科室主任将不定期在电脑或现场资料中抽查室内质控的开展及执行情况。对质控工作做得不到位、失控没有得到及时纠正或记录不完整等情况的相关责任人,须在科室会议上通报并督促其改进。

七、审　核

部　　门		核准主管	核准日期
主　办	检验科	主　任:	
		分管院长:	
协　办	医务部	主　任:	

参考文件二:《病理科室内质量控制制度》

	类　　别	部门制度	编　　号	bl-3-01
	名　　称	病理科室内质量控制制度	生效日期	20××-××-××
	制定单位	×××　责任人　×××	修订日期	20××-××-××
	定期更新	每一年　总页码　×	版　　本	第×版

一、目　的

为了使病理科的各项工作能规范、有序地进行,每项工作须明确责任人,及时发现、迅速纠正差错,不断提高切片质量及诊断准确率,特制定本制度。

二、范　围

适用范围:病理科全体医务人员。

三、定　义

无。

四、权　责

责任科室:病理科。

五、参考文献

1. 评鉴条文

《三级综合医院评审标准实施细则》(2011版),第四章"医疗质量安全管理与持续改进"(十七、病理管理与持续改进)4.17.6.。

2. 其他参考文献

徐思行,余心如.病理诊断与技术规范[M].杭州:浙江大学出版社,2003.

六、政　策

1. 病理检查的管理措施到位。
2. 在病理检查申请单上必须完整填写患者相关资料,字迹清晰,内容完整。
3. 有完善的制度保证病理标本从采集到运送至病理科不出现差错,除特别要求外,标本需用10%中性福尔马林缓冲液固定。
4. 对病理标本检查和取材时,应有规范、质控措施和记录。
5. 常规病理制片应按照相应的规范开展,并有质控措施和记录。
6. 有制度保证术中快速病理(含快速石蜡)诊断的规范和准确。
7. 有制度保证特殊染色操作规范。
8. 有制度保证免疫组织化学染色操作的规范和准确。
9. 病理实验室应有仪器、试剂的质控管理制度和完善的记录。
10. 参加行业内组织的各种实验室质控活动。
11. 本病理科应至少每季进行一次室内质控自我评估,并做好记录。

七、审　核

部　门		核准主管	核准日期
主　办	病理科	主　任:	
		分管院长:	
协　办	医务部	主　任:	

标准 AOP.5.9.1

标准 AOP.5.9.1 存在有相应程序用于实验室服务的能力验证。

标准解读 能力验证可确定与采用相同方法的其他实验室相比,一个实验室的结果的准确性。这种测试可以识别内部机制未识别的性能问题。因此,如果可用,实验室则可以参加业经验证的能力验证项目。或者,在没有业经验证的能力验证项目时,实验室可以和其他组织的实验室交换实验样本以执行同行比较测试。实验室须保留参加能力验证程序的累计记录。当测试可用时,应对所有专科实验室项目执行能力验证测试或替代测试。

参考文件:《室间质评或替代能力验证制度》

	类 别	部门制度	编 号	jy-3-35
	名 称	室间质评或替代能力验证制度	生效日期	20××-××-××
	制定单位 ×××	责任人 ×××	修订日期	20××-××-××
	定期更新 每一年	总页码 ×	版 本	第×版

一、目 的

对检验科参加室间质评或替代能力验证的全过程进行控制。

二、范 围

适用范围:临床实验室所有检验项目的质量保证活动。

三、定 义

实验室服务能力验证:是多家实验室分析同一标本,并由外部独立机构收集和反馈实验室上报的结果,以此评价实验室操作的过程,通过实验室间的比对判定实验室的校准、检测能力以及监控其持续能力。

四、权　责

责任科室:检验科。

五、参考文献

1. 法律法规

《医疗机构临床实验室管理办法》,卫医发〔2006〕73号,2006年6月1日起施行。

2. 评鉴条文

《JCI医院评审标准》(第5版),AOP.5.9.1。

3. 其他参考文献

陆永绥,张伟民. 临床检验管理与技术规程[M]. 2版. 杭州:浙江大学出版社,2014.

六、政　策

1. 职　责

1.1 科主任批准室间质评计划和质评项目。

1.2 质量主管负责质评计划的制订、申请和监督实施。

1.3 各实验室组长负责组织本部门质评样品检测、结果报送和质评报告总结。

1.4 质量主管负责监督本实验室室间质评过程。

2. 工作程序

2.1 各实验室组长根据本部门工作情况,确定参加浙江省室间质评的项目(每年2次)和国家卫计委室间质评项目(每年3次);质量主管根据各实验室汇总计划,确定本科室年度参加室间质评的项目,制订质评计划,并报检验科主任批准。

2.2 各实验室组长负责室间质评样品的接收和签发。

2.3 各实验室仪器操作者按常规样品检测程序,在规定时间内完成室间质评项目的检测,并填写《室间质量评价项目结果登记表》,保存剩余的室间质评物,以便下次复查。室间质评报告交各实验室组长审核后,在规定的时间内上报室间质评结果。结果上报之前禁止与其他实验室交流和核对检测结果。

2.4 室间质评结果回报后由各操作者分析原因,再由各实验室组长审核,制定不合格项目处理措施,并定期对失控纠正处理效果进行评价,由质量主管负责监督落实。

2.5 质量主管监督实验室质评样品的检测、结果报送、质评报告总结及整改等过程。

2.6 对于无室间质量评价计划的检验项目,可以采用实验室间比对程序。实验室间比对可使用患者样品,以减少或消除基质效应的影响。

2.7　室间质评结果失控的常规分析步骤如下。

2.7.1　回顾和收集本次检测分析前、中、后的数据与记录,包括仪器打印记录、工作单、检测数据及检测人员等。

a　检查有无书写方面的错误。

b　调查试剂的有效期和贮存情况记录等。

c　调查质控物贮存情况和质控物配制情况。

d　调查当天的室内质控记录结果,分析有无失控或者系统漂移。

e　若有可能,则须对剩余的室间质评物重新检测。

f　其他:寻求试剂或仪器厂商的帮助等。

2.7.2　对存在的问题进行分类:书写误差(如抄错、小数位点错误、单位换算错误)、方法学问题(如仪器状态、样品携带污染等)、技术问题(如质控物处理不当、室内质控出控等)、室间质评样品的问题(如污染或配置不当等)、室间质评评价的问题(如分组不合理、评价区间等)及无法解释的原因等。

2.7.3　评估患者结果:实验室应审核来源于不可接受室间质评结果时间内的患者数据情况,目的是确定该问题是否已影响到患者的诊断。如果确实影响患者的诊断,则应采取后续处理措施并记录处理情况。

2.7.4　纠正和预防措施:实验室应努力发现室间质评结果不可接受的原因,并采取相应的措施,最大限度地避免再次发生,从而发现和解决实验室所存在的问题,持续改进和提高患者检测结果的质量。常见的预防和纠正措施如下:

a　重新对仪器功能或试验系统进行验证和检查。

b　在呈报结果前增加人员审核和检查质控结果。

c　对员工进行样品准备、检测和报告的再培训。

2.7.5　替代方案如下。

当无实验室间比对计划可用时,实验室应采取其他方案并提供客观证据以确定检验结果的可接受性。这些方案应尽可能使用适宜的物质,包括有证据标准物质、日常测试的质控物、以前检验过的样品、与其他实验室交换的样品。替代方案需符合以下要求:

a　样品数量:至少5份,包括正常和异常水平。

b　频率:每年至少2次。

c　判定标准:≥80%的结果应符合要求。

比对结果同样受到监控,对不满意的结果同样要采取纠正措施并予以改进。

七、审 核

部　门		核准主管	核准日期
主　办	检验科	主　任：	
		分管院长：	
协　办	医务部	主　任：	

标准　AOP.6.1

标准　AOP.6.1　由一位或多位有资质的人员负责管理放射和诊断影像服务。

标准解读　在医院任何场所提供的放射和诊断影像服务由拥有相关记录教育、培训、专业知识和工作经验的具有资格的人员进行指导，并应遵循地方和全国的法律法规。管理者对于放射和诊断影像设备以及其所提供的服务承担专业责任。该人员最好是放射科医生，能提供临床会诊或医疗意见。当提供放射治疗和其他特殊服务时，应在具有相应资质人员的指导下进行。

参考文件：《放射科学科管理制度》

类　别	部门制度		编　号	fs-3-11
名　称	放射科学科管理制度		生效日期	20××-××-××
制定单位	×××	责任人 ×××	修订日期	20××-××-××
定期更新	每一年	总页码 ×	版　本	第×版

一、目　的
　　为了更加科学地管理放射科，全面抓好科室的各项质量管理工作和进行优质服务，特制定本制度。

二、范　围
　　适用范围：放射科工作人员。

三、定　义
　　无。

四、权　责
　　责任科室：放射科。

五、参考文献

1. 法律法规
   1.1 《放射诊疗管理规定》,卫生部令第46号,2006年3月1日起实施。
   1.2 《中华人民共和国职业病防治法》,主席令第52号,2011年12月31日起实施。
   1.3 《放射性同位素与射线装置放射防护条例》,国务院令第449号,2005年12月1日起实施。
2. 评鉴条文
   2.1 《JCI医院评审标准》(第5版),AOP.6.1。
   2.2 《三级综合医院评审标准实施细则》,第四章"医疗质量安全管理与持续改进"(十八、医学影像管理与持续改进)。

六、政　策

1. 放射科应由具有资质的人员领导、管理(ME1)。
   1.1 科主任由院党委授权任命。
   1.2 科主任具备副主任医师以上专业技术资格,并持有相关培训证书。
2. 此管理人员的职责包括制定、执行并维护政策和程序(ME2)。
   2.1 科主任负责所有政策及程序的核准。
   2.2 组织领导科室制定并贯彻执行各项规章制度和操作规程,对科室人员进行科学分工。
3. 此管理人员的职责包括管理及监督放射科的运作(ME3)。
   3.1 科主任对放射科各个部门(包括普通X线诊断、CT、MRI、介入诊疗等)进行统一领导和管理,可分设副主任、主任助理及组长协助科主任工作。
   3.2 全面管理好各岗位人员的工作,有计划地安排好各级人员的专业培养和业务提升的学习。
   3.3 住院医生应实行不同影像学方法的轮转学习,力求全面掌握影像学各种方法,以便发挥综合诊断优势。鼓励高年资主治医生按人体解剖系统分专业深入钻研,将其培养成某一方面的专家。技术人员实施相对固定、定期轮转,能够掌握放射科各种设备的操作、使用,实现一专多能。
4. 此管理人员的职责包括维持放射影像诊断和技术服务的质量控制项目(ME4)。
   4.1 负责成立科室质量与安全管理小组。
   4.2 负责督促放射和诊断影像服务的质量管理,督促小组成员收集质量监控资料,定期进行数据分析,开展持续监控,全面抓好科室的各项质量管理并提供优质服务。
5. 此管理人员的职责包括建议放射和诊断影像服务外部来源(ME5)。
6. 此管理人员的职责包括监督和审查所有放射和诊断影像服务的责任(ME6)。

七、教育训练

对　象	具体做法
1. 新进人员	岗前培训
2. 在职人员	放射质控会议、医疗品质训练

八、审　核

部　门		核准主管	核准日期
主　办	放射科	主　任：	
		分管院长：	
协　办	医务部	主　任：	

标准 AOP.6.3

标准 AOP.6.3 制定并遵循放射安全项目,进行相应记录,维护设施管理和感染控制项目的合规性。

标准解读 医院拥有对放射及影像诊断科室(包括放射科、口腔科、内镜中心、心内科、骨科及手术室等)有效的放射安全项目。放射安全项目反映了相关人员所遭遇的风险和危害。项目解决了针对放射和诊断影像人员、其他人员和患者的安全实践问题并提出预防措施。该项目与医院的安全管理项目应保持协调一致。

参考文件一:《放射质量和安全计划》

	类 别	全院计划	编 号	O-1-07
	名 称	放射质量和安全计划	生效日期	20××-××-××
	制定单位	××× 责任人 ×××	修订日期	20××-××-××
	定期更新	每一年 总页码 ×	版 本	第×版

一、标 准

1. 放射和诊断影像服务可满足患者需求,且所有这类医疗服务均遵循地方性和全国性标准及法律法规。放射及影像诊断科室由具有资质的人员领导、管理放射质量和安全活动,通过落实放射质量和安全计划来提升放射和诊断影像服务。

2. 放射安全委员会(成员包含主任、副主任、委员、秘书)负责制订、发展和落实放射质量和安全计划。

二、目 的

制订积极的放射质量和安全计划,计划强调安全操作和对放射和影像诊断工作人员、其他人员及患者做好防护措施。同时健全质量控制系统,提供优质的放射和影像诊断服务,确保医疗质量和医疗安全。

三、范　围

1. 适用范围:放射及影像诊断科室,包括放射科、口腔科、内镜中心、心内科、骨科和手术室。
2. 流程范围:计划拟订→计划审核→计划执行→计划追踪。

四、定　义

医院放射质量与安全:为了提供能够满足患者需求的影像和诊断服务,确保服务质量与安全,医院进行有计划和系统的活动,包括:配备符合资质的人员管理和从事放射工作;构建合理的人员梯队;组织相应人员按规定参加继续教育及培训;能够按规定及时提供放射影像检查结果;为患者提供24小时急诊影像检查服务;制定有放射安全项目以保证放射工作人员、其他人员和患者的安全;所有放射设备都应定期检查、维护和校准,并保留记录;医院定期提供X线胶片等医疗用品。

五、权　责

1. 管理权责
   - 1.1 本流程由放射科负责:
     - 1.1.1　流程的撰写文件化。
     - 1.1.2　流程更新的提出。
     - 1.1.3　确保说、做、写一致。
   - 1.2 本流程制定、修改、废止均应由放射科提出,经放射安全委员会讨论、审核并实施。
   - 1.3 本计划应该由放射科在放射安全委员会进行简报说明,并进行讨论更新修改。
   - 1.4 绩效衡量机制:负责人应该将质量计划的各项内容,呈现给放射安全委员会了解及讨论。将质量报告提供给放射安全委员会讨论并做成记录,同时汇报采取的措施,这些措施要做成会议记录并在随后的会议检视追踪。
2. 相关人员职责

人员层级	职　务	权　责
领导层级	分管院长	· 监测放射质量和安全计划在放射服务相关科室的落实情况 · 监测放射质量与安全活动
科室主管	主任	· 督促放射质量和安全计划在科室内的落实情况 · 通过选定和实施可用的指标来检视放射和诊断影像服务及放射从业人员、患者和其他人员的安全

续　表

人员层级	职　务	权　责
基层主管及员工	医疗组长	· 落实放射安全管理计划 · 通过整合有用的信息,来检视放射和诊断影像服务及放射从业人员、患者和其他人员的安全

六、参考文献

1. 评鉴条文

1.1 《JCI医院评审标准》(第5版),AOP.6.3。

1.2 《三级综合医院评审标准实施细则》(2011版),第四章"医疗质量安全管理与持续改进"(十八、医学影像管理与持续改进)。

1.3 《浙江省综合性医院放射质控检查标准》(2015版)。

七、计划发展

1. 放射质量和安全计划(AOP.6)如下。

放射质量和安全计划是依据《JCI医院评审标准》(第5版)IPSG.1,IP-SG.2,AOP.6和《三级综合医院评审标准实施细则》(2011版)第四章"医疗质量安全管理与持续改进"(十八、医学影像管理与持续改进)所制订出来的,是用来改善放射和诊断影像服务,保证放射工作人员、其他人员和患者的安全的。

2. 国际患者安全目标如下。

2.1 目标1:正确识别患者。

IPSG.1 医院应制定并实施相应的制度以提高患者身份识别的准确性。

2.2 目标2:增进有效沟通。

IPSG.2 医院应制定并实施相应的程序,以增加医护人员间口头和(或)电话沟通的有效性。

3. 放射影像和诊断服务如下。

3.1 由具有资质的人员领导、管理放射质量和安全活动(AOP.6.1)。

3.1.1 放射及影像诊断科室主任具备副主任医生及以上专业技术资格,并持有相关培训证书。

3.1.2 科主任管理及监督科室的运作,并制定、执行及维护政策和程序;完成日常诊断治疗工作及参加疑难病例的诊断、检查和会诊工作。

3.1.3 当提供放射治疗和介入诊疗等特殊服务时,应具备相应资质或在具有相应资质的人员指导下进行。

4. 有资质和经验的人员完成放射影像诊断和技术工作(AOP.6.2)。

4.1 科主任由院党委授权任命,医院人力资源部聘任符合资质的放射工作人员。

    4.2 放射工作人员应具备相应的资格证书及（或）大型医用设备上岗证/医用设备使用人员业务能力考评合格证明，从事影像诊断、影像技术工作及其他相关工作。

    4.3 根据各级各类人员学习培训经历及工作经验，为其合理安排工作岗位。

    4.4 科室人员梯队合理，尽力满足患者需求。科室实行24小时急诊影像检查。

5. 制定相应的放射安全项目，并进行记录，维护设施管理和感染控制项目的合规性（AOP.6.3）。

    医院进行个人剂量监测、放射工作人员体检、放射工作场所防护检测、医用辐射设备性能检测、铅衣管理、孕妇放射检查警示，以防止放射工作人员、患者及其他人员可能遭受的风险和危害，保证人员安全，同时保证这些项目与医院的安全管理项目相一致。

6. 按《JCI医院评审标准》（第5版）、《三级综合医院评审标准实施细则》（2011版）和《浙江省综合性医院放射质控检查标准》（2015版）及时提供放射和诊断影像报告（AOP.6.4）。

    医院按规定制定放射诊断影像报告时间，在规定时间内满足患者需求，为临床提供影像检查报告，使患者得到及时诊治。

7. 进行放射和诊断影像研究的所有设备和医疗技术都定期检查、维护和校准，并保留记录（AOP.6.5）。

    7.1 科室对设备实行维护，设专人负责设备的日常初级维护保养，医学装备部定期进行预防性维护，厂家定期进行预防性维护。

    7.2 科室每年与医学装备部核对设备清单。

    7.3 科室按规定购买设备、获取医疗技术。每台设备第一次使用前及大型设备主要部件维修后，必须经检测合格后才能使用。设备的使用人员持有资格证及/或上岗证，严格遵守设备操作规程。

    7.4 发现异常或故障及时联系医学装备部维修，并挂"设备故障"警示牌，同时向设备负责人或科主任汇报。设备超过使用年限后，经医学装备部测试，不能使用的由科主任提交设备报废报告，医学装备部清理报废设备，并从设备清单上删除。

8. 医院定期提供X线胶片和其他医疗用品（AOP.6.6）。

    8.1 医院统一采购、供应放射医疗用品。

    8.2 科室按规定领用医疗用品，包括X线胶片、造影剂、介入器材和其他医疗用品。

    8.3 所有医疗用品均遵照制造商及指南建议进行存储和分发。

    8.4 没有过期医疗用品。科室所有医疗用品都应定期评估以保证结果的准确性。

9. 放射及影像诊断科室遵循质量控制方法，并进行相应记录（AOP.6.7）。

    9.1 科室建立并执行放射影像诊断和技术服务的质量控制项目。

    9.2 科室制定放射影像诊断和技术质量控制的验证测试方法。

    科室制定质量控制项目的定义、取样频率、抽样样本数和指标目标值。

9.3 放射影像诊断和技术质量控制包括对影像结果的日常监督和记录。

    9.3.1 科室应健全质量管理,科主任是科室医疗质量第一责任人。

    9.3.2 科室质量安全管理小组成员收集质量监控资料,定期进行数据分析,开展持续监控。

    9.3.3 科室以医疗质量管理为核心,质量管理贯穿放射与诊断影像服务工作全过程,把医疗质量管理与持续改进纳入各项工作内容中。

9.4 放射影像诊断和技术质量控制包括医用材料管理和库存管理,并记录结果。

9.5 放射影像诊断和技术质量控制应包括确定缺陷后的快速纠正措施和记录。放射科成立放射质量与安全管理小组,科主任是科室医疗质量第一责任人,小组成员执行放射影像诊断和技术的质量控制项目,收集质量监控资料,定期进行数据分析,开展持续监控;科室制定放射影像诊断和技术质量控制的验证测试方法,监督和记录日常的影像结果。质量控制管理包括医用材料管理和库存管理,并记录结果。当发现错误和不足时,须及时纠正,并做好记录。

10. 质量改善方法(approach)(GLD.4)如下。

质量改善方法采用PDCA模式、5S、根本原因分析(RCA),确保资源有效运用。这些质量改善方法包含项目选定、拟定目标、收集衡量数据、成效分析、目标值比较、决定行动步骤、依据成效决定适当的项目、教育和再衡量。

八、组织与流程

1. 短期计划

遵循《JCI医院评审标准》(第5版)IPSG制度、《三级综合医院评审标准实施细则》(2011版)和《浙江省综合性医院放射质控检查标准》(2015版)。

2. 中期计划

施行放射质量和安全改善方法,提升放射质量与安全。

3. 长期计划

建设优质的放射和诊断影像服务,创造安全的放射检查环境。

放射质量和安全计划组织架构(structure)分为四个层级:领导层级、科室主管层级、基层主管层级及员工层级。其运作流程(process)包含:领导层级拟定及监督计划执行,科室主管层级选定和实施可用的指标来检视放射和诊断影像服务及放射从业人员、患者和其他人员的安全,并运用在行为面、专业成长和临床结果面。具体说明如下。

人员层级	职　务	权　责
领导层级	分管院长	· 监测放射质量和安全计划在放射服务相关科室的落实情况 · 监测放射质量与安全活动

续　表

人员层级	职　务	权　责
科室主管层级	主任	· 督促放射质量和安全计划在科室内的落实情况 · 通过选定和实施可用的指标来检视放射和诊断影像服务及放射从业人员、患者和其他人员的安全
基层主管及员工层级	医疗组长	· 落实放射安全管理计划 · 通过整合有用的信息来检视放射和诊断影像服务及放射从业人员、患者和其他人员的安全

九、资源分配

器材名称	数　量	用途说明
1. 人力资源	依计划	质量促进师(质控人员)
2. 财务预算	依计划	放射工作场所防护检查、医用辐射设备性能检测、个人剂量检测
3. 设施空间	依计划	放射工作场所
4. 资材物料	依计划	放射工作场所设备
5. 科技信息	依计划	医院内网

十、教育训练

对　象	具体做法
1. 新进人员	1.1　辐射安全知识与防护培训学习
2. 在职人员	2.1　继续教育 2.2　质量改善方法(PDCA 模式),评估和改善放射和诊断影像服务
3. 质量促进师	3.1　质量改善方法(PDCA 模式),评估和改善放射和诊断影像服务 3.2　各科室质控(种子)人员协助数据收集、理清数据定义及验证数据正确性,实施改善和评估改善成效
4. 教育管道	4.1　主管会议、晨会、评鉴种子培训、新进员工教育、医院内网平台等

十一、质量管理

控制重点/指标	衡量、验证、监测、改善
监测指标	个人放射剂量监测

十二、风险管理

风险来源	预防与应变措施
1. 人为错误(如弄错)	1. 制定放射防护管理制度 2. 结合员工培训(如继续教育等),提升其对放射质量与安全的重视程度
2. 放射科测量系统(放射场所剂量监测)	3. 个人剂量监测 4. 放射工作场所防护检测 5. 医用辐射设备性能检测
3. 轻忽行为(如忽略必要的安全步骤)	6. 制定仪器操作规程

十三、表单附件

    1. 表　单

      放射个人防护用品定期性能核查表。

    2. 附　件

      辐射防护管理制度。

十四、审　核

部　门		核准主管	核准日期
主　办	放射安全委员会	主　任: 院　长:	

参考文件二:《放射科辐射防护管理制度》

	类　别	部门制度	编　号	fs-3-14
	名　称	放射科辐射防护管理制度	生效日期	20××-××-××
	制定单位	×××	责任人	×××	修订日期	20××-××-××
	定期更新	每一年	总页码	×	版　本	第×版

一、目 的

1. 医院拥有包含放射和诊断影像服务的所有组成要素的有效的放射安全项目计划。放射安全项目计划反映了有关人员所遭遇的风险和危害。项目解决了针对放射工作人员及病患的安全及预防评估问题,并与安全管理计划保持一致。

2. 放射安全管理项目

   2.1 对适用标准和法律法规的遵从性。

   2.2 符合处理仪器设施管理和感染控制项目的标准。

   2.3 适用于实践和所遭遇危害的安全保护设备设置的可用性。

   2.4 所有放射和诊断影像人员对安全流程和实践的定位;以及针对新流程和新获得或新发现危险材料的在职教育。(参见FMS.4, FMS.5)

二、范 围

1. 适用范围:放射和诊断影像服务区域内的人员、设备及物品。

2. 流程范围:科室和工作人员安全的一般要求,包括辐射防护、设备性能、检查中不良事件发生、防火、网络故障及感染管制要求,以保证放射和诊断影像服务的区域及其周边区域的安全运作,将事故控制在最低限度。

三、定 义

无。

四、权 责

责任科室:放射科。

五、参考文献

1. 法律法规

   1.1 《放射诊疗管理规定》,卫生部令第46号,2006年3月1日起施行。

   1.2 《放射工作人员职业健康管理办法》,卫生部令第55号,2007年11月1日起实施。

   1.3 《放射性同位素与射线装置放射防护条例》,国务院令第449号,2005年12月1日起施行。

2. 评鉴条文

   2.1 《JCI医院评审标准》(第5版),AOP.6.3。

   2.2 《三级综合医院评审标准实施细则》(2011版),第四章"医疗质量安全管理与持续改进"(十八、医学影像管理与持续改进)。

六、政 策

1. 科室制定相应的放射安全项目用于处理科室内外遭遇的潜在安全风险和危害(ME1)。

1.1 科室成立以周××、林×、徐××、章××、程××、李×为主的辐射防护管理小组，科主任为第一责任人，副主任负责常务工作。

1.2 放射科制订辐射安全防护计划、辐射剂量仪佩戴服务规范。

2. 放射科辐射防护管理项目是医院设施管理和感染控制项目的一部分，至少应该每年或者在发生安全事件时向医院安全部门提供报告(ME2)。

2.1 定期检查科室内现有的放射设备完好率，特别是球管头防护套、过滤板等，以防漏射线，减少散射线。

2.2 严格控制外照射源对公众的照射，每年开展一次放射科内所有居留区及屏蔽外的区域监测。

2.3 每天检查机房外工作指示灯及电离辐射警告标志和警示说明。

3. 科室使用能够降低辐射风险的专门防护设备，能够处理已经确定的辐射安全风险(ME3)。

3.1 科室配备个人安全防护用品，包含铅衣、三角巾、盖巾、铅围脖、铅手套、铅帽、铅眼镜等。对全科铅衣统一编号、登记，每年进行2次性能检测。

3.2 放射和影像诊断人员进行辐射剂量监控：上班必须佩戴个人剂量监测仪。个人剂量监测仪每季度由防保科负责，送交宁波市疾病预防控制中心进行检测，针对检测报告所指出的问题，按要求采取相应措施。

4. 放射和诊断影像人员应以安全流程和实践为重点，接受有关新流程、新设备和医疗技术的持续教育和培训(ME4)。

4.1 认真执行"防护与安全的最优化""个人剂量限制和危险限制"的辐射防护原则。

4.2 认真做好患者防护：

4.2.1 必须做到"一人一号一检查"，其他检查人员一律在机房外候诊，依次逐号进入机房，按序检查。操作人员在放射检查前应关闭检查室门窗。

4.2.2 做好性腺等敏感部位的有效防护。

4.2.3 除非病情需要，陪同人员一律不准进入机房，确需进入的，同样要做好防护措施。

4.2.4 严禁孕妇进入机房。

4.2.5 在放射检查中对相邻照射野的敏感器官和组织进行屏蔽防护，在不影响诊断的前提下，尽可能采用高电压、低电流和小照射野。

4.3 从事放射和诊断影像工作的人员每年接受1次健康体检，若发现异常，则需再增加检查频度及检查项目。

4.4 参加辐射防护知识培训，所有设备的使用人员均要在培训合格后方可上岗工作。

七、教育训练

对　象	具体做法
1. 新进人员	岗前培训
2. 在职人员	辐射安全与防护培训

八、审　核

部　门		核准主管	核准日期
主　办	放射科	主　任：	
		分管院长：	
协　办	1. 医务部	主　任：	
	2. 防保科	科　长：	

标准　AOP.6.4

标准　AOP.6.4　根据医院规定及时提供放射和影像诊断结果。

标准解读　医院应明确出具放射和诊断影像检查报告的时间。这个时间要根据患者需求及临床的需求设定,同时要考虑到急诊、下班后及周末等特殊情况。对急诊影像检查要及时出具报告,例如来自急诊室、手术室和重症监护室的结果,其质量评估程序应给予特别关注。由外部服务承包商执行的放射和影像诊断将根据医院制度或合同按要求进行报告。

参考文件:《放射科检查结果报告时间管理制度》

	类　别	部门制度	编　号	fs-3-28
	名　称	放射科检查结果报告时间管理制度	生效日期	20××-××-××
	制定单位	×××　责任人　×××	修订日期	20××-××-××
	定期更新	每一年　总页码　×	版　本	第×版

一、目　的

在规定的时间范围内为患者及临床医生提供各种影像检查报告,使患者得到及时诊治。

二、范　围

适用范围:放射科。

三、定　义

无。

四、权　责

责任科室:放射科。

五、参考文献

1. 法律法规

   1.1 《放射诊疗管理规定》，卫生部令第46号，2006年3月1日起实施。

   1.2 《中华人民共和国职业病防治法》，主席令第52号，2011年12月31日起实施。

   1.3 《放射性同位素与射线装置放射防护条例》，国务院令第449号，2005年12月1日起实施。

2. 评鉴条文

   2.1 《JCI医院评审标准》（第5版），AOP.6.4。

   2.2 《三级综合医院评审标准实施细则》（2011版），第四章"医疗质量安全管理与持续改进"（十八、医学影像管理与持续改进）。

   2.3 《浙江省综合性医院放射质控检查标准》（2015版）。

六、政　策

1. 科室确定放射和诊断影像服务结果的预期报告时间（ME1）。

   1.1 急诊检查（包括常规X线检查、CT等，但除外多部位检查及重建图像）应在30分钟内出具报告。

   1.2 普通检查（X线常规摄片）应在2小时内出具报告。

   1.3 CT、MRI、造影项目应在检查后24小时内出具报告。

   1.4 疑难讨论病例的报告出具时间顺延。

   1.5 对住院患者，于第二天统一读片后发报告并送至病房。

   1.6 取报告地点：放射科服务台（MRI报告暂定在MRI室）。

2. 对急诊影像报告的及时性进行评估（ME2）。

3. 在规定时间内出具放射和诊断影像报告，以满足患者需求（ME3）。

七、教育训练

对　象	具体做法
1. 新进人员	岗前培训
2. 在职人员	科室会议

八、审　核

部　门		核准主管	核准日期
主　办	放射科	主　任：	
		分管院长：	
协　办	医务部	主　任：	

标准 AOP.6.5

标准 AOP.6.5 对用于进行放射和影像诊断的所有设备都应定期检查、维护和校准,并保留这些活动的相应记录。

标准解读 放射和影像诊断人员要确保所有设备能够正常运作,并且所有设备对操作员是安全的。放射和影像诊断制订和实施计划以管理设备为主。

参考文件:《放射科设备管理制度》

	类　　别	部门制度	编　号	fs-3-15
	名　　称	放射科设备管理制度	生效日期	20××-××-××
	制定单位	×××	责任人	×××	修订日期	20××-××-××
	定期更新	每一年	总页码	×	版　　本	第×版

一、目　的

为了加强对放射科设备的管理,保证各种设备的正常运行,所有设备均须定期检测、维护及校准,并妥善保存相关记录,以保障日常工作的顺利进行。

二、范　围

适用范围:放射科内所有设备。

三、定　义

无。

四、权　责

责任科室:放射科。

五、参考文献

1. 法律法规

1.1 《放射诊疗管理规定》，卫生部令第46号，2006年3月1日起实施。

1.2 《中华人民共和国职业病防治法》，主席令第52号，2011年12月31日起实施。

1.3 《放射性同位素与射线装置放射防护条例》，国务院令第449号，2005年12月1日起实施。

2. 评鉴条文

2.1 《JCI医院评审标准》（第5版），AOP.6.5。

2.2 《三级综合医院评审标准实施细则》，第四章"医疗质量安全管理与持续改进"（十八、医学影像管理与持续改进）4.18.2.2，4.18.4.1。

六、政　策

1. 科室对设备实施管理并有相关记录（ME1）。

1.1 做好设备的各项记录工作（包括保养、维修、校准等），并督促厂家及医学装备部维修人员做好相关记录。

1.2 设备的使用人员持有资格证及/或上岗证。

2. 按规定购买大型设备、获取医疗技术（ME2）。

2.1 大型医用设备购置前，放射科配合医学装备部先进行调研，形成可行性报告，提交上级部门审核。

2.2 配合医学装备部落实设备的使用培训，所有设备的使用人员均要在培训合格后方可上岗工作，未经科室培训的人员不得上机操作。

2.3 进修、实习人员要在带教老师的指导下使用仪器，不得随意操作，指导老师必须认真带教，避免意外情况发生。

3. 放射科有设备的记录清单（ME3）。

放射科每年与医学装备部核对设备清单，核实大型设备目录，检查有效期、检测结果、设备使用寿命及性能。

4. 科室对新的放射设备进行检查和测试（ME4）。

4.1 放射科配合医学装备部做好大型设备的定期校准或检测以及年检工作，并保存检测结果。

4.2 每台设备第一次使用前及大型设备主要部件维修后，必须经检测合格后才能使用。

5. 放射设备的校准和维护（ME5）。

放射科设备实行3级维护，由专人负责放射科设备的日常初级维护和保养，医学装备部应定期开展预防性维护工作；厂家应定期开展预防性维护工作。

6. 按要求上报不良事件，以监测设备及医学仪器的召回、应报告的事故、问题以及失效情况，并采取相应的行动（ME6）。

七、教育训练

对　象	具体做法
1. 新进人员	岗前培训
2. 在职人员	医用设备使用人员考评/大型医用设备上岗证培训

八、审　核

部　门		核准主管	核准日期
主　办	放射科	主　任：	
		分管院长：	
协　办	医学装备部	主　任：	

标准　AOP.6.7

标准　AOP.6.7　建立、遵循质量控制程序并进行相应记录。

标准解读　健全的质量控制系统对提供一流的放射和诊断影像服务至关重要。
包括：

- 校验检测方法的准确性和精确性。
- 由具有资质的放射学人员进行日常影像结果的监测。
- 发现缺陷时及时纠正。
- 对试剂和溶液进行测试。
- 结果和纠正措施的记录。

参考文件：《放射科医疗质量管理持续改进制度》

	类　别	部门制度	编　号	fs-3-32
	名　称	放射科医疗质量管理持续改进制度	生效日期	20××-××-××
	制定单位	×××　　责任人　×××	修订日期	20××-××-××
	定期更新	每一年　　总页码　×	版　本	第×版

一、目　的

　　医学影像检查为临床诊断提供重要的参考依据,对疾病的诊断与治疗起到非常重要的作用,为加强放射科影像质量管理和控制,保证放射和诊断影像质量和医疗安全,特制定本制度。

二、范　围

　　适用范围:放射科。

三、定　义

　　无。

四、权 责

责任科室:放射科。

五、参考文献

1. 法律法规
   1.1 《中华人民共和国执业医师法》,主席令第 5 号,1999 年 5 月 1 日起实施。
   1.2 《放射诊疗管理规定》,卫生部令第 46 号,2006 年 3 月 1 日起实施。
   1.3 《中华人民共和国职业病防治法》,主席令第 52 号,2011 年 12 月 3 日起实施。
   1.4 《放射性同位素与射线装置放射防护条例》,国务院令第 449 号,2005 年 12 月 1 日起实施。
2. 评鉴条文
   2.1 《JCI 医院评审标准》(第 5 版),AOP.6.7。
   2.2 《三级综合医院评审标准实施细则》(2011 版),第四章"医疗质量安全管理与持续改进"(十八、医学影像管理与持续改进)4.18.5.1。

六、政 策

1. 科室建立并执行放射影像诊断和技术服务的质量控制项目(ME1)。
   设立监控指标:放射科危急值有效通报率,磁共振和增强 CT 检查患者和部位查核确认遵从率,住院患者转送至放射科交班遵从率,CR/DR 急诊诊断报告书写及时率,缩短 CT 增强患者候检时间等。
2. 科室制定放射影像诊断和技术质量控制的验证测试方法(ME2)。
   科室制定质量控制项目的定义、取样频率、抽样样本数和指标目标值。
3. 放射影像诊断和技术质量控制包括影像结果的日常监督和记录(ME3)。
   3.1 科室应健全质量管理,科主任是科室医疗质量第一责任人。
   3.2 科室质量安全管理小组成员收集质量监控资料,定期进行数据分析,开展持续监控。
   3.3 科室以医疗质量管理为核心,质量管理贯穿放射与诊断影像服务工作全过程,把医疗质量管理与持续改进纳入各项工作中。
4. 放射影像诊断和技术质量控制包括医用材料管理和库存管理,并记录结果(ME4)。
   科室制定库存管理办法。库存管理包括对 X 线胶片、介入器材和造影剂的管理。
5. 放射影像诊断和技术质量控制应包括确定缺陷后的快速纠正措施和记录(ME5)。

七、教育训练

对　象	具体做法
1. 新进人员	岗前培训
2. 在职人员	医学影像质量控制、改进会议

八、审　核

部　门		核准主管	核准日期
主　办	放射科	主　任：	
		分管院长：	
协　办	医务部	主　任：	

第七章 患者治疗（COP）

患者治疗（COP）文件

标　准		英文 （是/否）	文件名称
COP.1	遵循适用法律法规，为所有患者提供统一的医疗服务	否	一致性医疗服务制度
COP.2.2	医院制定并实施统一的患者医嘱开具程序	否	医嘱管理制度
COP.3	高危患者的治疗和高风险服务的提供应遵循专业的实践指南和法律法规	否	高风险患者和高风险服务管理
			急诊服务制度
			昏迷/生命支持患者的管理
			院内传染病管理制度
			新发传染病处置程序
			免疫功能不全患者管理制度
			透析患者管理制度
			约束具使用管理制度
			易受虐待及疏忽患者管理制度
			虚弱老年患者评估制度
			化学治疗患者管理制度
			高警讯药物管理制度
			降低及预防感染规程
			住院患者压疮防范管理制度
			预防静脉血栓管理制度
			围手术期静脉血栓预防的标准作业程序

标　准	英文 (是/否)	文件名称
COP.3.1		早期预警系统管理制度
COP.3.2		复苏、服务(急救)管理制度
COP.3.3	实施临床指南制定制度,用以指导血液和血液制品的处理、使用和管理	是	临床用血管理制度
COP.3.4		临床营养治疗管理制度
COP.6	患者应获得有效疼痛管理的支持	否	疼痛管理制度
COP.7		临终关怀制度

标准 COP.1

标准 COP.1 遵循适用法律法规,为所有患者提供统一的医疗服务。

标准解读 具有相同健康问题和医疗需求的患者有权在整个医院内接受相同水平的医疗服务。

1. 医院的部门/医疗服务领导者共同制定统一规范的医疗程序。

2. 医院提供统一的医疗服务应反映地方和地区法律法规。

3. 统一规范的医疗服务应满足含义中a～e条文的要求。

   (1) 护理和治疗的可及性和适宜性不依赖于患者的支付能力或支付来源。

   (2) 随时都能从有资格的医疗从业者那里获得护理和治疗。

   (3) 患者病情的紧急程度决定资源分配,从而满足患者需求。

   (4) 整个医院为患者提供的医疗服务应具有相同的水平。

   (5) 具有相同医疗护理需求的患者应在整个医院内接受同等水平的医疗护理服务。

参考文件:《一致性医疗服务制度》

	类　别	全院制度-临床管理		编　号	B-1-10
	名　称	一致性医疗服务制度		生效日期	20××-××-××
	制定单位	×××	责任人　×××	修订日期	20××-××-××
	定期更新	每一年	总页码　×	版　本	第×版

一、目　的

　　医院提供患者统一规范的医疗服务,以体现患者权利的公平性,所有患者的医疗服务品质一致,不受时间、地点、患者背景及经济能力等影响。

二、范　围

适用范围：全院所有患者的医疗服务。

三、定　义

一致性医疗服务：具有相同健康问题和医疗需求的患者有权在医院获得相同质量的医疗服务。

四、权　责

责任科室：医务部。

五、参考文献

1. 法律法规
   1.1 《中华人民共和国宪法修正案》，第十届人大二次会议通过，2004年3月14日起实施。
   1.2 《医疗机构从业人员行为规范》，卫办发〔2012〕45号，2012年6月26日起实施。
   1.3 《中华人民共和国执业医师法》，主席令第5号，1999年5月1日起实施。
2. 评鉴条文
   2.1 《JCI医院评审标准》（第5版），COP.1。
   2.2 《三级综合医院评审标准实施细则》（2011版），第六章"医院管理"（一、依法执业）6.1.3。

六、政　策

1. 医院医务人员遵循我国医疗卫生法律法规以及患者的权利制度，提供统一规范的医疗服务。
2. 无论患者贫富，均提供一致的医疗服务。对于急危重症患者，医院制定了患者就诊流程，可启动绿色通道，先予以治疗。
3. 临床医疗服务的统一性。
   3.1 医生执业均符合《中华人民共和国执业医师法》及医院的授权规范，并依据科别性质制作各科医生工作职责、临床路径及操作规范，确保相同疾病患者能够得到一致的治疗。
   3.2 全院专业人员均应依据相应的工作职责以及执行医嘱的标准作业流程服务患者，并定期考核以确保专业人员均能依标准提供合格的服务。
   3.3 患者在任何时间均应享有本院一致性医疗服务。医院实行无假日门诊，病房实行科主任负责制，遵循十三项核心制度，合理调配技术力量，日间与夜间医疗服务交替均严格执行交接班制度，且任何时间均有合格的医务人员提供医疗服务。
   3.4 对于急危重症患者，需要多学科诊治者，医院由医务科/总值班负责组织相关科室具有资质的医务人员开展多学科会诊，制订完整的治疗计划，协调全院医疗资源，保证危重症患者抢救的通畅。

    3.5　统一规范的医疗服务体现在患者来院后的每个阶段,包括为每位患者制订并实施诊疗护理计划,根据病情修改计划,实施计划完成服务,制订出院后随访计划。

    3.6　有相同护理服务需求的患者,在全院范围内得到相同的护理服务。

    3.7　在全院范围内提供的麻醉、镇静服务质量必须是相同的。

七、流　程

　　开通绿色通道流程图如下。

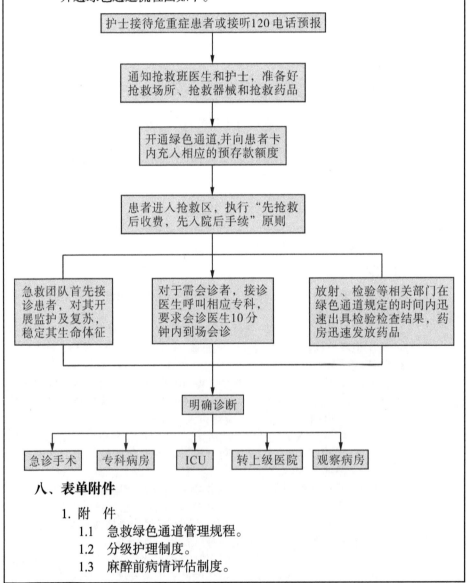

八、表单附件

  1.　附　件

    1.1　急救绿色通道管理规程。

    1.2　分级护理制度。

    1.3　麻醉前病情评估制度。

九、审　核

部　门		核准主管	核准日期
主　办	医务部	主　任：	
		院　长：	
协　办	护理部	主　任：	

标准　COP.2.2

标准　COP.2.2　医院制定并实施统一的患者医嘱开具程序。

标准解读

1. 医院制定并实施统一的患者医嘱开具程序。
2. 如需要详细说明,诊断影像和临床实验室检查的医嘱应包含临床指标/理论,也就是执行该项检查的原因和目的。
3. 医嘱只能由具有开具资格的人员开具。
4. 医嘱应被填写于病历中统一的位置。

参考文件:"医嘱管理制度"见IPSG.2。

标准 COP.3

标准 COP.3 高危患者的治疗和高风险服务的提供应遵循专业的实践指南和法律法规。

标准解读

1. 医院领导已经确定高危患者和高风险服务。
2. 提供高风险服务时,医院领导针对这些服务和高危患者的治疗制定并实施相应的指南和程序。
3. 医务人员已经接受培训并运用这些指南和程序开展治疗活动。
4. 医院领导确定可能影响高危患者和高风险服务的其他风险。
5. 高风险服务的评估包含在医院的质量改进计划之中。

参考文件一:《高风险患者和高风险服务管理》

	类 别	全院制度-临床管理		编 号	B-1-10
	名 称	高风险患者和高风险服务管理		生效日期	20××-××-××
	制定单位	×××	责任人 ×××	修订日期	20××-××-××
	定期更新	每一年	总页码 ×	版 本	第×版

一、目 的

　　为各种高风险患者与高风险服务提供更有效、快速的医疗团队服务,特制定本制度。

二、范 围

　　适用范围:全院高风险患者与需高风险服务的患者。

三、定　义

高风险患者:病情疑难、危重,有恶性肿瘤,重大手术、意识不清、急诊和在医疗服务过程中需接受免疫抑制、透析、使用血液制品等具有较大风险的患者及虚弱老人和儿童。

四、权　责

责任科室:医务部。

五、参考文献

评鉴条文

1.1　《JCI 医院评审标准》(第5版),COP.3。

1.2　《三级综合医院评审标准实施细则》(2011版)。

六、政　策

1. 医院规定的高风险患者包括:儿童患者(14岁以下);老年患者(75周岁以上);急诊患者;昏迷患者;生命支持系统治疗患者;传染病患者;免疫功能不全患者;易受虐待或忽视的患者;接受高风险服务的患者。

2. 医院规定的高风险服务包括:中、深度镇静;麻醉和手术;血液透析;输血及血液制品;高危药品(如化疗药物)的使用;各种有创检查或治疗;使用约束工具。

3. 医院规定的与操作或治疗相关的风险包括:深静脉栓塞;压疮;生命支持患者呼吸机相关感染;中心静脉导管血流相关感染。

4. 此类诊疗规范包含团队诊疗计划,团队共同诊疗准则,病患特殊同意书,病患监测、专业团队人员资格和诊疗仪器规范。

　4.1　急诊患者诊治参照《急诊服务制度》,同 ACC.2。

　4.2　昏迷、生命支持系统使用患者诊治参照《昏迷/依赖生命支持系统患者管理制度》。

　4.3　传染性疾病患者诊治参照《院内传染病管理制度》和《新发传染病处置程序》,同 PCI.8。

　4.4　化疗免疫功能不全患者诊治参照《免疫功能不全患者管理制度》,同 PCI.8。

　4.5　透析患者诊治参照《透析患者管理制度》。

　4.6　约束患者诊治参照《约束具使用管理制度》。

　4.7　易受虐待的少儿及疏忽患者诊治参照《易受虐待及疏忽患者管理制度》。

　4.8　虚弱老年患者照护参照《虚弱老年患者评估制度》。

　4.9　化学治疗患者照护参照《化学治疗患者管理制度》。

　4.10　高危药品使用患者照护参照《高警讯药物使用管理规定》,同 IPSG.3。

　4.11　导管感染高危患者照护参照《降低及预防感染规程》,同 PCI.6。

　4.12　压疮高危患者照护参照《住院患者压疮防范管理制度》。

4.13　深静脉血栓形成高危患者照护参照《预防静脉血栓管理制度》及《围手术期静脉血栓预防的标准作业程序》。

5. ICU患者需要医疗团队与患者家属共同完成全人整合医疗照护讨论，其他高风险患者与高风险服务患者在需要情况下由医疗团队与患者家属共同完成全人整合医疗照护讨论。

七、审　核

部　门		核准主管	核准日期
主　办	医务部	主　任：	
		院　长：	
协　办	1. 急诊科	主　任：	
	2. 感染科	主　任：	
	3. 院感科	主　任：	
	4. 血透室	主　任：	
	5. ICU	主　任：	
	6. 血液科	主　任：	
	7. 肿瘤科	主　任：	
	8. 儿科	主　任：	
	9. 神经内科	主　任：	

参考文件二：《急诊服务制度》

	类　别	全院制度-临床管理	编　号	B-1-14
	名　称	急诊服务制度	生效日期	20××-××-××
	制定单位	×××	责任人	×××	修订日期	20××-××-××
	定期更新	每一年	总页码	×	版　本	第×版

一、目　的

为规范急诊患者就医流程，有利于及时、高效救治急诊患者，特制定本制度。

二、范　围

适用范围:所有急诊就诊患者。

三、定　义

无。

四、权　责

责任科室:急诊科。

五、参考文献

1. 法律法规

原卫生部《急诊科建设与管理指南(试行)》,卫医政发〔2009〕50号,2009年5月25日实施。

2. 评鉴条文

2.1 《JCI医院评审标准》(第5版),COP.3。

2.2 《三级综合医院评审标准实施细则》(2011版),第二章"医院服务"(三、急诊绿色通道管理)。

2.3 《三级综合医院评审标准实施细则》(2011版),第二章"医院服务"(四、住院、转诊、转科服务流程管理)2.4.2。

六、政　策

1. 急诊服务

1.1 急诊服务范围:

1.1.1 各种创伤和非创伤急诊。

1.1.2 烧伤患者和急性传染病患者在病情允许情况下,须向专科医院转送。

1.2 无论患者是否有付费能力,急诊科为所有需急诊处置的患者提供标准的急诊服务、初步检查和急救治疗。

1.3 急诊科医务人员了解全院各科医生值班安排情况,以便让患者得到及时的专科救护。

1.4 急诊科医生为患者做初步检查和处理后,如发现患者有专科方面的问题,则应及时联系相应专科值班医生进行会诊。

2. 急诊预检分诊

2.1 急诊预检人员资格

2.1.1 护理专业毕业,具有有效的护士执业证书,有3年以上的护理工作经验。

2.1.2 熟悉急诊工作流程,参与急诊工作1年以上。

2.1.3 熟悉急诊服务制度,熟悉医院可提供的医疗服务范围。

2.1.4 对突发事件应具备良好的应变能力和组织能力。

2.2　急诊分诊标准

2.2.1　病情分级：

a　Ⅰ类（危急）：患者由于遭遇重大事件而处于危及生命的情况，或生命体征不稳定而需要立即复苏，由医务人员将其分流到A区。

b　Ⅱ类（危重）：患者处于潜在危及生命的状态，生命体征处于临界状态，但有快速恶化的潜在危险，需要立即处理并持续开展严密监护，由医务人员将其分流到B区。

c　Ⅲ类（紧急）：患者存在有潜在恶化危险的严重情况，生命体征相对稳定，需要尽早治疗，由医务人员将其分流到C区。

d　Ⅳ类（次紧急）：患者处于急性但稳定的状况，生命体征稳定，此类患者可等待一段时间，若无严重并发症发生，则由医务人员将其分流到C区。

e　Ⅴ类（非紧急）：患者为来急诊科就诊的普通患者，损害较小，情况稳定，可等待就诊而病情不会恶化，由医务人员将其分流到C区。

2.3　目标反应时间

2.3.1　Ⅰ类（危急）：立即（100%的病例在规定时间内）。

2.3.2　Ⅱ类（危重）：<15分钟（95%的病例在规定时间内）。

2.3.3　Ⅲ类（紧急）：<30分钟（90%的病例在规定时间内）。

2.3.4　Ⅳ类（次紧急）：按序就诊，每隔30分钟巡视患者1次，若患者在候诊过程中出现生命体征异常，则应考虑将病情分级上调一级。

2.3.5　Ⅴ类（非紧急）：按序就诊。

2.4　急诊分诊要求

2.4.1　要求：简便、快速、准确、规范。

2.4.2　分诊细则：成人和儿童分诊标准见《急诊成人分诊标准表》和《急诊儿童分诊标准表》。

2.5　注意事项

2.5.1　接收120预告信息，了解预报患者的病情，通知相关医生和护士，备好转运床。患者到达后听取救护车人员交班信息，妥善安顿好患者。

2.5.2　对于Ⅰ类（危急）患者，采取先抢救后补办手续的措施，必要时开通绿色通道，具体见《绿色通道管理制度》。

2.5.3　对于传染病患者或可疑传染患者，应安排隔离就诊，避免交叉感染。对于传染病患者，应填写相应的传染病疫情报告单。

2.5.4 遇有严重工伤事故、交通事故及其他突发事件或大批伤患者来院时,常规工作时间应立即通知科领导及医务科,节假日及夜间通知总值班,以便组织抢救。遇涉及刑事、民事纠纷的患者,应向保卫科汇报,由保卫科视情况联系公安部门。

2.5.5 遇到打架、车祸、自杀的患者,不能用医保卡就诊,未报案的,须立即通知保卫科,由保卫科负责报案。

2.5.6 做好急诊就诊的登记工作,尤其是患者就诊的时间、首诊医生姓名、所属科室、接诊时间和患者转入、转出或死亡时间等。要求记录信息及时、准确、完整。

3. 急诊观察患者管理
  3.1 患者来源和种类:
    3.1.1 急诊科患者,经初步抢救或诊断处理之后:
      a 暂时不需入院,但需进一步观察病情变化者。
      b 需要入院进一步诊治,但由于各种原因,家属与患者需做1~3小时必要准备者。
      c 一些仅需做短暂治疗即可在门诊进行随访的急诊患者。
    3.1.2 门诊患者经门诊首次诊治之后:
      a 各种特殊检查后,由于各种原因需要暂时观察,甚至需紧急处理者。
      b 一些门诊检查不能在当天或1~2小时内完成且患者一般情况又需观察和治疗者。
      c 预计病情经1~3小时的短暂治疗之后即可在门诊随访者。
    3.1.3 当日手术患者。
    3.1.4 不收治传染病患者及疑似传染病患者。
  3.2 观察期限:原则上不超过72小时,对于留观时间超过72小时仍不能离院患者。
    3.2.1 已经明确专科的患者,根据急诊优先的原则尽快收治入院。
    3.2.2 未明确专科的患者,由急诊当班医生再次评估,必要时上报医务科由其组织会诊,以决定是否分流至急诊病房。
  3.3 按病历书写规定书写留观病历。
  3.4 患者的专科主管医生负责患者的全部诊治和最后安置工作。
  3.5 观察室护士负责下列工作:
    3.5.1 观察生命体征和给予生命支持治疗。
    3.5.2 观察和记录病情变化。
    3.5.3 及时与患者的主管医生联系并告之病情变化,如情况紧急的,须请急诊医生协助处理。
    3.5.4 检查医嘱的执行情况。
    3.5.5 沟通与协调工作。

3.6 患者入住急诊观察室,须按规定办理入住手续,费用按实际产生实时结算。

4. 身份不明患者的急诊处置

4.1 身份确认前:

4.1.1 急诊科分诊护士(夜间由急诊护士)给身份不明者挂号。

4.1.2 急诊护士给患者戴上手腕带并注明:姓名(性别＋日期＋时间)(例女05040530);性别(男/女);年龄(不详);病历号;过敏史(不详)。

4.1.3 如需急诊检查、手术、住院,各类申请单均填姓名(性别＋日期＋时间)(例女05040530)、病历号、性别等。

4.1.4 收费处根据总值班/医务科批示办理相关手续。

4.1.5 对于那些费用无法落实且当时病情相对稳定的身份不明者,报告总值班/医务科并与政府相关部门联系后,按政府规定送指定医院。

4.2 身份确认后:

4.2.1 联系患者家属,确认患者身份,并换上标有患者正确姓名、年龄等信息的手腕带。

4.2.2 对于未住院的身份不明患者,若离开急诊室时其身份已得到确认,则急诊室护士应在急诊病历上记录,并通知收费处修改患者入院资料;若患者在离开急诊室时其身份未得到确认,则患者应在下次就诊时凭身份证去急诊收费处更改。

4.2.3 如患者已住院或以身份不明的情况出院,则按照"病历书写要求"处理。

5. 急诊分级标准表

具体见《急诊成人分诊标准表》和《急诊儿童分诊标准表》。

七、表单附件

1. 表 单

1.1 急诊成人分诊标准表。

1.2 急诊儿童分诊标准表。

八、审 核

部 门		核准主管	核准日期
主 办	急诊科	主 任:	
		院 长:	
协 办	1. 医务科	科 长:	
	2. 门诊办公室	主 任:	

参考文件三:《昏迷/生命支持患者的管理》

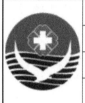

类　　别	全院制度-临床管理		编　　号	B-1-29
名　　称	昏迷/生命支持患者的管理		生效日期	20××-××-××
制定单位	×××	责任人　×××	修订日期	20××-××-××
定期更新	每一年	总页码　　×	版　　本	第×版

一、目　的

　　为使昏迷或依赖生命支持系统患者获得完善的治疗和护理,特制定本制度。

二、范　围

　　适用范围:包含意识变化对外界刺激无反应或反应欠佳的患者,或是需依赖呼吸机、体外循环技术或急救药物以维持生命的患者。

三、定　义

1. 昏迷:高级神经活动对内、外环境的刺激处于抑制状态。主要临床特征是意识丧失和随意运动消失,对外界刺激减缓或无反应,并出现运动、感觉、反射功能的障碍和大小便失禁等。
2. 依赖生命支持:患者一个或多个器官功能衰竭,须依赖呼吸机、体外循环技术(如CRRT等)或急救药物(血管活性药物)以维持生命体征。

四、权　责

　　责任科室:医务部。

五、参考文献

1. 法律法规
   1.1 《护士条例》,国务院令第517号,2008年5月12日起施行。
   1.2 《中华人民共和国执业医师法》,主席令第5号,1999年5月1日起实施。
2. 评鉴条文
   2.1 《JCI医院评审标准》(第5版),COP.3。
   2.2 《三级综合医院评审标准实施细则》(2011版),第五章"护理管理与质量持续改进"(三、临床护理质量管理与改进)5.3.4。

六、政　策

1. 患者诊疗计划
   成人患者应依照不同需求进行管理,儿童患者转专科医院治疗。
2. 团队共同救治准则
   2.1 救治团队含医生、护士、药师、营养师等,并视患者病情状况由科室主任主持讨论会,并记录讨论内容。

2.1.1 医生:负责患者治疗计划与处置。

2.1.2 护士:负责提供患者评估、照护、监测与护理指导。

2.1.3 营养师:负责患者营养评估及提供营养方案。

3. 患者签署知情同意书

3.1 住院患者、急诊、门诊、初诊患者须签署《住院一般同意书》。

3.2 患者入住监护病房,应让家属签署《入住重症监护室(ICU)谈话记录》。

3.3 检查前,应事先告知患者或家属有关患者相关权利。

3.4 侵入性治疗前,应事先告知患者或家属有关患者相关的权利、风险、替代方案与疗效,并签署各种《有创性诊断/治疗操作同意书》。

3.5 为确保本院告知患者及取得知情同意书的过程符合现行法律及伦理原则,可参阅规章《患者知情同意》。

4. 患者监测

4.1 对于昏迷或依赖生命支持患者的管理,有相关的护理和治疗标准及程序,可参阅表单附件。

4.2 对于临终患者的照护,有相关的护理和治疗标准及流程,可参阅规章《临终关怀制度》《疼痛管理制度》。

5. 团队人员资格

5.1 医生:需具有医师执业证书与资格证书。

5.2 护士:需有护士执业资格证书,并接受相关护理训练课程。

5.3 营养师:需具有营养师执业资格证书。

6. 诊疗仪器规范

6.1 医院维持生命的仪器包含呼吸机、氧疗设施、床边血液净化机器、床边监护仪等相关医疗仪器设备,应对其定期保养并制定维修保养规范。

6.2 对于仪器操作训练,应依照规章《医疗设备、植入性器械使用人员培训考核制度》执行仪器的新人、新机、持续教育训练,并有记录以供备查。

6.3 医学装备部应制定保养、检查的日程,由专人定期到科室保养并记录。

6.4 医学装备部应负责监护病房的设施、设备、机器的保养检查及安全管理并制定相关的作业办法。

6.5 为了确保患者使用的医疗仪器设备均正确、安全无误,应依规章《医疗设备安全操作使用管理制度》进行医疗仪器管理,各单位均应有单位内的仪器清单以便查询及清点,并配合医院盘点。

6.6 医学装备部制定《医疗设备维修保养工作制度》,制定使用单位医疗仪器检查表,使用仪器前应确定功能是否正常。

6.7 各监护病房须制定危机应变管理办法,以应对仪器设备发生故障。"紧急状况"是指单位内无仪器且故障仪器短期无法修复的状态。使用单位应先向院内其他单位调借,若院内无设备可供调借时,则由医学装备部负责向外调借。

七、表单附件

昏迷或依赖生命支持患者管理程序。

八、审　核

	部　门	核准主管	核准日期
主　办	医务部	主　任：	
		院　长：	
协　办	1. 护理部	主　任：	
	2. ICU	主　任：	

参考文件四：《院内传染病管理制度》，见PCI.8。

参考文件五：《新发传染病处置程序》，见PCI.8.1。

参考文件六：《免疫功能不全患者管理制度》，见PCI.8。

参考文件七：《透析患者管理制度》

	类　别	全院制度-临床管理	编　号	B-1-26
	名　称	透析患者管理制度	生效日期	20××-××-××
	制定单位	×××	责任人　×××	修订日期　20××-××-××
	定期更新	每一年	总页码　×	版　本　第×版

一、目　的

为接受透析治疗的患者制定统一、规范的医疗护理服务程序，以达到为患者提供安全、有效、有序、周到的服务的目的，以减少风险。

二、范　围

适用范围：除适用于慢性肾衰竭替代治疗外，还广泛应用于不同原因引起的急性肾衰竭、多器官功能衰竭、严重外伤、急性坏死性胰腺炎、高钾血症、高钠血症及急性酒精中毒等。

三、定　义

血液透析(hemodialysis,HD):急慢性肾衰竭患者的肾脏替代治疗方式之一。它通过一个由无数根空心纤维组成的透析器,将体内血液引流至体外,血液与含机体浓度相似的电解质溶液(透析液)在一根根空心纤维内外,通过弥散/对流进行物质交换,清除体内的代谢废物,维持电解质和酸碱平衡;同时清除体内过多的水分,并将经过净化的血液回输的整个过程。

四、权　责

责任单位:血液透析室(血透室)。

五、参考文献

1. 法律法规
   1.1 《医疗机构血液透析室基本标准(试行)》,卫医政发〔2010〕32号,2010年3月12日起实施。
   1.2 《血液净化标准操作规程》,卫医管发〔2010〕15号,2010年1月25日起实施。
   1.3 《医疗机构血液透析室管理规范》,卫医政发〔2010〕35号,2010年3月23日起实施。
2. 评鉴条文
   2.1 《JCI医院评审标准》(第5版),COP.3。
   2.2 《三级综合医院评审标准实施细则》(2011版),第四章"医疗质量安全管理与持续改进"(二十二、血液净化管理与持续改进)。

六、政　策

1. 血液透析室为急慢性肾衰竭、急进性肾小球肾炎、系统性红斑狼疮、多发性骨髓瘤及中毒等患者提供包括血液透析、血液透析滤过、血液滤过及血液灌流等血液净化治疗。
2. 目前由1名肾内科主治医生负责血液透析室日常工作。血液透析室设置在肾内科内,由科主任负责,由1名主治医生负责血液透析室的日常工作,共有护士7人。
3. 患者接诊管理如下。
   3.1 对于每一位新进入血液透析室的患者,应予建立完整的病历记录,包括有效证件号码、联系电话、住址、工作单位、透析病历(包括透析病史、阶段评估、长期医嘱、临时医嘱、签字单)、化验单和检查报告单及透析记录单。
   3.2 对于每位维持性透析患者,应建立一张透析卡。血液透析患者应实行实名制管理。
   3.3 对于新开展血液透析治疗的患者,在透析前应进行乙肝、丙肝、梅毒及艾滋病感染的相关检查。
       3.3.1 对于HbsAg,HbsAb,HBcAb均阴性的患者,建议接种乙肝疫苗。

        3.3.2   对于HCV抗体阳性的患者,应进一步行HCV-RNA及肝功能指标检查。

        3.3.3   对于与血液透析相关的有创操作,例如体外循环技术(普通血液透析、血液滤过及血液透析滤过等),均应向患者及家属讲明该操作的目的、可能出现的并发症及其措施,并指导其签署知情同意书。

4. 每半年对透析患者进行上述感染指标复查,并对患者检查结果予以登记留档。

5. 每隔3个月对患者进行透析充分性等生化指标的复查,并将结果登记在血液透析质控上报系统中。

6. 每次透析均规范执行的透析诊疗流程如下。

    6.1   透析开始前,医生对每位透析患者进行病情评估,制定当日的透析方案,并予特殊情况处理。

    6.2   护士在透析前对患者进行基本的生命体征如血压、体温、心率等的监测、记录,并正确执行透析治疗的医嘱,严格执行查对程序,认真实施透析治疗的护理常规。

    6.3   透析中应定期巡视患者,观察机器运转情况,做好透析记录,发现异常情况时须及时向医生汇报情况。

7. 血液透析室每天上、下午两班为长期血液透析患者提供医疗服务,为急诊患者提供24小时医疗服务。

8. 对于门诊患者和病情稳定、能安全转运的住院患者,应在血液透析室接受治疗;对于病重患者、不能安全转运的,则由ICU护士和医生进行床旁CRRT治疗。

9. 患者安全转运流程如下。

    9.1   患者血透执行时间由血透室护士通知病房。

    9.2   责任护士评估患者一般情况后选择合适的转运工具护送患者进入血透室。

    9.3   血液透析前后,若为危重患者,应由病房护士和血透室护士做好交接班,并记录;若患者有特殊病情变化,则由透析室医生和病房医生进行交接班。

10. 患者和家属提供血透、静脉插管、动静脉内瘘保护、饮食控制教育,每月进行健康教育指导。

七、教育训练

对　象	具体做法
1. 新进人员	岗前培训
2. 在职人员	每年培训1次

八、审 核

部 门		核准主管	核准日期
主 办	血透室	主 任：	
		院 长：	
协 办	医务部	主 任：	

参考文件八：《约束具使用管理制度》

	类 别	全院制度-临床管理	编 号	B-1-32
	名 称	约束具使用管理制度	生效日期	20××-××-××
	制定单位	××× 责任人 ×××	修订日期	20××-××-××
	定期更新	每一年 总页码 ×	版 本	第×版

一、目 的

保护患者安全，使患者免于伤害自己或他人，并维持治疗性环境，特制定本制度。

二、范 围

适用范围：全院需使用约束具的患者（具体详见下文"六、政策"2.4）。

三、定 义

约束：也称物理性约束，是指防止患者因躁动、自伤等影响诊疗而采取的保护性捆绑肢体的措施。

四、权 责

责任科室：医务部。

五、参考文献

1. 法律法规
   《护士条例》，国务院令517号，2008年5月12日起施行。
2. 评鉴条文
   2.1 《JCI医院评审标准》（第5版），COP.3，AOP.1.6。
   2.2 《三级综合医院评审标准实施细则》（2011版），第四章"医疗质量安全管理与持续改进"（十四、精神科疾病的管理与持续改进）4.14.3.1。

六、政　策

1. 物理性约束诊疗计划

   成人与儿童应依不同评估标准辨识其是否应做物理性约束,并针对成人及儿童拟订不同的诊疗计划。

2. 团队共同管理准则

   2.1　每一位患者在入院时先使用替代性约束方法以减少物理性约束的使用。替代性约束方法如下。

   　　2.1.1　生理需求治疗:舒适、疼痛处理、调整姿势等。

   　　2.1.2　心理治疗:加强沟通、健康宣教、转移注意力、激励等。

   　　2.1.3　提供活动:娱乐、消遣、职能治疗等。

   　　2.1.4　环境治疗:柔和灯光、去除噪声、适当的温湿度等。

   2.2　物理性约束的使用及评估应由负责治疗患者的医生决定,并开具临时医嘱。

   2.3　约束前应告知患者及家属关于约束的相关权利,并指导其签署《约束具使用知情同意书》;随时评估是否解除约束,患者和家属要能知道约束的理由及终止约束的行为标准(例如:能保证安全、对环境的定向感清楚、能停止言语的攻击等)。

   2.4　执行身体约束的适用范围:

   　　2.4.1　预防患者迫切性的自伤及伤人。

   　　2.4.2　防止对物质环境的重大破坏。

   　　2.4.3　防止对治疗计划的重大破坏。

   　　2.4.4　作为危险行为的行为治疗。

   　　2.4.5　减少刺激性。

   　　2.4.6　患者的要求。

   　　2.4.7　自我控制不良,表现出冲动行为。

   　　2.4.8　对某些患者在观察期间减少用药的方法。

   　　2.4.9　处于妊娠期的精神病患者出现暴力时。

   　　2.4.10　紧急给药时造成受伤。

   　　2.4.11　在患者的同意下,与多重人格的患者做治疗时。

   2.5　执行身体约束的禁忌范围:

   　　2.5.1　内科状况不稳定,如感染、心脏病、体温调节障碍等。

   　　2.5.2　神经及骨科的问题,如易骨折的老人等。

   　　2.5.3　曾有受虐待经验者。

   　　2.5.4　取代监督。

   　　2.5.5　减少感觉刺激会导致恶化的脑疾。

   　　2.5.6　代替治疗。

   　　2.5.7　作为处罚。

   　　2.5.8　对于拒绝治疗或活动的反应。

   　　2.5.9　对令人不快行为的反应。

   　　2.5.10　为了工作人员的方便。

   　　2.5.11　增强患者的暴力行为。

2.6 物理性约束患者监测：

2.6.1 应评估有无使用替代方法并记录。

2.6.2 是否有向患者及家属解释,并给予《物理性约束须知》的护理宣教。

2.6.3 将评估结果填写在保护性约束记录单或病情护理记录单上,记录内容包含约束的原因、约束时间、约束部位、约束的用具、患者的状况(含意识状态及患者接受情形)、四肢状况(含有无合并症状发生)及药物使用情况。

2.7 执行物理性约束团队人员资格：

2.7.1 医生:需具有执业医生资格。

2.7.2 护士:需有护士执照,执行的护士须接受保护性约束照护课程。

2.8 照护规范：

2.8.1 使用身体约束具前,应确定维持约束区域的清洁与干爽,以及注意身体卫生。

2.8.2 约束时应选择合适的约束种类及方式,可使用棉垫以保护皮肤免受损伤。

2.8.3 约束时注意牢固,但切记不可太紧以免影响血液循环,以可以塞入1～2指为宜。保持约束具在易于观察的情况,勿让其被毛毯或被盖遮住。

2.8.4 约束带宜绑在床架上,不要绑在床栏上或姿势改变时就会移动的位置。

2.8.5 固定位置打的结是能快速松开的活结,在患者身上为双套结,而在床架上则为活结。

2.8.6 手部约束范围不能在静脉输液注射处、治疗管路处或关节上,以免造成静脉血液流动受阻或管路脱落。

2.8.7 使用约束衣约束时,应注意患者是否有足够的空间呼吸。

2.8.8 精神病患者有约束需要时,可将约束及隔离结合在一起,增加患者的活动及维护安全。

2.8.9 精神病患者约束前,护士应清除患者身上所有潜在危险用品。

2.8.10 观察患者接受身体约束时的情绪感受,若有生气、害怕、骚动不安行为、不舒服、情绪低落、抵抗等时,可寻求家属给予心理安抚及情感支持。

2.8.11 当患者执行身体约束后,应每隔半小时记录1次,之后至少每隔1小时评估1次并记录。约束时至少每隔2小时给予1次松绑,放松时间为10～15分钟,协助肢体活动并观察循环状态。

2.8.12 医疗团队定期评估患者状况,决定是否继续约束。

2.8.13 若有因约束导致下列情形的,应立即告知医生:胸闷、感染、大小便失禁、气管内管脱落、跌倒、压疮、肢体挛缩、骨折及脱臼等。

2.8.14 所有护理活动均应详细记录,以作为医疗及法律上的参考。
2.9 护理人员应提供的护理指导:
2.9.1 应给予患者及家属多次的解释,并加强健康宣教,以告知患者及家属有关约束及侵入性治疗的目的及重要性。
2.9.2 护理人员应多次引导患者并允许患者有机会搔痒或探测侵入性治疗的区域。
2.9.3 护理人员可使用长衣袖、纱布或束缚带掩饰管路,避免患者自拔或产生不适感。
2.9.4 当患者行动受限制时,应提供并教导患者或家属使用求救的安全设备(如呼叫铃等)。

七、表单附件

约束具使用知情同意书。

八、审 核

部 门		核准主管	核准日期
主 办	医务部	主 任:	
		院 长:	
协 办	护理部	主 任:	

参考文件九:《易受虐待及疏忽患者管理制度》

	类 别	全院制度-临床管理	编 号	B-1-74
	名 称	易受虐待及疏忽患者管理制度	生效日期	20××-××-××
	制定单位	××× 责任人 ×××	修订日期	20××-××-××
	定期更新	每一年 总页码 ×	版 本	第×版

一、目 的

根据《中华人民共和国妇女权益保障法》及相关医疗法律规定,医务人员执行医疗业务时,如发现儿童、妇女、老年人遭到身心虐待或疏忽,必须进行相关评估处置及通报。为此特制定本制度,以规范相关评估及通报流程,为儿童、妇女、老年人等虐待个案提供完整治疗。

二、范　围

适用范围:年老体弱的患者、非独立的儿童,以及因虐待和(或)疏忽而处境危险的患者。

三、定　义

1. 儿童:较幼小的未成年人,年龄在0~14岁之间。
2. 老年人:75周岁以上的人群。

四、权　责

责任科室:医务部。

五、参考文献

1. 法律法规
    1.1 《中华人民共和国执业医师法》,主席令9届第5号,1999年5月1日起实施。
    1.2 《中华人民共和国妇女权益保障法》,第十届全国人民代表大会第十七次会议通过,2005年8月28日起修正实施。
2. 评鉴条文
   《JCI医院评审标准》(第5版),COP.3,AOP1.6。

六、政　策

1. 专科医生评估
    1.1 身体虐待的评估:由儿科、妇科及外科医生负责。评估包含病史、体格检查及其他评估(如放射线检查、辅助检验、超声检查等)。
    1.2 性侵害的评估:由妇产科值班医生负责。评估包含病史、体格检查及检验项目(如性病检查、怀孕筛检)等。
    1.3 疏忽的评估:由相关专科医生负责。评估包含病史、体格检查、身心评估、检验及影像检查等。
2. 专业人员评估及通报
   由专业人员进行评估,如经确认或怀疑可能为易受虐待或疏忽的个案,则须按规定于24小时内以电话、书面报告的形式告知医务科,医务科再通知保卫科让其向公安等相关部门报告,并进行后续关怀。
3. 评估后的处置
    3.1 经医生评估后,确认属易受虐待或疏忽的个案,须请专科医生会诊进行验伤并取证。
    3.2 医疗问题处置:对于住院治疗或门诊治疗的医疗问题,则须向医务科或总值班报告。
    3.3 心智精神检查:由相关专科医生初步评估后转专科医院的心理科进行诊治。
    3.4 社会支持问题:如为需安置的个案,则于确诊时报相关政府部门(如妇联、公安部门等)。

七、审　核

部　门		核准主管	核准日期
主　办	医务部	主　任:	
		院　长:	

参考文件十:《虚弱老年患者评估制度》

类　别	全院制度-临床管理	编　号	B-1-28
名　称	虚弱老年患者评估制度	生效日期	20××-××-××
制定单位	×××　责任人　×××	修订日期	20××-××-××
定期更新	每一年　总页码　×	版　本	第×版

一、目　的

应用评估工具,以评估老年患者在医疗、社会、心理等方面日常生活能力情况。应用评估结果来制定个案治疗或安排长期连续治疗,包括社区居家服务、养老院及居家护理服务等。

二、范　围

适用范围:老年患者评估对象,即年龄在75周岁以上的人群,包括急性功能减退(functional decline)或虚弱(frailty);多种老年性症候群(认知障碍、忧郁症状、功能障碍、活动力障碍、跌倒、尿失禁、多种药物使用等);行为异常;多种或复杂性疾病;预期高医疗资源使用;考虑安置或入住养老院。

三、定　义

老年患者:WHO规定,老年人是指75周岁以上的人群。

四、权　责

责任科室:医务部。

五、参考文献

1. 法律法规

《中华人民共和国老年人权益保障法》,全国人大常委会第三十次会议修订,2013年7月1日第二次修正施行。

2. 评鉴条文

2.1 《JCI医院评审标准》(第5版),COP.3,IPSG.6,AOP.1.6。

2.2 《三级综合医院评审标准实施细则》(2011版),第三章"患者安全"(七、防范与减少患者跌倒、坠床等意外事件发生)3.7.1。

2.3 《三级综合医院评审标准实施细则》(2011版),第五章"护理管理与质量持续改进"(三、临床护理质量管理与改进)5.3.3.1。

六、政　策

1. 老年患者评估内容

1.1 一般诊察。

1.2 住院或急诊病史、过去用药史及目前用药。

1.3 实施功能性回顾(functional review),针对智力、情绪、沟通(包括视力、听力、语言)、活动力(包括跌倒)、平衡力、日常生活功能、营养、失禁(膀胱及排便功能)、社会状态、疼痛及睡眠等项目进行评估,以了解患者最近的变化及潜在的老人症候群,侦测出需要进一步评估的项目。

1.4 使用Barthel指数ADL评估量表(自理能力评估表)评估。

1.5 依据患者的状况提供适当的预防保健建议。

2. 老年患者评估使用时机

2.1 进入长期照顾系统(养老院)之前。

2.2 需多科会诊的老年患者。

3. 评估治疗计划

由相关接诊或入住的医疗团队(由医生、护理师、药师、营养师及相关科别等组成)评估患者状况,并提供治疗计划。

4. 评估后流程

4.1 医疗问题处置:住院治疗、门诊追踪或养老院转介。

4.2 心智精神问题:须转精神病医院进一步治疗。

4.3 社会支持问题:配合政府相关法规,提供服务资源。

5. 医院提供的服务措施

5.1 门诊服务:门诊、急诊为大于75岁的患者设立照顾窗口,按需提供轮椅及辅助交通工具。

5.2 住院服务:

5.2.1 住院患者由医生开具陪护医嘱,请家属陪护。

5.2.2 老年患者在治疗、护理中,应关注以下安全问题:

a 防坠床:通过使用床栏、家属陪护等措施防止坠床发生。

b 防跌倒:保持地面清洁干燥、无障碍;行动不便、视力欠佳者应有家属陪护。

c 防走失:要求家属陪护。

d 防假牙误吸:在手术、气管插管、睡觉、病情危重等情况下,应取下活动性假牙。

  e 转运过程的安全:转运老年患者时,应尽量使用轮椅或平车,并有专人陪护。

  f 皮肤保护:老年患者由于皮肤弹性差,末梢神经敏感性降低,对各种有害刺激的保护性反应降低,加之老年患者不愿活动,所以很容易发生压疮、烫伤,应予以关注。

  g 体位改变应缓慢:因心血管系统调节能力差,体位变化过快易引起血液动力学改变。

  h 准确服药:老年患者由于记忆力下降,有时可能出现漏服或多服的情况。

  i 所有报警装置和呼叫系统应始终处于功能状态。

七、表单附件

Barthel指数ADL评估量表。

八、审 核

部 门		核准主管	核准日期
主 办	医务部	主 任:	
		院 长:	
协 办	护理部	主 任:	

参考文件十一:《化学治疗患者管理制度》

	类 别	全院制度-临床管理	编 号	B-1-75
	名 称	化学治疗患者管理制度	生效日期	20××-××-××
	制定单位	×××	责任人	×××	修订日期	20××-××-××
	定期更新	每一年	总页码	×	版 本	第×版

一、目 的

为使化学治疗(简称化疗)患者得以接受规范的治疗和完善的护理,特制定本制度。

二、范 围

适用范围:有化疗患者的临床科室。

三、定 义

化疗:应用药物来治疗癌症。这些特殊的药物可杀灭肿瘤细胞,有时称为细胞毒性药物。

四、权 责

责任科室:医务部。

五、参考文献

1. 评鉴条文
   1.1 《JCI医院评审标准》(第5版),COP.3,AOP1.6。
   1.2 《三级综合医院评审标准实施细则》(2011版),第四章"医疗质量安全管理与持续改进"(五、住院诊疗管理与持续改进)4.5.2.6。
2. 其他参考文献
   《NCCN治疗指南》(2013年)。

六、政 策

1. 化学治疗患者的治疗计划制订
   1.1 癌症患者在化疗实施前必须进行生活质量评分(KPS标准),血常规、电解质、血糖、肝肾功能检查及心肺功能评估,以确定患者是否可接受化学治疗。
   1.2 癌症患者在实施化疗前原则上必须要有病理诊断依据,如果实在无法取得病理诊断者,需向患者及家属详细告知以取得同意,并签署知情同意书后方可实施化学药物治疗。
   1.3 癌症患者的化学治疗方案必须由全科共同讨论后制定,参加人员包括科主任医生或副主任医生、主治医生、住院医生,方案制定的依据为《NCCN治疗指南》(2013年)。
2. 化学治疗同意书的签署
   2.1 在进行化学治疗前,主管医生详细向家属解释病情及实施化疗的目的、方法,可能出现的副作用,预防并发症的措施,治疗期间营养、饮食、休息和复诊注意事项,估计的医疗费用及疗程等事项,并取得患者及家属的同意和理解配合。
   2.2 实施治疗前,患者或委托代理人签署《化疗知情同意书》,对患者和家属的意见和要求,主管医生要予以尊重并将其详细记录在病历中。
3. 化疗患者的治疗监护
   3.1 护士依据标准作业流程进行化学治疗。
   3.2 化学治疗过程中出现的不良反应,医生要详细记录在病历中并予以相应的治疗措施,护士配合医生做好生活护理,包括饮食指导和心理疏导等。
   3.3 针对化学治疗药物出现的不良事件,要上报临床药学室,与药师进行沟通并记录。

  3.4 对怀疑或确定起泡性化学治疗药物渗漏,应按照《化疗药物外渗预防及处理》的规定予以处理。

  3.5 癌症患者在实施2个疗程的化学治疗后,医生要对患者的疗效、副作用进行全面、详细的评估,以决定下一步治疗方案的制定与实施。

 4. 化学治疗团队人员资格

  4.1 医生:化学治疗医嘱必须由具备化学治疗专科培训的主治医生资格以上的医务科授权人员开立。

  4.2 护士:

   4.2.1 所有静脉注射的化学治疗,须由接受化学治疗授权的护士执行,要求其具有护士执照。

   4.2.2 由接受化学治疗药物调制训练的药师对护士进行培训。授权后由护士调制静脉输注的化学治疗药物,并须在生物安全框内进行。

七、表单附件

  化疗药物外渗预防及处理。

八、审　核

	部　门	核准主管	核准日期
主　办	医务部	主　任:	
		院　长:	
协　办	1. 护理部	主　任:	
	2. 药剂科	主　任:	

参考文件十二:《高警讯药品管理制度》,见IPSG.3。

参考文件十三:《降低及预防感染规程》,见PCI.6。

参考文件十四:《住院患者压疮防范管理制度》

类　别	全院制度-护理管理	编　号	L-1-04
名　称	住院患者压疮防范管理制度	生效日期	20××-××-××
制定单位	××× 责任人 ×××	修订日期	20××-××-××
定期更新	每一年 总页码 ×	版　本	第×版

一、目　的

通过制定压疮管理制度、实施压疮护理流程、客观量化评估压疮发生的危险因素、监控压疮防治措施的落实,达到科学的管理、有效的监控,避免护理不当造成的压疮,从而降低压疮的发生率,提高护理质量。

二、范　围

适用范围:全院住院患者。

三、定　义

1. 压疮:皮肤或皮下组织由于压力、剪切力或摩擦力而导致的皮肤、肌肉和皮下组织的局限性损伤,常发生在骨隆突处。
压疮高风险患者为:Braden 评分≤14 分,Braden Q 评分≤15 分。
Braden(成人)评估结果:15～18 分为低度危险,13～14 分为中度危险,10～12 分为高度危险,≤9 分为极高危。
Braden Q(儿童)评估结果:16～23 分为低度危险,13～15 分为中度危险,10～12 分为高度危险;≤9 分为极高危。
2. 压疮分期:Ⅰ期是指完整皮肤下出现压之不褪的红斑;Ⅱ期是指表皮或部分真皮缺失,如水泡、破皮;Ⅲ期是指全层缺失或见皮下脂肪组织;Ⅳ期是指全皮层缺失并包括暴露骨头、肌腱、肌肉;可疑深部组织损伤是指皮肤完整呈紫色、褐紫色及充血性水泡等;不可分期是指全皮层缺失,但溃疡基底被黑色、黄色等黑痂及腐肉等覆盖。

四、权　责

责任科室:护理部。

五、参考文献

1. 评鉴条文
1.1 《JCI 医院评审标准》(第5版),COP.3。
1.2 《三级综合医院评审标准实施细则》(2011版),第三章"患者安全"(八、防范与减少患者压疮发生)。
2. 其他参考资料
韩斌.压疮护理[M].北京:北京人民卫生出版社,2013.

六、政　策

1. 护理部成立压疮质控管理小组,每个科室设立一名压疮质控组员。

2. 实施压疮会诊制度,组建伤口/造口护理小组核心成员。

3. 定时进行访视,了解伤口进展、护理措施的落实情况等。

4. 参与制定护理制度、专科护理教学、科研、培训工作等情况;配合科室对患者及家属进行护理健康教育指导。

5. 制定压疮评估流程,使用压疮危机评估工具Braden及Braden Q评估表进行评分,监测压疮发生的高风险患者,采取针对性的护理。对于年龄>14岁者,使用成人Braden压疮危险因素评分表;对于年龄≤14岁者,使用儿童Braden Q压疮危险因素评分表。

6. 评估时机如下。

   6.1 新患者入院、转科、术后8小时内完成评分并记录。

   6.2 对于评分>15分者,每周评估1~2次并记录。

   6.3 对于评分≤14分者,每日评估1次并记录,每班评估皮肤情况并交班。

   6.4 及时复评患者病情变化(高热、失禁、活动能力发生改变等)。

   6.5 注意与体位无关的部位的压疮形成,如颈托、石膏、管道、各种牵引、约束带以及医疗仪器等,每日做好全身皮肤检查。

7. 对于压疮风险评估为高风险的患者(成人Braden评分≤14分,儿童Braden Q评分≤15分),或已发生压疮(包括院内发生和院外带入)者,均须填写《压疮高风险告/压疮告知书》和《压疮高风险及压疮报告表》,在床单位处悬挂防压疮标志,加强护理,必要时建立翻身卡。

8. 院内发生压疮时,须及时上报护士长,护士长在24小时内上报不良事件,科内应做好讨论,并上交科护士长进行科片讨论(根据不良事件报告表讨论);压疮小组组长对院内发生压疮患者进行个案访查,每月做报告以分析发生原因,提出整改措施,直到患者伤口愈合或出院,最后上交护理部进行全院学习讨论并存档。

9. 病区护士长每天查房确认责任护士预防压疮护理措施的落实情况,针对压疮高风险患者及压疮患者,每周至少填写1次压疮跟踪表。

10. 会诊要求如下。

   10.1 压疮会诊人员:压疮护理小组组长、副组长。

   10.2 会诊时间:

   　　10.2.1 对于急危重症患者,应立即会诊。

   　　10.2.2 对于病情稳定患者,应在24小时内进行会诊(周六、周日及夜间可电话或微信联系),并填写护理会诊单。

   10.3 会诊内容:

   　　10.3.1 Ⅲ期、Ⅳ期及不可分期压疮。

   　　10.3.2 遇特殊情况,如强迫体位,重要脏器功能衰竭(肝功能衰竭、心力衰竭、昏迷等)、偏瘫、高位截瘫、骨盆骨折、生命体征不稳定等病情,以及高龄(≥70岁)、极度消瘦或肥胖、重度水肿、大小便失禁等患者需要严格限制翻身。

11. 压疮护理小组相关分工人员,应针对疑难压疮伤口做处理指导。

七、流　程

1. 疑难压疮照护会诊流程图如下。

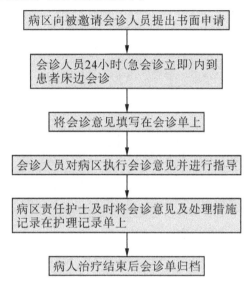

病区向被邀请会诊人员提出书面申请

↓

会诊人员24小时(急会诊立即)内到患者床边会诊

↓

将会诊意见填写在会诊单上

↓

会诊人员对病区执行会诊意见并进行指导

↓

病区责任护士及时将会诊意见及处理措施记录在护理记录单上

↓

病人治疗结束后会诊单归档

2. 压疮上报流程图如下。
   2.1　高风险患者

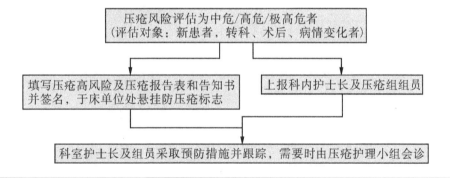

压疮风险评估为中危/高危/极高危者
(评估对象：新患者，转科、术后、病情变化者)

填写压疮高风险及压疮报告表和告知书并签名，于床单位处悬挂防压疮标志

上报科内护士长及压疮组组员

科室护士长及组员采取预防措施并跟踪，需要时由压疮护理小组会诊

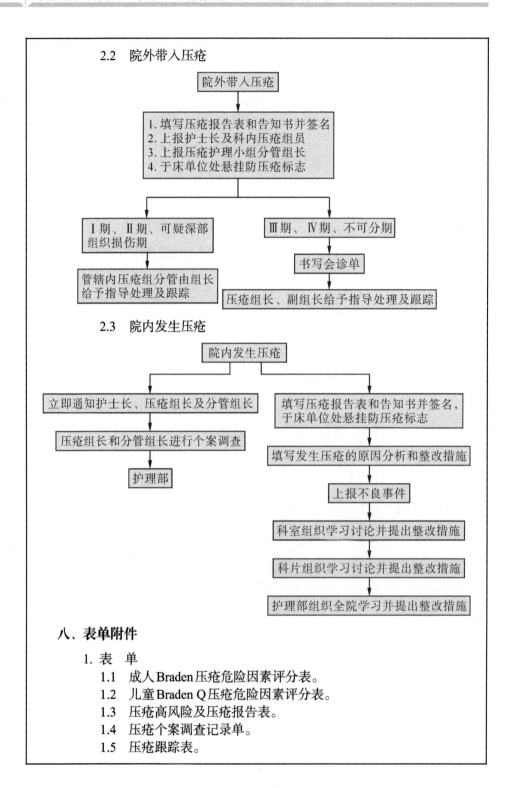

2.2 院外带入压疮

院外带入压疮

1. 填写压疮报告表和告知书并签名
2. 上报护士长及科内压疮组员
3. 上报压疮护理小组分管组长
4. 于床单位处悬挂防压疮标志

Ⅰ期、Ⅱ期、可疑深部组织损伤期

管辖内压疮组分管由组长给予指导处理及跟踪

Ⅲ期、Ⅳ期、不可分期

书写会诊单

压疮组长、副组长给予指导处理及跟踪

2.3 院内发生压疮

院内发生压疮

立即通知护士长、压疮组长及分管组长

压疮组长和分管组长进行个案调查

护理部

填写压疮报告表和告知书并签名，于床单位处悬挂防压疮标志

填写发生压疮的原因分析和整改措施

上报不良事件

科室组织学习讨论并提出整改措施

科片组织学习讨论并提出整改措施

护理部组织全院学习并提出整改措施

八、表单附件

1. 表单

1.1 成人 Braden 压疮危险因素评分表。

1.2 儿童 Braden Q 压疮危险因素评分表。

1.3 压疮高风险及压疮报告表。

1.4 压疮个案调查记录单。

1.5 压疮跟踪表。

2. 附　件
   2.1　压疮高风险/压疮告知书。
   2.2　护理会诊单。

九、审　核

	部　门		核准主管	核准日期
主　办	护理部		主　任：	
	压疮质控管理小组		院　长：	
协　办	医务部		主　任：	

参考文件十五：《预防静脉血栓管理制度》

	类　别	全院制度-临床管理	编　号	B-1-31
	名　称	预防静脉血栓管理制度	生效日期	20××-××-××
	制定单位	×××	责任人 ×××	修订日期	20××-××-××
	定期更新	每一年	总页码 ×	版　本	第×版

一、目　的

为了预防及降低住院患者静脉血栓形成和发生的风险，特制定本制度。

二、范　围

适用范围：内科住院患者、需行手术的患者。

三、定　义

静脉血栓栓塞症（VTE）：血液在静脉内不正常地凝结，使血管完全或不完全阻塞，属于静脉回流障碍性疾病。其包括两种类型：深静脉血栓形成（DVT）和肺血栓栓塞症（PTE），即静脉血栓栓塞症在不同部位和不同阶段的两种临床表现形式。

四、权　责

责任科室：医务部、护理部。

五、参考文献

1. 评鉴条文
   《JCI医院评审标准》（第5版），COP.3。

2. 其他参考文献

2.1 ACCP《美国胸科医师协会抗栓指南》(第9版),2012年。

2.2 中华医学会《ICU病人深静脉血栓形成预防指南》(2009年)。

2.3 《单病种质量管理手册》(第2版),围手术期预防静脉血栓栓塞性疾病质量监控指标解释272—277。

2.4 中华医学会老年医学分会《内科住院患者静脉血栓栓塞症预防的中国专家建议》(2015年)。

六、政　策

1. 静脉血栓栓塞症(VTE)评估

1.1 评估人群:年龄≥18岁住院需行手术的患者。

1.1.1 评估工具:Autar深静脉血栓形式风险评估表。

1.1.2 评估时机:

a 入院后24小时内完成首次评估。

b 手术后回病房后即刻评估。

c 对于高风险患者,应每隔3天评估1次,如遇患者活动内容改变,应及时评估。

d 对于中、低风险患者,应每周评估1次。

1.2 评估人群:内科住院患者。

1.2.1 评估工具:Padua内科住院患者静脉血栓风险评分表。

1.2.2 评估时机:

a 入院后24小时内完成首次评估。

b 对于中、低风险患者,应每周评估1次。

c 对于高风险患者,应每隔3天评估1次,如遇患者病情变化,应及时评估。

2. 预防措施

2.1 基本措施

2.1.1 手术操作轻巧、精细,避免损伤静脉内膜。

2.1.2 规范使用止血带。

2.1.3 术后抬高患肢,防止深静脉回流障碍。

2.1.4 对患者进行预防静脉血栓知识教育,鼓励患者勤翻身、早期开展功能锻炼、下床活动以及做深呼吸及咳嗽动作。

2.1.5 术中和术后适度补液,避免脱水而增加血液黏稠度。

2.1.6 建议患者改善生活方式,如戒烟、戒酒,控制血糖、血脂等。

2.2 物理预防措施

2.2.1 物理预防的方式:足底静脉泵、间歇充气加压装置、分级加压弹力袜。

2.2.2 下列情况禁用物理预防措施:

a 充血性心力衰竭、肺水肿、下肢严重水肿。

b 下肢DVT、血栓性静脉炎、PE。

    c　间歇充气加压装置和逐级加压弹力袜不适用于下肢局部情况异常（皮炎、坏疽、近期接受皮肤移植手术）、下肢血管严重动脉硬化或其他缺血性血管性疾病及下肢严重畸形等。

  2.3　药物预防措施

   2.3.1　需手术患者：

    a　推荐药物：低分子肝素钙注射液，皮下注射。

    b　药物预防时机：术前12小时或术后12～24小时（硬膜外腔导管拔除后2～4小时）开始皮下给予常规剂量低分子肝素钙注射液，或术后4～6小时开始给予常规剂量的一半，次日增加至常规量，用药时间为7～10天。对于风险较高且将行腹部或盆腔肿瘤手术的患者，术后抗栓预防时间应延长至术后4周。

   2.3.2　内科住院患者：对内科住院且Padua评分≥4分的高危患者，可采用预防性抗凝措施，低分子肝素钙注射液常规剂量皮下注射，1次/天，推荐的抗凝时限为6～14天。

   2.3.3　使用低分子肝素钙时，需注意定期监测血小板计数，每隔2～3天1次，不推荐常规监测凝血因子Ⅹa，但对于特殊患者（如肾功能不全或肥胖者），如有条件的，可进行测定，并据此调整剂量。

 3.　预防策略

  根据风险评估结果来选择相关的预防措施。

  3.1　低风险患者：基本预防。

  3.2　中/高风险不伴有大出血风险患者：基础预防＋物理预防＋药物预防。

  3.3　中/高风险伴有大出血风险或出血后果极其严重的患者：基础预防＋物理预防，待高出血风险下降时再采用药物联合预防。

七、表单附件

 1.　表　单

  1.1　Autar深静脉血栓形成风险评估表。

  1.2　Padua内科住院患者静脉血栓风险评分表。

 2.　附　件

  围手术期血栓预防的标准作业程序。

八、审　核

部　门		核准主管	核准日期
主　办	医务部	主　任：	
		院　长：	

参考文件十六：《围手术期静脉血栓预防的标准作业程序》

类　别	全院制度-临床管理	编　号	B-2-76
名　称	围手术期静脉血栓预防的标准作业程序	生效日期	20××-××-××
制定单位	×××	责任人	×××	修订日期	20××-××-××
定期更新	每一年	总页码	×	版　本	第×版

一、目　的

为降低手术患者静脉血栓栓塞的风险,建立医院的围手术期静脉血栓预防的标准作业程序,对手术患者进行血栓风险筛选,并根据风险等级做好预防工作,从而减少医院手术患者的血栓事件。

二、范　围

1. 适用范围:外一病区、外二病区、外三病区、外四病区、外五病区、急诊胸外病区、ICU、手术室、麻醉科、妇科病区、产科病区、五官科病区;以及心内科和消化内科的介入治疗。
2. 流程范围:术前风险评估→根据风险程度进行针对性预防→监测预防效果。

三、定　义

1. 静脉血栓栓塞症(VTE):血液在静脉内不正常地凝结,使血管完全或不完全阻塞,属于静脉回流障碍性疾病。其包括两种类型:深静脉血栓形成(DVT)和肺血栓栓塞症(PTE),即静脉血栓栓塞症在不同部位和不同阶段的两种临床表现形式。
2. 肺血栓栓塞症(PTE):来自静脉系统或右心的血栓阻塞肺动脉或其分支导致的肺循环和呼吸功能障碍疾病,是导致住院患者死亡的重要原因之一。
3. 肺栓塞(PE):各种栓子栓塞肺动脉或其分支,导致循环及呼吸功能障碍的疾病,包括肺血栓栓塞症、脂肪栓塞综合征、羊水栓塞及空气栓塞等。
4. 深静脉血栓形成(DVT):约占VTE的三分之二,可发生于全身各部位静脉,以下肢深静脉为多,临床上常无症状。下肢近端(腘静脉或其近侧部位)深静脉血栓形成是肺栓塞血栓栓子的主要来源,预防深静脉血栓形成可降低肺血栓栓塞症的风险。
5. Autar血栓风险评估量表:一项个体化的VTE风险评估表,通过评估来预警围手术期患者VTE的发生风险。它包括年龄、体重、活动、创伤、特殊风险、手术及高危疾病七个风险模块,每个模块的评分均为1～7分,根据评分结果将患者分为低危、中危、高危三组(≤10分为低危组、11～14分为中危组、≥15为高危组)。

四、权　责

责任科室:医评办。

五、参考文献

1. 评鉴条文

《JCI医院评审标准》(第5版),COP.3。

2. 其他参考文献

2.1　ACCP《美国胸科医师协会抗栓指南》(第9版),2012年。

2.2　刘晓涵,卢根娣.国外静脉血栓栓塞症风险评估工具的研究进展[J].护理学杂志,2014,29(12):94-96.

2.3　《单病种质量管理手册》(第2版),围手术期预防静脉血栓栓塞性疾病质量监控指标解释272—277。

2.4　邱贵兴,戴尅戎,裴福兴,等.预防骨科大手术后深静脉血栓形成的专家建议[J].中华骨科杂志,2005,25(10):636-640。

2.5　ESC《急性肺栓塞诊断和管理指南》(2014年)。

2.6　《深静脉血栓形成的诊断和治疗指南》(2012年)。

六、政　策

1. 静脉血栓栓塞症(VTE)评估

1.1　评估人群:年龄≥18岁住院行手术患者。

1.2　评估工具:Autar血栓风险评估量表。

1.3　评估时机:

1.3.1　入院后24小时内完成首次评估。

1.3.2　手术后回病房后即刻评估。

1.3.3　对于高风险患者,每隔3天评估1次,如遇患者活动内容改变,应及时评估。

1.3.4　对于中低风险患者,应每周评估1次。

2. 静脉血栓预防措施

2.1　预防措施的类型

2.1.1　基本预防措施:

a　在四肢或盆腔邻近静脉周围的操作应轻巧、精细,避免损伤静脉内膜。

b　术后抬高患肢时,不要在腘窝或小腿下单独垫枕,以免影响小腿深静脉回流。

c　常规对患者进行预防静脉血栓知识教育:鼓励患者尽早开始进行足、趾主动或被动活动,并多做深呼吸及咳嗽动作,勤翻身,这一点对老年患者尤其重要。

d　规范使用止血带。

e　术中和术后适度补液,多饮水,避免脱水。

f　建议患者改善生活方式,如戒烟、戒酒,控制血糖及血脂等。

2.1.2　物理预防措施：

　　a　物理预防的方式：足底静脉泵、间歇充气加压装置或逐级加压弹力袜。

　　b　下列情况禁用物理预防措施：

　　　■　充血性心力衰竭、肺水肿或下肢严重水肿。

　　　■　下肢DVT、血栓性静脉炎或PE。

　　　■　间歇充气加压装置和逐级加压弹力袜不适用于下肢局部情况异常（皮炎、坏疽、近期接受皮肤移植手术）、下肢血管严重动脉硬化或其他缺血性血管性疾病及下肢严重畸形等。

2.1.3　药物预防措施：

　　a　推荐药物：低分子肝素钙注射液（速碧林），皮下注射。

　　b　药物预防时机：术前12小时或术后12～24小时（硬膜外腔导管拔除后2～4小时）开始皮下给予常规剂量低分子肝素钙注射液，或术后4～6小时开始给予常规剂量的一半，次日增加至常规剂量，用药时间为7天。对于风险较高且将行腹部或盆腔肿瘤手术的患者，术后抗栓预防事件应延长至术后4周。

　　c　药物预防禁忌证：

　　　■　近期有活动性出血和凝血障碍。

　　　■　骨筋膜室综合征。

　　　■　严重颅脑外伤。

　　　■　小剂量普通肝素诱发的血小板减少症者。

　　　■　血小板低于$20×10^9/L$。

　　　■　严重肾功能损害。

　　d　药物预防相对禁忌证：

　　　■　既往颅内出血。

　　　■　既往消化道出血。

　　　■　急性颅内损害或肿物。

　　　■　血小板减少至$20×10^9/L～100×10^9/L$。

　　　■　类风湿视网膜病患者。

2.2　预防策略

根据风险评估结果来选择相关的预防措施。

2.2.1　低风险患者：基本预防。

2.2.2　中/高风险不伴有大出血风险患者：基础预防＋物理预防＋药物预防。

2.2.3　中/高风险伴有大出血风险或出血后果极其严重患者：基础预防＋物理预防，待高出血风险下降时再采用药物联合预防。

七、流　程

1. 围手术期静脉血栓预防流程图如下。

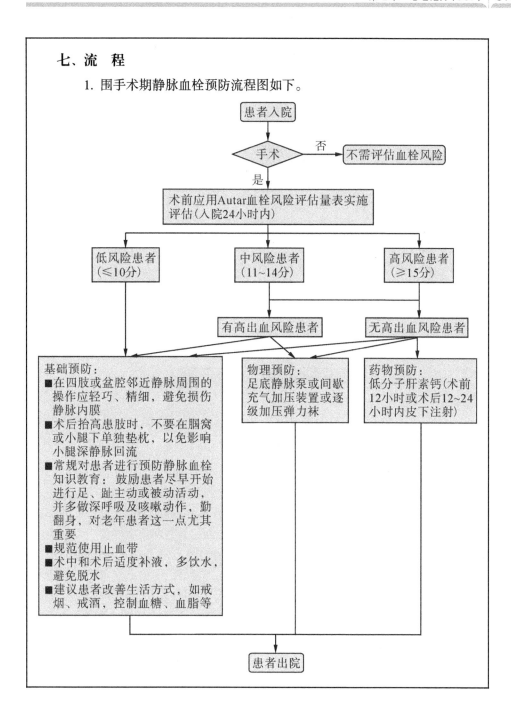

2. **深静脉血栓形成(DVT)诊断流程图如下。**

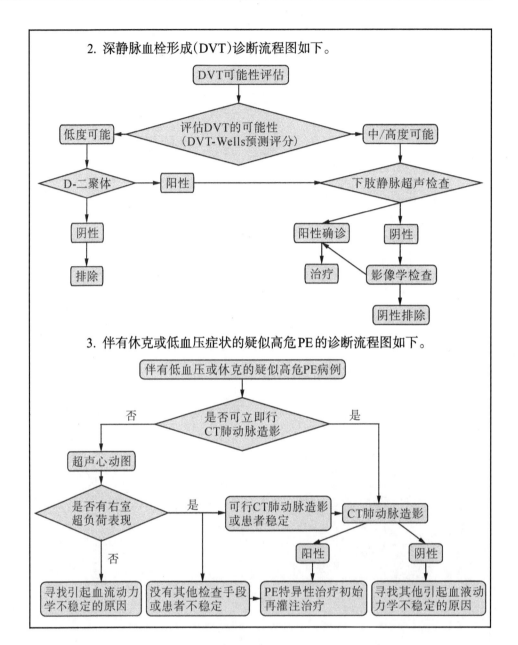

3. **伴有休克或低血压症状的疑似高危PE的诊断流程图如下。**

4. 不伴有休克或低血压症状的疑似高危PE的诊断流程图如下。

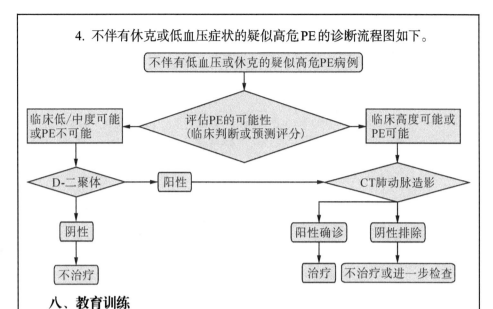

八、教育训练

对 象	具体做法
1. 新进人员	由各手术科落实对新进员工岗前培训,主要内容为: 1.1 Autar血栓风险评估量表讲解 1.2 手术患者静脉血栓预防的实施流程 1.3 发生DVT和PE临床如何观察及应变处理
2. 在职人员	由ASC小组对手术科室医护人员开展培训,内容涉及围手术期血栓形成的标准作业程序

九、质量管理

控制重点/指标	衡量、验证、监测、改善
1. 手术患者血栓评估遵循率	1.1 分子/分母:分子是指同期内手术患者实施评估例数,分母是指同期内手术总例数 1.2 收集方法:病历记录和病案统计系统 1.3 数据验证:对组员的资料收集方法进行培训,由单位护士长确认资料的准确性 1.4 遵从性监测方法:过程面 1.5 异常分析与改善:检讨周期(每个季度),应用控制图,目标值为90%,对于低于90%的单元,进行分析和PD-CA改善

十、风险管理

风险来源	临床表现	预防与应变措施

1. 危险情境：
突发深静脉血栓形成(DVT)
	患肢疼痛、压痛、肿胀、静脉曲张、皮下静脉凸出，患者轻度发绀，可伴有低热(一般不超过38.5℃)
	
	下肢DVT
	
	股青肿
		1.1 预防
		对血栓风险评估为中/高风险患者,进行基础预防＋物理预防＋药物预防
		1.2 应变
		  1.2.1 明确诊断:应用深静脉血栓形成(DVT)Wells临床预测评分表进行临床可能性评估,结合深静脉血栓形成诊断流程(深静脉血栓形成(DVT)诊断流程图)来明确诊断
		  1.2.2 早期治疗如下
		   a 抗凝:
		    ■ 华法林＋低分子肝素或普通肝素联用,待INR达标且稳定24小时后停用肝素治疗
		    ■ 对于高度怀疑无禁忌证者,等待检查结果时可进行抗凝治疗,再根据结果确定是否继续抗凝治疗
		    ■ 对于严重肾功能不全患者,应用普通肝素治疗
		   b 溶栓:
		    ■ 药物溶栓:治疗急性期的严重髂股静脉血栓者,在适当的抗凝治疗下,可考虑使用溶栓治疗
		    ■ 手术取栓:出现股青肿时,立即手术取栓
		   c 体位治疗:
		    早期抗凝治疗期间严格卧床休息

2. 危险情境： 突发肺栓塞(PE)	胸膜炎样胸痛,迅速出现单纯呼吸困难、晕厥和休克,体循环动脉低血压、少尿、指端发凉或急性右心衰竭等临床表现	2.1 预防 对血栓风险评估为中/高风险患者,应进行基础预防＋物理预防＋药物预防 2.2 应变 2.2.1 明确诊断:综合临床判断和肺栓塞(PE)Wells临床预测评分表两个方面来评估及区分PE的疑似患者。

续　表

风险来源	临床表现	预防与应变措施
		2.2.2 临床分期和初始危险分层判断：存在休克或者持续的动脉低压情况的，为高危PE。 疑诊急性PE ↓ 是否发生休克或低血压 ↓　　　　↓ 是　　　　否 ↓　　　　↓ 高危[b]　非高危[b] PE=肺栓塞 a. 排除新发心律失常、血容量下降、脓毒血症后，收缩压＜90mmHg，或收缩压下降≥40mmHg并持续15分钟以上。 b. 基于因PE而入院或30天内死亡率。 2.2.3 伴有休克或低血压症状的疑似高危PE的诊断流程（见伴有休克或低血压症状的疑似高危PE的诊断流程图）：疑似高危PE是可迅速致死的危险状态，首选检查为床旁经胸超声心动图检查，超声心动图一旦发现右心室功能不全，应立即执行再灌注治疗，而无需进一步检查。 2.2.4 不伴有休克或低血压症状疑似高危PE的诊断流程见不伴有休克或低血压症状的疑似高危PE的诊断流程图。 2.2.5 急性PE治疗如下 　　a　一般治疗 　　　■ 监护：呼吸、心律、心电图，高危患者收住ICU 　　　■ 绝对卧床 　　　■ 保持大便通畅，避免用力 　　　■ 情感安慰，适当使用镇静剂 　　　■ 胸痛：予以止痛剂 　　b　呼吸循环支持 　　　■ 吸氧：鼻导管或面罩吸氧 　　　■ 呼吸支持：无创，勿做气管切开

续　表

风险来源	临床表现	预防与应变措施
		■ 血管活性药物:多巴胺、多巴酚丁胺、去甲肾上腺素、肾上腺素 c　溶栓治疗 　下列情况应进行溶栓治疗: ■ 两个肺叶以上的大块PTE者 ■ 不论肺栓塞部位及大小,只要有血流动力学改变者 ■ 并发休克和体循环低灌注者(如休克、酸中毒、心排血量下降) ■ 原有心肺疾病的次大块PTE引起循环衰竭者 ■ 有呼吸窘迫症状(包括呼吸频率增加、氧饱和度下降等)的PTE者 ■ PTE后出现窦性心动过速的患者

肺栓塞溶栓治疗推荐	
链激酶	250000IU 作为负荷剂量治疗30分钟,再以10000IU/h治疗12～24小时
	递增方案:1500000IU 治疗2小时
尿激酶	4400IU/kg 作为负荷剂量治疗10分钟,再以4400IU/kg·h治疗12～24小时
	递增方案:3000000IU 治疗2小时
rtPA	100毫克治疗2小时
	0.6毫克治疗15分钟(最大剂量为50毫克)

注:IU＝国际单位;rtPA＝重组组织型纤溶酶原激活剂。

续　表

风险来源	临床表现	预防与应变措施
		溶栓治疗禁忌证
		绝对禁忌证[a]
		·出血性中风或不明原因卒中
		·缺血性卒中的6个月内
		·中枢神经系统损伤或肿瘤
		·严重创伤/手术/头部外伤3周内
		·过去1个月内胃肠道出血
		·存在已知出血风险
		相对禁忌证
		·短暂性脑缺血发作的6个月内
		·口服抗凝治疗
		·孕期或产后1周
		·非压缩性的穿刺部位
		·有创性复苏
		·难治性高血压(收缩压>180mmHg)
		·进行性肝病
		·感染性心内膜炎
		·活动性消化性溃疡

d　抗凝治疗
- 适应证:不需要溶栓的急性 PTE;高度怀疑 PTE 并且没有抗凝禁忌证
- 抗凝药物:普通肝素、低分子量肝素、华法林
- 治疗时机:急性期治疗为在前5～10天应用肠外抗凝药物(普通肝素、低分子量肝素)。随后可以选择华法林口服维持治疗,总疗程为3个月

续　表

风险来源	临床表现	预防与应变措施
		e　肺血栓切除术或经皮导管介入治疗 适用于溶栓有高出血风险的高危患者

十一、表单附件

1. 表　单
   Autar 血栓风险评估量表。
2. 附　件
   2.1　深静脉血栓形成(DVT)Wells临床预测评分表。
   2.2　肺栓塞(PE)Wells临床预测评分表。

十二、审　核

部　门		核准主管	核准日期
主　办	医评办	主　任：	
		院　长：	
协　办	ASC小组	主　任：	
		分管院长：	

标准　COP.3.1

标准　COP.3.1　临床人员训练有素,能够识别和应对患者的病情变化。

标准解读

1. 医院制定并实施系统的治疗程序,以帮助临床人员识别和处理病情可能正在恶化的患者。

2. 医院制定并执行相应的记录标准,描述患者警示体征的改变或病情的恶化及寻求进一步帮助的时间。

3. 根据医院的早期警告标准,临床人员在对患者病情有所担忧时寻求其他帮助。

4. 医院有义务告知患者及其家属在担忧患者病情时该如何寻求帮助。

参考文件:《早期预警系统管理制度》

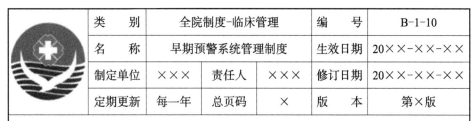

	类　　别	全院制度-临床管理	编　　号	B-1-10
	名　　称	早期预警系统管理制度	生效日期	20××-××-××
	制定单位	×××	责任人	×××	修订日期	20××-××-××
	定期更新	每一年	总页码	×	版　　本	第×版

一、目　的

　　制定系统的方法以早期发现病情恶化患者的生理学标准并进行干预,防止病情进一步恶化,以降低心搏或呼吸骤停的发生率和患者死亡率。

二、范　围

　　适用范围:住院患者(ICU除外)适用。
　　适用流程:由小组启动、召集、处理完毕到完成评估恢复为止。

三、定　义

休克早期预警系统(Shock Early Warning System，SEWS)小组组成人员：正常上班时间以患者所在病区科主任、主管医师、护士长、责任护士、ICU医生为成员；非正常上班期间以患者所在病区值班医生、值班护士、科室二线值班医生、ICU值班医生为成员。

早期警示体征：是指患者在经历明显临床衰退之前会出现的生命体征衰竭或神经状态的微妙变化。

生理标准：属于生物学的分支，涉及活组织及其理化因素的功能及过程的标准。

四、权　责

1. 本管理办法的制定、修改、终止均应由急救管理委员会提出，经急救管理委员会讨论，由院长核准后向全院公告并予以实施。
2. 本管理办法每年均须由经急救管理委员会会议讨论，以确定是否更新修改。

五、参考文献

1. 评鉴条文
《JCI医院评审标准》(第5版)，COP.3.1。
2. 其他参考文献
《低血容量休克复苏指南》(2007)，中华医学会重症医学分会。

六、政　策

1. 启动条件
启动休克早期预警系统的条件如下。
 1.1　成人
  1.1.1　患者收缩压<90mmHg或尿量<30mL/h。
  1.1.2　患者心率<45次/分钟，或>125次/分钟，并有意识变化或血流动力学不稳定。
  1.1.3　患者呼吸频率<10次/分钟，或>30次/分钟。
  1.1.4　患者意识状况急速改变，GCS下降幅度≥3分或癫痫发作。
  1.1.5　血乳酸≥3mmol/L。
  1.1.6　输血时检测到血红蛋白尿。
  1.1.7　医生或护士经评估后判定有启动休克早期预警系统的需要。
  1.1.8　虽不符合上述任何一项，但患者家属觉得患者病情有所变化，或患者家属对于目前治疗处置结果不满意。
 1.2　儿童
  1.2.1　血压急性变化：
   a　早产儿平均血压<早产儿目前周数mmHg；
   b　足月新生儿收缩压<50mmHg；
   c　10岁以下儿童收缩压<70＋年龄×2mmHg；

    d　10岁以上儿童收缩压＜90mmHg。

   1.2.2　心跳急性变化：

    a　1个月以内新生儿心率＜80次/分钟或＞190次/分钟。

    b　1个月以上婴幼儿及12岁以下儿童＜60次/分钟或＞160次/分钟。

    c　12岁以上儿童心率＜60次/分钟或＞150次/分钟。

   1.2.3　呼吸急性变化：呼吸困难，呼吸暂停且并发发绀，心率变慢，SpO_2＜90%，$PaCO_2$急性上升且＞55mmHg。

   1.2.4　意识急性变化或GCS＜8分。

   1.2.5　输血时检测到血红蛋白尿。

   1.2.6　医生或护士经评估后判定有启动休克早期预警系统的需要。

   1.2.7　虽不符合上述任何一项，但患者家属觉得患者病情有所变化，或患者家属对于目前治疗处置方案不满意。

 2. 若住院患者有以上任何一项表现，则此患者当时的主管医护人员可根据需要启动SEWS系统，10分钟内SEWS小组成员应到达患者身边对患者进行评估与处理，并与患者当时的主管医护人员进行沟通，协助进行该患者相关的后续处理计划。

七、流　程

 1. 启动流程图见下。

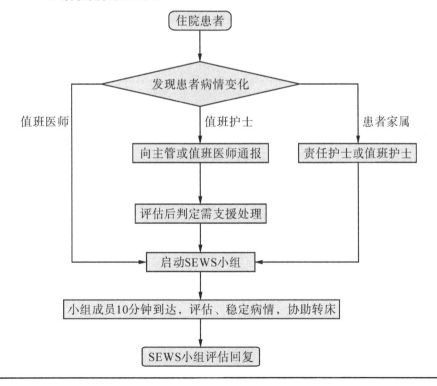

2. 流程步骤。

步　骤	流程说明
（1）医生启动的流程	该患者主管医师或值班医生发现患者病情变化→经评估后判定需SEWS小组支援处理→启动SEWS系统→正常上班时间，第一呼叫科室主任，第二呼叫ICU医生；非正常上班时间，第一呼叫二线值班医生，第二呼叫ICU值班医生→小组成员到达→小组成员完成评估、稳定病情及协助转床等。
（2）护士启动的流程	该患者责任护士或值班护士发现患者病情变化→通报患者主管医师或值班医生→患者主管医师或值班医生评估后需小组支援处理→启动SEWS系统→正常上班时间，第一呼叫科室主任、第二呼叫ICU医生；非正常上班时间或假日，第一呼叫二线值班医生、第二呼叫ICU值班医生→小组成员到达→小组成员完成评估、稳定病情及协助转床等
（3）SEWS小组成员启动的流程	SEWS小组成员完成评估后需填写《休克早期预警系统评估单》，放入病历本保存。主管医生或值班医生应在病程记录中记录小组成员评估意见并在《启动休克早期预警处置记录单》上做好登记
（4）儿科启动的流程	儿科启动SEWS系统后，呼叫科室主任，其他流程与成人相同

八、教育训练

对　象	具体做法
1. 新进人员	全体新进员工（除行政后勤外）和全体实习生将在岗前培训中进行休克早期预警系统培训，并需通过考核
2. 在职人员	全体医护人员每年进行一次培训

九、质量管理

控制重点及指标	衡量、验证、监测、改善
1. 指标名称:SEWS启动条件正确率	分子:启动正确例数 分母:启动总例数 医务科承接全院COP3.1SEWS启动条件是否正确的监测业务,提高全院SEWS启动条件正确率,针对全院各病区启动START原因以及品质是否符合规范进行监测
2. SEWS启动与到达时间差统计	分子:启动到达时间符合例数 分母:启动到达总例数 医务科负责统计年度全院启动总件数、各病房次数及启动原因,分析医师到达患者单位所需的平均时间并进行分析与改善

十、表单附件

1. 启动休克早期预警处置记录单(成人)。
2. 启动休克早期预警处置记录单(儿童)。

十一、审 核

部 门		核准主管	核准日期
主 办	急救管理委员会	主 任:	
		院 长:	

标准　COP.3.2

标准　COP.3.2　复苏服务在全院各处均可涉及。

标准解读

1. 对于所有患者,每天24小时复苏服务在医院所有区域均可涉及。

2. 用于复苏的医疗技术以及用于基本和高级生命支持的药物实现标准化,并能根据服务人群的需求加以使用。

3. 在医院所有区域内,发现心搏骤停或呼吸停止后,立即提供基本的生命支持,并在5分钟内提供高级生命支持。

参考文件:《复苏服务(急救)管理制度》

	类　　别	全院制度-临床管理	编　　号	B-1-10
	名　　称	复苏服务(急救)管理制度	生效日期	20××-××-××
	制定单位	×××	责任人	×××	修订日期	20××-××-××
	定期更新	每一年	总页码	×	版　　本	第×版

一、目　的

为了更快速、有效地在全院各处进行急救复苏服务,特制定本制度。

二、范　围

适用范围:医院所有的区域(包括提供治疗和服务的区域)。

三、定　义

复苏服务(以下简称急救):是指对生命垂危的患者(例如心搏骤停或呼吸停止)进行紧急救治的临床干预。

四、权　责

责任科室:医务部、护理部。

五、参考文献

1. 评鉴条文
《JCI医院评审标准》(第5版),COP.3.2。
2. 其他参考文献
《国际心肺复苏指南》(2010年版)。

六、政　策

1. 急救管理计划
应针对成人及儿科患者的需求,拟订不同的急救管理计划。
2. 急救团队共同管理
   2.1 急救应有完整的标准作业流程,参见《国际心肺复苏指南》(2010年版)。
   2.2 急救应有团队运作,包括临床医生、护士及麻醉医生等。
   2.3 急救小组成员应具备有效的基本和高级生命支持的资格证书。
   2.4 保证医院的应急机制在任何时候都能顺利运行,在有危及生命的情况发生时能保证急救小组及时(在5分钟内)赶到并参与抢救。
3. 急救人员管理
   3.1 急救小组成员:
      3.1.1 指定划分区域责任医师。
      3.1.2 指定划分区域责任护士。
      3.1.3 所在区域医生和护士。
      3.1.4 麻醉医生。
   3.2 其他参加人员:
      3.2.1 主管医师或医疗组长。
      3.2.2 护士长。
      3.2.3 责任护士。
      3.2.4 保洁人员等。
4. 急救状态时的特殊职责
   4.1 组长——指定划分区域责任医师:
      4.1.1 指挥及协调参与急救的所有人员的行为。
      4.1.2 给在场人员分配工作任务。
      4.1.3 评估复苏效果,做出终止复苏的决定。
   4.2 麻醉医生:
      4.2.1 维持气道通畅及良好的通气状态。
      4.2.2 必要时给予气管插管。
      4.2.3 采取最合适的通气方式。
   4.3 指定划分区域责任护士或所在区域护士:
      4.3.1 保证抢救中各项措施均已记录在CPR单上。
      4.3.2 在急救小组组长指导下准备所需的药物。
      4.3.3 辅助急救小组医生开展急救操作。

4.4 所在病区主管医师或医疗组长：

    4.4.1 及时向患者家属沟通、解释并协同急救组长做出下一步处置意见。

    4.4.2 在病历中及时书写抢救记录。

4.5 所在病区护士长或值班护士：

    4.5.1 协助抢救小组组长的工作，以保证有足够的抢救人员。

    4.5.2 协助护理小组长，保证病房正常护理工作的开展。

    4.5.3 作为急救小组的咨询人员。

4.6 所在病区责任护士：

    4.6.1 评估患者并立即施行CPR。

    4.6.2 保证抢救的进行直至急救小组成员到达。

    4.6.3 在急救小组长的指导下协助抢救。

    4.6.4 在CPR单上记录抢救过程。

    4.6.5 提供有关患者急救发生前情况的信息。

4.7 所在病区护理小组长：

    4.7.1 保证该病区的正常工作秩序，疏散多余人员。

    4.7.2 提供抢救小组必需的物品器材。

4.8 所在病区保洁人员：

    4.8.1 将所有抢救需要的物品送至病房。

    4.8.2 将血标本送至化验室。

4.9 所在病区护士或指定工作人员：

    4.9.1 通知主管医师。

    4.9.2 呼叫病房内的任何医师。

    4.9.3 留在护士站以稳定大厅走廊的家属及患者。

    4.9.4 及时接听电话并将留言告知抢救小组。

5. 发生在医院(除ICU、ER、OR)内的急救状态

5.1 目击人员：

    5.1.1 立即用就近座机电话拨打6×××，成人拨1、儿童拨2。

    5.1.2 无就近座机时用手机拨打(657×××××)，告知监控室急救对象为成人还是儿童，并报告具体位置。

    5.1.3 立即实施CPR，同时呼救。

5.2 帮助人员：

    5.2.1 如目击人员未通知总机则按照5.1.1的规定实施急救。

    5.2.2 提醒该区域有关人员赶往急救发生地。

    5.2.3 如接受过CPR培训，则协助目击人员进行双人CPR。

    5.2.4 寻求进一步帮助。

5.3 监控室人员：

    5.3.1 立即广播通知，告知抢救患者发生地点并说明患者是成人还是儿童。

    5.3.2 相关急救小组听到广播后立即启动复苏服务。

5.4　急救小组成员接到手机信息或广播后,立即(在5分钟内)赶赴抢救地点,实施进一步复苏抢救。

6. 抢救车使用和管理

6.1　放置在靠近患者所在区域的指定位置。

6.2　由急救管理委员会按标准配置抢救车内的物品、药品,并将物品、药品放在车内指定的位置。

6.3　每月/使用后清点抢救车内物品、药品,每班测试除颤仪,并将结果记录在专用的表格上。

6.4　除颤仪由医学装备部按医院制度定期(每年一次)检查、维修,并做好记录。

6.5　抢救车内的物品、药品仅供抢救时使用;抢救结束后,责任护士应及时在本班内更换。

6.6　抢救车内的物品、药品有效期至少在1个月以上。

6.7　平时不用时用一次性塑料锁将车扣紧。

七、表单附件

1. 全院急救责任划分区域分布。
2. 院内急救小组呼叫电话拨打流程。

八、审　核

部　门		核准主管	核准日期
主　办	医务部	主　任:	
		院　长:	
协　办	护理部	主　任:	

标准　COP.3.3

标准　COP.3.3　实施临床指南制定制度,用以指导血液和血液制品的处理、使用和管理。

标准解读　必须按照实践标准对血液进行统一管理,以确保受血者的安全。因此,临床指南和程序应阐明如下内容:①从血库或血液贮存区获取血液的过程;②患者身份;③血液管理;④患者的监测状况;⑤潜在输血反应的确定和应对。

　　具有监管血液和血液制品的相关教育背景、知识和专长的个人,应确保输血的流程、程序和临床指南得到明确定义和执行。

参考文件:《临床用血管理制度》

	类　　别	全院制度-临床管理	编　　号	B-1-10
	名　　称	临床用血管理制度	生效日期	20××-××-××
	制定单位	×××	责任人	×××	修订日期	20××-××-××
	定期更新	每一年	总页码	×	版　　本	第×版

一、目　的

　　进一步规范、科学、合理用血,指导临床医生、护士和输血科人员对临床输血环节质量的监控,杜绝输血工作中的隐患,减少差错的发生,保障输血安全。

二、范　围

　　适用范围:临床用血过程中的临床科室、手术室、输血科、检验科。

三、定　义

　　临床用血管理:通过对临床输血各环节质量的监控,使血液应用更合理、科学和安全。

四、权 责

责任科室:输血科。

五、参考文献

1. 法律法规
    1.1 《中华人民共和国献血法》,主席令第93号,1998年10月1日起实施。
    1.2 《医疗机构临床用血管理办法》,卫生部令第85号,2012年8月1日起实施。
    1.3 《临床输血技术规范》,卫生部卫医发〔2000〕184号,2000年6月1日起实施。
2. 评鉴条文
    2.1 《JCI医院评审标准》(第5版),COP.3.3。
    2.2 《三级综合医院评审标准实施细则》(2011年版),第四章"医疗质量安全管理持续质量改进"(十九、输血管理与持续改进)。
    2.3 《宁波市医疗机构临床用血管理持续改进标准》(2015年)。

六、政 策

1. 总 则
    1.1 输血制度由临床输血委员会负责制定、维护与发布,任何与输血质量及安全相关的事件均须呈报并由临床输血委员会裁定。
    1.2 各临床用血科室医生须根据患者情况填写《输血申请单》,完成《输血知情同意书》,了解输血利与弊,完成输血病历书写;宣传动员需要被输血的患者自身储血或亲友互助献血。
    1.3 护士负责采集患者血样,并将其连同申请单送到输血科;用血科室护士负责患者用血过程观察,对有输血反应的患者,须及时通知医生和输血科人员,填写《输血不良反应反馈单》,并上报医院内网不良事件系统。
    1.4 输血科负责标本和申请单的接收、核对,核查输血指征,交叉配血结果;参与有输血不良反应的患者的相关检测及调查;进行血液的领取及冷链监控;仪器保养。
2. 输血申请
    2.1 决定输血治疗前,主治医师应向患者或其家属说明输同种异体血的不良反应和经血液传播疾病的可能性,征得患者或家属同意并在《输血治疗知情同意书》上签字。将《输血治疗知情同意书》载入病历。对于无家属签字的无自主意识患者的紧急输血,应向医院医务部或分管院长上报,经同意、备案后,方可记入病历。
    2.2 申请用血应由主治医师详细、逐项填写《临床输血申请单》,由上级医生核准签字,同受血者血样于预定输血日期前一天送交输血科备血,电话、口头备血无效。输血治疗为高风险治疗,通常仅限于在病区、手术室和急诊抢救室进行;抢救患者输血可在抢救地点进行。门诊患者输血须收入留观室或收住院。

2.3　输血申请单应包含以下内容：血液成分类型及其适应证、输血前的检测试验、时间、申请医生姓名、患者资料等。

2.4　在紧急情况下为挽救患者生命，临床医生可直接拨打电话到输血科申请用血，但仍需补用血医嘱和输血申请单，在《临床输血申请单》的"用血状况"栏选择"紧急用血"；护士要确保在医嘱开出后尽快将抽好的血标本和《临床输血申请单》一起送到输血科。

2.5　建立临床用血申请分级管理制度。

2.5.1　对于同一患者一天内申请备血量少于800毫升的，由具有中级以上专业技术职务任职资格的医生提出申请，经上级医生核准签发后，方可备血。

2.5.2　对于同一患者一天内申请备血量在800～1600毫升的，由具有中级以上专业技术职务任职资格的医生提出申请，经上级医生审核、科室主任核准签发后，方可备血。

2.5.3　对于同一患者一天内申请备血量达到或超过1600毫升的，由具有中级以上专业技术职务任职资格的医生提出申请，经科室主任核准签发、报医务科批准后，方可备血。

2.5.4　以上3条规定不适用于急救用血。

2.6　主管医师要宣传动员需要被输血的患者自身储血或其亲友为其献血。在手术患者入院时即应对其基本身体情况和手术所需用血量做出初步评估，开具输血联系单送至输血科，以令输血科联系患者，判断其是否合适自身储血。

2.7　凡是首次输血患者均要开具"输血血型复查"项目。

2.8　预约特殊血液制品需经联系同意后才能取消。

3.　输血指征

应根据不同科别、不同病种、不同病情，输注不同血液成分，尽量减少不必要的输血。

3.1　手术及外伤输血。

3.1.1　红细胞悬液如下。

a　对于血红蛋白＞100g/L的，不考虑输血。

b　对于血红蛋白＜70g/L的，可考虑输血。

c　对于血红蛋白在70～100g/L的，应根据患者的贫血程度、心肺代偿功能、有无代谢增高、年龄因素来决定。

3.1.2　血小板：用于血小板数量减少或功能异常并伴有出血现象时。

a　对于血小板计数＞$100×10^9$/L的，不考虑输注。

b　对于血小板计数＜$50×10^9$/L的，考虑输注。

c　对于血小板计数在$50×10^9$～$100×10^9$/L的，应根据有无自发性出血或伤口渗血来决定。

3.1.3　新鲜冰冻血浆：用于凝血因子缺乏的情况。

a　PT或APTT＞正常1.5倍，创面弥漫性渗血的。

      b　急性大出血需输入大量库存红细胞悬液的。

      c　有先天性或获得性凝血功能障碍的。

      d　需紧急对抗华法令的抗凝血作用的。

  3.2　内科输血

    3.2.1　红细胞悬液：用于因红细胞破坏过多、丢失、生成障碍引起的慢性贫血，并伴有缺氧症状。血红蛋白$<60g/L$或红细胞压积<0.2时，可考虑输注。

    3.2.2　血小板：

      a　对于血小板计数$>50\times10^9/$升的，不考虑输注。

      b　对于血小板计数在$10\times10^9/$升$\sim50\times10^9/$升的，根据临床出血情况，可考虑输注。

      c　对于血小板计数$<5\times10^9/$升的，应立即输注。

    3.2.3　新鲜冰冻血浆：用于补充多种凝血因子(特别是Ⅷ因子)缺陷及治疗严重肝病者。

    3.2.4　洗涤红细胞：

      a　用于避免引起同种异型白细胞抗体及避免输入血浆中某些成分(如补体、凝集素、蛋白质等)。

      b　适用于自身免疫性溶血性贫血、高钾血症、肝肾功能障碍、阵发性睡眠性血红蛋白尿症等。

    3.2.5　冷沉淀：主要用于儿童及成人轻型甲型血友病、血管性血友病(vWD)、纤维蛋白原缺乏、Ⅻ因子缺乏等。

4. 受血者血样采集与送检

  4.1　除了按规定要求核对患者信息外，申请单和标签联号必须一致，标签联号贴在试管上时必须清晰、可供核对，联号不得被覆盖或遮挡。

  4.2　一次采集只能针对一位患者，两位及以上患者的血样采集不得在同一次采集中完成。

  4.3　配血的标本需要专管专用，不能与其他检查项目共享。

  4.4　受血者血样和输血申请单由专门人员送交输血科。

  4.5　凡是首次输血者(包括血浆，血小板)均要抽取血标本。

  4.6　本次住院非同一天内再次申请全血等含红细胞成分的血液均要抽取血标本。若同一天内多次申请需重新抽取血标本的，则备血只能使用3天以内的标本；若超过3天，则必须重新抽取血标本。本次住院已输注过血液制品的患者申请血浆、冷沉淀、血小板时可不用抽取血标本。

5. 交叉配血

  5.1　交叉配血者在交叉配血前后都应逐项核对输血申请单、受血者和供血者血样、复查血型。确认无误后存档登记，要确保本次交叉配血结果准确。常规用血原则上在3小时之内发血，紧急用血原则上在半小时内发血，若遇交叉配血不合等特殊情况，则须在相应时间内电话告知用血科室。

5.2　应注意血液保存的有效期,坚持"先采先用"的原则,避免血液浪费。

6. 发　血

6.1　除机采血小板外,所有的血液制品存入备有冰排的运输箱内运输。

6.2　由交叉配血人员与血液运输的医务人员共同核对后签字运送到相关用血科室。

6.3　血液运送人员到达用血科室后,与执行输血护士再次核对并交接血液制品。

6.4　配送至病区的血液制品一律不许退回。

7. 输　血

7.1　输血前核对,须由两位医护人员共同完成,每一袋次输血核对均需有两人签名。

7.2　输血前、输血开始15分钟以及输血后30分钟监测患者生命体征并做好记录。

7.3　取到的血液成分应尽快输用,不得自行贮存,应根据血液成分的不同要求输注,特别是血小板应尽快输注,如暂时不用,应存放在输血科专用保存箱中。

7.4　在输血过程中或输血后,若受血者发生了与输血有关的新的异常表现或疾病,医务人员应按规范快速采取措施,并及时填写《输血不良反应反馈单》返回输血科。

7.5　输血后的血袋应及时送回输血科保存。

7.6　血液输注时间标准及要求。

7.6.1　各种血液制品自离开输血科后必须在30分钟内开始输注。

7.6.2　全血及红细胞制品从输注开始到结束不得超过4小时。

7.6.3　机采血小板以受血者可以耐受的最快速度输入,输注开始到输注结束不得超过30分钟。

7.6.4　对于成年受血者,100～200mL/袋血浆应在30分钟内输注完毕,每次接收的血浆从输注开始到输注结束不得超过4小时。

7.6.5　对于冷沉淀的输注,应以受血者可以耐受的最快速度输入,输注开始到输注结束不得超过4小时。

7.6.6　因故不能及时输注的血液制品须送回输血科保存。红细胞制品、血浆可在2～6℃保存24小时;冷沉淀可在2～6℃保存6小时。

8. 输血后不良反应的处理

8.1　常见的输血不良反应有:

8.1.1　发热反应。

8.1.2　过敏反应。

8.1.3　溶血反应。

8.1.4　输血相关性移植物抗宿主病(TA-GVHD)。

8.1.5　输血相关的急性肺损伤。

8.1.6 输血后紫癜。

8.1.7 血小板输注无效。

8.1.8 细菌污染性输血反应。

8.1.9 循环负荷过重。

8.1.10 枸橼酸盐蓄积中毒。

8.1.11 肺微血管栓塞。

8.2 立即停止输血,经静脉注射生理盐水以维持静脉通路。

8.3 立即通知值班医生和输血科,及时检查、治疗和抢救,并查找原因,做好记录。

8.4 疑为溶血性或细菌污染性输血反应的,应立即停止输血,用静脉注射生理盐水的方法维持静脉通路,及时向上级医生报告,在积极治疗抢救的同时,做好以下核对检查。

8.4.1 核对用血申请单、血袋标签和交叉配血试验记录。

8.4.2 核对受血者及供血者ABO血型、Rh(D)血型,用保存于冰箱中的受血者与供血者血样、血袋中血样,重测ABO血型、Rh(D)血型,进行不规则抗体筛选及交叉配血试验(包括盐水相和非盐水相试验)。

8.4.3 立即抽取受血者血液加入肝素抗凝剂,分离血浆,观察血浆颜色,测定血浆游离血红蛋白含量。

8.4.4 立即抽取受血者血液,检测血清胆红素含量、血浆游离血红蛋白含量、血浆结合珠蛋白,开展直接抗人球蛋白试验并检测相关抗体效价,如发现特殊抗体,应做进一步鉴定。

8.4.5 若怀疑发生细菌污染性输血反应,则抽取血袋中血液做细菌学检验。

8.4.6 尽早检测血常规、尿常规及尿血红蛋白。

8.4.7 必要时,溶血反应发生后5～7小时内测血清胆红素含量。

8.4.8 填写《输血不良反应回报单》,并上报医院内网不良事件系统。

七、流　程

输血不良反应处置流程图见下。

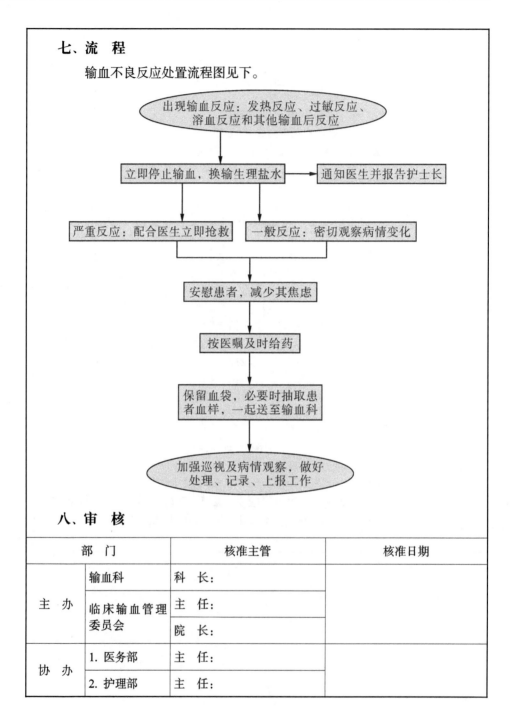

八、审　核

部　门		核准主管	核准日期
主　办	输血科	科　长：	
	临床输血管理委员会	主　任：	
		院　长：	
协　办	1. 医务部	主　任：	
	2. 护理部	主　任：	

标准　COP.4

标准　COP.4　根据患者的营养状况及临床治疗需求，为患者提供多种不同的食物选择。

标准解读　合理的食物和营养对患者的健康和康复十分重要。食物选择应综合考虑患者的年龄、文化、饮食偏好以及治疗计划，具体取决于患者的诊断结果。患者可以参与食物的计划和选择，如果合适，患者家属也可以根据文化、宗教、其他传统以及患者的诊断结果提供适当的食物。患者的主治医生或其他具有资格的看护人员可以根据患者的评估需求和诊疗计划，为患者订购食物和营养品。患者家属或其他人员为患者提供食物时，应根据患者的治疗需求和诊疗计划，向其说明患者禁用的食物，包括与任何食物-药物化学反应相关的信息。可能的话，可以根据患者的营养状况为其提供多种不同的食物。

参考文件：《临床营养治疗管理制度》

	类　　别	全院制度-临床管理	编　　号	B-1-10
	名　　称	临床营养治疗管理制度	生效日期	20××-××-××
	制定单位	×××	责任人	×××	修订日期	20××-××-××
	定期更新	每一年	总页码	×	版　　本	第×版

一、目　的

　　筛选需要营养治疗的患者，对其进行营养干预，并在病历中记录营养师的营养治疗流程。

二、范　围

　　适用范围：所有需要营养治疗的患者。

三、定　义

1. 筛检工具:选择NRS-2002[欧洲肠外肠内营养学会(ESPEN)2002年推荐的营养风险筛查工具]作为本院的筛检工具。
2. 营养筛检与评估:用筛检工具对患者进行营养筛检,有风险者由营养师进一步进行营养评估。

四、权　责

1. 临床营养治疗流程是由营养科主任负责撰写流程文件,提出流程更新,确保说、做、写一致性。
2. 临床营养治疗流程的制定、修改、废止均应由营养科主任提出,经营养科会议讨论,主管院长核准后,方才公告实施。

五、参考文献

1. 法律法规
《临床营养科建设与管理指南(试行)》,卫医政管便函〔2009〕270号,2009年11月12日起实施。
2. 评鉴条文
2.1 《JCI医院评审标准》(第5版),COP.4、COP.5。
2.2 《三级综合医院评审标准实施细则》(2011年版),第四章"医疗质量安全管理与持续改进"(二十三、临床营养管理与持续改进)4.23.2。

六、政　策

1. 饮食医嘱
1.1 患者入院后,主管医师应在医嘱单上为患者开具饮食医嘱,包括禁食、普食、特殊饮食或肠内外营养支持等(见表单"标准营养饮食医嘱分类表")。
1.2 开具饮食医嘱时,应考虑以下几方面因素。
1.2.1 患者年龄。
1.2.2 营养状况。
1.2.3 饮食习惯、宗教信仰和民族。
1.2.4 病情及治疗需求。
1.2.5 饮食医嘱应包括特殊药物的使用信息。
1.3 配餐员在正式送餐前,将饮食医嘱单文本与患者的饭菜进行核对(使用姓名及出生日期),以确保提供给患者的饮食与医生的饮食医嘱相一致;若有不符,则须及时纠正。
1.4 对有疑问的饮食医嘱,营养师必须与主管医师核实后方可执行。
1.5 根据饮食医嘱,做好饮食宣教和出院指导,包括药物与食物的相互作用,并在病历上记录宣教内容及患者、家属对此宣教的反应。

2. 饮食服务
   2.1 按饮食医嘱配备有利于患者健康的食物,不提供含酒精成分的饮料。
   2.2 对于自备饮食患者,须经主管医师同意并按医嘱要求准备。
   2.3 饮食供应应严格遵守医嘱,并在规定时间内提供。
      2.3.1 普食。
         a 夏季早餐:6:30—7:00;中餐:10:30—11:30;晚餐:16:30—17:00。
         b 冬季早餐:6:30—7:00;中餐:10:30—11:00;晚餐:16:00—16:30。
      2.3.2 根据医嘱、营养师推荐或患者需求,为下列患者提供餐间点心。
         a 流质患者:每天供应6次,除早、中、晚三餐外,另加3次,时间为8:30—9:00,14:00—14:30,20:00—20:30。
         b 半流质患者:每天供应5次,除早、中、晚三餐外,另加2次,时间为8:30—9:00,14:00—14:30。
   2.4 责任护士职责。
      2.4.1 新患者入院或住院患者出院时,应及时通知营养科以增减饮食。
      2.4.2 帮助患者饭前洗手,并协助送餐员一起分发饭菜。
      2.4.3 观察患者进食情况,并根据要求做好记录。
      2.4.4 对于禁食时间超过24小时的患者,责任护士需在患者床头设备带处挂禁食牌。
   2.5 送餐员职责。
      2.5.1 在护士协助下尽快将餐盘送至病员处以确保食物温度。
      2.5.2 饭后将餐盘从病房及时取回并清洗消毒。
   2.6 分发饭菜时,遵守食品行业卫生要求,并核对以下内容。
      2.6.1 病员姓名、出生日期。
      2.6.2 饮食医嘱和食物类型。
   2.7 医务人员观察患者进食情况,如有异常,须及时处理并做好记录。
3. 营养治疗
   3.1 医学营养治疗。
      3.1.1 对于有营养问题的患者,须由营养师做进一步评估。
      3.1.2 根据医生饮食医嘱,为患者及家属提供营养指导。
      3.1.3 若患者饮食自备,医生须告知家属饮食禁忌。对于特殊治疗医嘱,则应尽量由医院提供饮食。
      3.1.4 对存在营养风险的患者进行营养干预。
         a 患者入院后,护士进行营养筛查,主管医师根据营养筛查结果,结合患者实际情况开具营养医嘱;
         b 主管医师根据患者进一步的血生化指标,调整饮食医嘱;

      c   主管医师按病情特殊性或对营养医嘱有疑问者,提出营养师会诊要求;

      d   营养师接到病区营养会诊单(或电话通知),须在48小时内到病区会诊;

      e   营养师会诊后,在参考医生、护士意见的基础上,确定患者是否存在营养风险。对存在营养风险者应做全面营养评估,制订营养干预计划,提供营养治疗;

      f   营养师在7天内须观察营养治疗效果和患者对营养治疗的反应,根据病情开展随访,并将其记录在病程记录中。

4. 肠内营养制剂注意事项

  4.1 营养液专门管理。

     4.1.1 按照生产厂家提供的说明保存营养液。

     4.1.2 我院不可自行配置营养液。

  4.2 营养液开封后,如不能一次用完,护士须对剩余部分标明开启时间、患者姓名和出生日期,放入冰箱冷藏室内,要求在24小时内用完。如营养液开封后超过24小时,则必须弃去。

  4.3 医生观察并记录肠内营养对患者的效果。

七、流　程

1. 住院患者流程图见下。

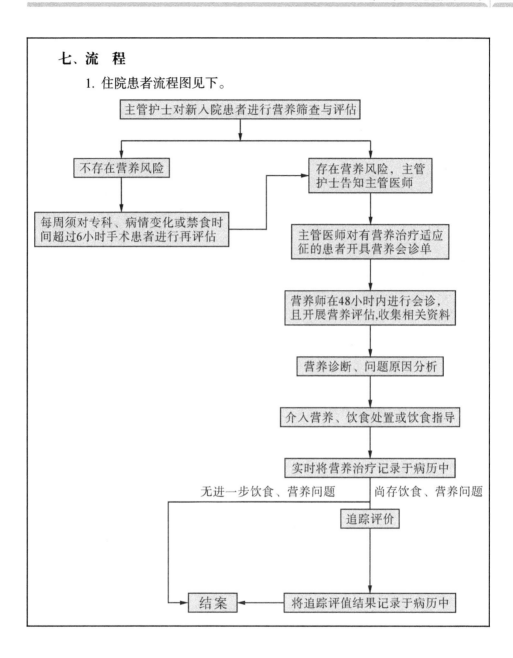

2. 住院患者流程步骤说明见下。

步　骤	说　明
2.1　主管护士对新入院患者进行营养筛查和评估	2.1.1　根据营养筛查结果进行处置 　　　2.1.1.1　对于存在营养风险患者(存在营养风险定义:筛查结果显示新生儿小于3百分位;儿童风险筛查≥4分;成人风险筛查≥3分),须告知主管医师 　　　2.1.1.2　对于不存在营养风险患者(筛查结果显示新生儿大于3百分位;儿童风险筛查<4分;成人风险筛查<3分),每周进行一次再评估,对专科、病情变化或禁食时间超过6小时手术患者,须再评估
2.2　临床医生开具营养会诊单后,营养师在48h内接受会诊	2.2.1　住院期间需要营养治疗的患者来源 　　　2.2.1.1　医生开具住院会诊单的患者 　　　2.2.1.2　营养筛检出来需要营养治疗的患者
2.3　营养评估、相关资料收集	2.3.1　收集患者营养治疗所需资料(包括主、客观资料) 　　　2.3.3.1　主观资料收集 　　　　　a　体位资料:如身高、体重、理想体重、平常体重(期间) 　　　　　b　食欲、饮食习惯、饮食历史、目前饮食情况 　　　2.3.3.2　客观资料收集 　　　　　a　目前饮食医嘱 　　　　　b　疾病诊断、使用药物、检查结果、胃肠道症状、体能表现、相关生化值
2.4　营养诊断、问题原因分析	2.4.1　分析患者资料,找出问题及做出诊断 　　　2.4.1.1　体位状态:如体态(目前体重/理想体重)、体重改变(目前体重/平常体重) 　　　2.4.1.2　临床检视:肌肉损耗、皮下脂肪损耗、水分滞留状况或其他发现 　　　2.4.1.3　体能表现:可分为正常、躺卧床、半天躺卧床、完全卧床状态 　　　2.4.1.4　饮食摄取状况:评估两个阶段(住院前及目前)的饮食状况及其问题 　　　2.4.1.5　营养状况:可分为正常、轻至中度营养不良、严重营养不良
2.5　介入营养、饮食处置或饮食指导	根据评估需求给予饮食处置或饮食指导
2.6　实时将营养治疗记录于病历中	营养师应于营养治疗当日将营养治疗记录于患者病历中,须依病历书写规范要求写上"日期/时/分",并签名(参见附件"2.1营养治疗记录规范")

续　表

2.7	追踪评值	2.7.1 需要再次营养治疗的患者应于7天(饮食处置指导后第7天)内再度进行上述步骤3~5 2.7.2 若无进一步营养问题,则予以结案并将追踪评值结果记录于病历中,依病历书写规范要求写上"日期/时/分"及签名
2.8	结案并予以工作记录	2.8.1 解决患者相关营养问题并完成记录 2.8.2 将工作记录登记于营养科日常工作统计表上

3. 门急诊流程图如下。

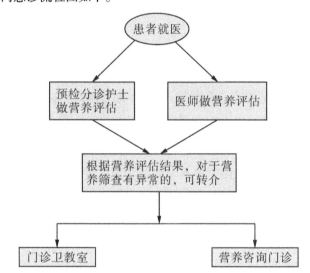

八、表单附件

1. 表单
标准营养饮食医嘱分类表。
2. 附件
2.1 营养治疗记录规范。
2.2 营养师访视记录单。
2.3 营养师追踪访视记录单。

九、审　核

部　门		核准主管	核准日期
主　办	营养科	科　长:	
		院　长:	
协　办	1. 医务部	主　任:	
	2. 护理部	主　任:	

标准 COP.6

标准 COP.6 患者应获得有效疼痛管理的支持。

标准含义 疼痛可以是患者体验的一个常见部分，它可能与患者正在治疗的疾病息息相关。疼痛也可以是某些治疗、程序或检查的预期部分。若作为诊疗计划的一部分，当疼痛是治疗、程序或检查的预期效果时，应告知患者出现疼痛的可能性，以及哪些选择可用于疼痛管理。不管疼痛的起因为何，无法缓解的疼痛都会对患者身心造成不利影响。因此，疼痛患者有权接受适当的评估和疼痛管理。根据提供的服务范围，医院应建立相应的程序来适当评估和管理疼痛，其中包括：①在初步评估和重新评估期间确定遭受疼痛的患者；②向患者说明疼痛可能是治疗、程序或检查的预期结果；③不管疼痛起因为何，都应根据指南和方案，并结合疼痛管理的患者目标，为患者提供疼痛管理；④在考虑患者的个人、文化和宗教信仰的前提下，就疼痛和症状管理与患者和家属进行沟通。

参考文件：《疼痛管理制度》

	类 别	全院制度-临床管理	编 号	B-1-21
	名 称	疼痛管理制度	生效日期	20××-××-××
	制定单位	×××　责任人　×××	修订日期	20××-××-××
	定期更新	每一年　总页码　×	版 本	第×版

一、目 的

无痛是患者的基本权利，为规范医护人员评估及处理患者疼痛的流程，确保患者的疼痛能得到及时的评估及处理，提升患者生活品质，特制定本制度。

二、范　围

适用范围：所有门急诊及住院患者。

三、定　义

疼痛：是一种复杂的生理心理活动，是机体受到损伤时发生的一种不愉快的感觉和情绪性体验，是临床上最常见的症状之一。包括伤害性刺激作用于机体所引起的痛感觉，以及机体对伤害性刺激的痛反应。

四、权　责

护士：对患者进行疼痛筛查、评估并记录，按要求向医生报告并及时处理。
医生：对患者进行疼痛评估，及时根据疼痛评估结果来制定镇痛方案，减轻患者疼痛问题，按要求联系麻醉手术部的医生协助处理。
麻醉科医生：主要负责术后急性疼痛患者的评估、处理，其他患者如出现疼痛评分≥7且临床专科医生处理无效时，麻醉科医生可参与协助处理。

五、参考文献

1. 评鉴条文
   1.1 《JCI医院评审标准》（第5版）COP.6。
   1.2 《三级综合医院评审标准实施细则》（2011年版），第四章"医疗质量安全管理与持续改进"（十三、疼痛治疗管理与持续改进）4.13.2。
2. 其他参考文献
   2.1 《NCCN疼痛指南（中文版）》，(2012)。
   2.2 《临床诊疗指南：疼痛学分册》，(2007)。
   2.3 《癌症三阶梯止痛法》，世界卫生组织1986年推荐。

六、政　策

1. 建立以护士为基础的疼痛筛选模式。
   1.1 疼痛筛查：医院对所有来院就诊的患者（包括门诊、急诊和住院患者）进行疼痛筛查，将筛查结果分别记录在门诊护理记录、急诊记录或入院护理记录单上。
   1.2 筛查与评估的频度。
      1.2.1 门急诊疼痛筛查应在30分钟内完成并记录。
      1.2.2 入院新患者应在入院后4小时内进行首次疼痛筛查，将评估的结果记录于护理记录单上。
   1.3 在疼痛筛查和评估中，对于首次主诉疼痛或疼痛评分≥4分的患者，护士应及时向医生报告，由医生决定处理措施。
   1.4 若疼痛评分<4分时，则每日评估2次，每次间隔时间至少达8小时以上；将评估的结果记录于护理记录单上。
   1.5 若疼痛评分≥4分时，护士评估疼痛每次间隔至少达4小时以上，直至疼痛评分<4分为止。

    1.6   对于进行疼痛治疗的患者:镇痛治疗方案更改后,非消化道途径给予镇痛药物后30分钟;口服途径给予镇痛药物后1小时,护士应再次评估患者对疼痛治疗的反应及患者是否有疼痛治疗相关并发症,并在护理记录单或疼痛记录单上记录。

2. 建立以首诊医师和病区医师为基础的疼痛处理模式。

    2.1   对于护士报告的首次报告疼痛的患者,门急诊首诊医师或病房经管医师应及时对其进行疼痛评估,内容包括疼痛的程度、性质、部位、发生频率、持续时间,疼痛对日常工作生活的影响,既往疼痛病史,药物治疗史等,并进行必要的体格检查,将评估结果记录在门急诊病历或住院病程录中。

    2.2   医生在疼痛评估后,应筛选出需进行疼痛治疗的患者,制定可行的疼痛治疗方案,并将其记录在门急诊病历或住院病程录中。对疼痛评分≥7分的患者,要按急诊对待,立即给予处理。

    2.3   疼痛治疗方案包括:治疗目标、治疗方法、治疗药物名称、剂量、给药时间、可能发生的不良反应及处理、持续的疼痛评估指标、评估时间(频率)等。医生还应以医嘱的形式告诉护士应进行疼痛评估的频率。

    2.4   疼痛治疗方案制定原则:有效消除疼痛,最大程度地减少药物不良反应,把疼痛及治疗带来的心理负担降到最低,全面提高患者的生活质量。

    2.5   对于进行疼痛治疗的患者,临床医生应根据疼痛治疗计划按时进行持续的疼痛评估和记录,每天至少评估1次,并根据疼痛评估结果及时调整疼痛治疗计划。

    2.6   医生应对患者及家属进行疼痛管理知识的介绍,将教育过程记录在病史中。

    2.7   医生应为慢性疼痛患者制订出院后疼痛管理计划,并在病程录及出院记录中做好记录。

3. 建立由疼痛治疗专业组作为支撑的疼痛会诊模式。

经规范化疼痛处理后,若患者的疼痛仍得不到有效缓解,此时需疼痛治疗专家组进行会诊治疗。

    3.1   疼痛治疗专家组名单:

        3.1.1   组长:陆振一。

        3.1.2   成员:徐永灵、袁昌政、张同成、孙炜、朱平光、翁家武。

4. 疼痛处理原则如下。

    4.1   疼痛控制目标:

        4.1.1   疼痛强度评分≤3分。

        4.1.2   24小时内突发疼痛次数≤3次。

        4.1.3   24小时内需要解救药的次数≤3次。

    4.2   疼痛评估原则及方法:

        4.2.1   患者的主诉是诊断患者有无疼痛及疼痛程度的主要依据。

    4.2.2 全面评估疼痛：了解患者的疼痛及相关病史、治疗史、疼痛性质、程度，疼痛对生活的影响及相关的化验检查。

    4.2.3 动态评估疼痛：评估疼痛的发作、治疗效果及转归。

    4.2.4 对于无认知功能障碍的成人患者，运用数字评分法(numerical ratingscale, NRS)进行疼痛评估。

    4.2.5 对于有认知功能障碍的成人患者，运用老年痴呆患者疼痛评估量表(PAINAD)进行疼痛评估。

    4.2.6 对于儿童(4～16岁)，运用Wong-Banker面部表情量表进行疼痛评估。

    4.2.7 对于婴幼儿(2个月～7岁)，运用行为学FLACC评估量表进行疼痛评估。

    4.2.8 对于新生儿(32周～60周)，运用新生儿疼痛评估量表(CRIES量表)进行疼痛评估。

    4.2.9 对于重症监护患者，运用重症监护患者疼痛观察工具(CPOT)进行疼痛评估。

4.3 疼痛治疗原则：

    4.3.1 采取综合措施治疗疼痛：以药物为主，非药物疗法为辅。药物主要包括对乙酰氨基酚、非甾体抗炎药和阿片类药。非药物疗法有外科疗法、神经阻滞疗法、神经刺激及毁损等。

    4.3.2 适当的镇痛药物和剂量：根据疼痛的类型、强度等制定个性化的药物治疗方案。

    4.3.3 选择合适给药途径：首选口服给药。芬太尼透皮贴剂是可选的给药方法之一。对口服和皮肤用药后疼痛无明显改善者，可以肌内注射或静脉注射。患者全身用药产生难以控制的不良反应时，可以请疼痛专业人员或专科医生会诊。

    4.3.4 制订适当的给药间期：根据药物不同的药代动力学特点来制订合适的给药间期，提高镇痛效果、减少不良反应。

    4.3.5 及时调整药物剂量：镇痛治疗后应及时观察生命体征，根据疼痛评分及时调整药物剂量。

    4.3.6 及时处理不良反应：阿片类药物致便秘、呕吐和呼吸抑制等，应进行相应的处理和治疗。

    4.3.7 辅助治疗：依疼痛的不同病种和类型而定。非甾体类抗炎药物(NSAIDS)、糖皮质激素、三环类抗抑郁药物等对不同疾患所致的疼痛有各自独特的效果。

    4.3.8 癌性疼痛患者：按照WHO癌痛三阶梯止痛治疗指南开展疼痛管理。

4.4 治疗措施：

    4.4.1 认知行为疗法包括：放松法、想象法和患者教育。

   4.4.2 通过不同途径给予麻醉镇痛药或非麻醉性镇痛药、抗抑郁药等。

   4.4.3 持续静脉输入法。

   4.4.4 患者自控泵：PCA、PCEA、神经阻滞等。

   4.4.5 提供优质护理措施包括舒适体位、按压切口、营造安静的休息环境。

5. 医务人员定期或不定期接受疼痛管理方面的继续教育，主要内容包括如下几项。

  5.1 疼痛的定义、分类。

  5.2 疼痛评估及记录。

  5.3 止痛药的药理学知识。

  5.4 多模式镇痛（如药物镇痛措施和非药物镇痛措施）的原则和方法。

  5.5 成瘾、耐药、生理性依赖的区别。

  5.6 疼痛治疗相关并发症的诊断和处理。

  5.7 对患者的疼痛及预期出现疼痛的教育。

6. 对患者及家属的教育主要包括如下几项。

  6.1 有效控制疼痛。

  6.2 对疼痛及伴随症状的评估。

  6.3 疼痛治疗并发症的处理方案。

  6.4 疼痛治疗相关风险和费用情况。

  6.5 采取非药物措施来减轻疼痛。

  6.6 出院指导。

7. 定期进行患者疼痛管理满意度调查，监测疼痛管理工作的落实情况，并做好质量改进工作。

8. 疼痛评估。

七、流 程

疼痛处理流程图见下。

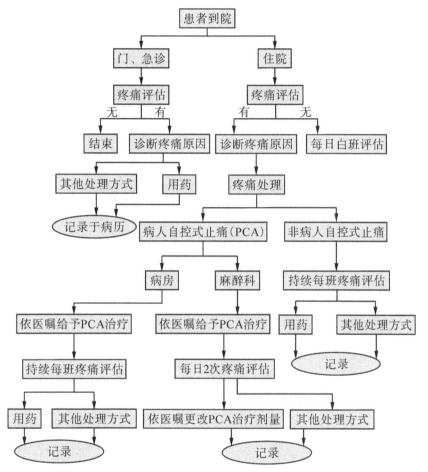

备注:经上述规范化疼痛处理后,若患者疼痛仍得不到有效缓解,需请疼痛治疗专家组进行会诊处理。

八、表单附件

1. 数字评分法(NRS)。
2. Wong—Banker面部表情量表。
3. 行为学FLACC评估量表。
4. 新生儿疼痛评估量表(CRIES量表)。
5. 老年痴呆患者疼痛评估量表(PAINAD)。
6. 重症监护患者疼痛观察工具(CPOT)。

九、审 核

部　门		核准主管	核准日期
主　办	麻醉科	主　任：	
		院　长：	
协　办	医务部	主　任：	

标准　COP.7

标准　COP.7　医院提供临终关怀服务。

标准解读　临终患者特别需要得到充满尊重、富有爱心的照料。要做到这一点，所有医务人员都应了解临终患者的特殊需求。关心患者的舒适度和尊严的原则应指导临终关怀的方方面面。医院提供的临终关怀服务包括：①根据患者和家属的意愿，提供妥善的治疗以缓解症状；②谨慎处理尸检和器官捐赠等敏感问题；③尊重患者的价值观、宗教信仰和文化偏好；④让患者和家属参与治疗的各个方面；⑤积极回应患者和家属在心理、情感、精神和文化方面的疑虑。

　　要实现这些目标，所有医务人员都应了解临终患者及其家属的特殊需求。医院通过评价家属和医务人员对其提供的临终关怀的看法来评估所提供的临终关怀的质量。

参考文件:《临终关怀制度》

	类　　别	全院制度-临床管理	编　　号	B-1-23
	名　　称	临终关怀制度	生效日期	20××-××-××
	制定单位	×××	责任人　×××	修订日期	20××-××-××
	定期更新	每一年	总页码　×	版　　本	第×版

一、目　的

　　为加强对生命末期患者的临终照顾，减缓其不适，令其有尊严地面对人生终点，特制定此制度。

二、范　围

　　适用范围:罹患严重疾病，医生诊断认为不可治愈且有医学上的证据，近期内病程进展至死亡已不可避免者。

三、定　义

临终：生命末期患者，包含癌症末期患者及非癌症患者。

临终关怀：在生命最后的时刻给患者最温暖的照顾。

四、权　责

责任科室：医务部。

五、参考文献

《JCI医院评审标准》（第5版）AOP1.7、COP.7、COP.7.1。

六、政　策

1. 医务人员继续教育

  医务人员接受临终关怀方面的继续教育，主要内容包括如下几项：

  1.1　临终关怀的概念和基本知识。

  1.2　对临终患者及家属生理、心理、社会和文化方面的评估。

  1.3　临终关怀伦理原则和关护原则。

  1.4　对临终患者的疼痛处理。

2. 评估

  医务人员应当以体恤之心尊重临终患者的权利，保障其舒适和尊严。

  评估内容主要包括：

  （1）是否有与疾病过程或治疗有关的症状，如恶心、呼吸窘迫等。

  （2）导致症状缓解或加重的因素。

  （3）现有症状的管理和患者的反应。

  （4）生理舒适的需要。

  （5）患者及家属的精神需求和宗教信仰。

  （6）患者的心理社会需求。

  （7）为患者、家属提供支持性治疗或姑息性治疗的需求。

  （8）其他可供选择的治疗环境。

  （9）家属应对危机的能力和病理性悲伤反应的可能性。

3. 措施

  3.1　根据患者和家属的愿望，对原发疾病和继发症状进行适当的处理。

  3.2　控制疼痛。

  3.3　心理精神支持。

  　　3.3.1　倾听患者及家属的声音，提供机会让其表达感受和意愿。

  　　3.3.2　尊重他们的需要。

  　　3.3.3　尊重患者及家属的信仰、价值观和意愿。

  　　3.3.4　对患者及家属的社会、心理、情感、宗教和文化方面的需求做出反应。

  3.4　让患者及家属参与治疗讨论和决定过程。

4. 对患者及家属的教育

  4.1　患者的病情和治疗方案。

4.2 患者的知情权。

4.3 患者的医疗决策权。

4.4 放弃进一步治疗的权利和处理程序。

4.5 对死亡过程的心理反应。

5. 记录

在相应的记录单上做好如下记录。

5.1 患者的需要。

5.2 治疗措施和患者反应。

5.3 对患者及家属的教育和他们的反应。

七、流　程

1. 门急诊患者临终关怀处置流程图见下。

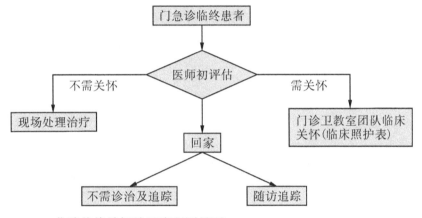

2. 住院临终关怀处置流程图见下。

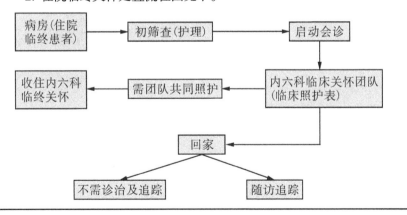

八、审　核

部　门		核准主管	核准日期
主　办	医务部	主　任：	
		院　长：	
协　办	1. 护理部	主　任：	
	2. 肿瘤科	主　任：	

第八章 麻醉及外科治疗(ASC)

麻醉及外科治疗(ASC)文件

标　准		英文 (是/否)	文件名称
ASC.3	操作时镇静的管理在医院内部实现标准化	是	中深度镇静治疗管理制度
ASC.3.1	镇静操作者和监护者均已获得资质认证	否	
ASC.3.2	镇静操作的管理和监测以专业实践指南为依据	否	
ASC.4	由具有资质的人员进行麻醉前评估和正式手术前评估		麻醉前病情评估制度
ASC.6	根据专业实践指南,每位患者在麻醉和手术中的生理状态都会受到监测,并且需记入患者病历中	否	局部麻醉制度
			麻醉期间监测管理制度
ASC.6.1	应监测和记录每位患者的麻醉后状态,且患者是否转出恢复区应由具有资质的人员负责或使用已建立的标准	否	麻醉复苏室管理制度
			麻醉复苏室转入、转出交接制度
			麻醉复苏室患者转入、转出标准
ASC.7.4	对于需要植入医疗装置的治疗,其计划应特别考虑到如何修改标准流程和步骤	否	植入与介入性材料管理制度

标准 ASC.3/ASC.3.1/ASC.3.2

标准 ASC.3 操作时镇静的管理在医院内部实现标准化。

ASC.3.1 镇静操作者和监护者均已获得资质认证。

ASC.3.2 镇静操作的管理和监测以专业实践指南为依据。

标准解读 镇静操作标准化包括中度和深度镇静,包含任何通过静脉注射完成的镇静,与剂量无关。镇静操作经常在医院手术室之外的其他地方进行。由于镇静操作(例如麻醉)存在巨大的潜在风险,因此在医院内部对镇静的管理必须是统一的。在医院内部的任何地方执行镇静操作时,参与人员的资格认证、医疗技术、医疗用品及监督必须是一样的。因此,关于镇静的使用方式及地点,医院必须制定明确具体的指南。同时要明确镇静场所、镇静人员资质要求及专业医疗技术的提供和使用;要明确小儿、成人与老年间的区别;要做到镇静及流程的知情同意。紧急情况下医疗技术和医疗用品随时可用;在执行镇静操作时,经过高级生命支持培训的个人必须随时待命。

参考文件:《中深度镇静治疗管理制度》

	类　　别	全院制度-临床管理	编　　号	B-1-20
	名　　称	中深度镇静治疗管理制度	生效日期	20××-××-××
	制定单位	×××　责任人　×××	修订日期	20××-××-××
	定期更新	每一年　总页码　×	版　　本	第×版

一、目　的

为了保证中、深度镇静治疗措施的正确使用,确保患者安全,特制定本制度。

二、范　围

适用范围:1. 住院部手术室、内镜中心、儿科、急诊科、ICU、门诊手术室及放射科。

2. 镇静治疗的对象涵盖住院患者、急诊患者和门诊患者。

三、定　义

1. 镇静和麻醉的分类及定义

1.1　轻度镇静(焦虑被消除):通过用药达到的一种状态。该状态下患者意识清醒,情绪安稳,对语言指令做出正常反应,认知功能和协调能力受影响,但呼吸和循环功能不受影响。

1.2　中度镇静(意识轻度受抑制):由药物引起的一种意识轻度受抑制的状态。这时患者能忍受不愉快的手术过程,同时维持心肺功能,并能对口头指令和(或)触觉刺激做目的的反应,保护性反射存在,气道通畅。这种状态可由各种镇静剂、抗焦虑药或麻醉剂单独或联合应用而取得。

1.3　深度镇静(意识中度抑制):由药物引起的一种意识中度受抑制的状态。该状态下患者不容易被唤醒,对疼痛等刺激有相应反应,可伴有保护性反射部分或全部消失、通气功能降低,可能需要人工维持气道,患者自主通气可能不足,但心血管功能通常是正常的。

1.4　全麻:在药物控制下,患者处于无意识状态,感觉功能丧失,甚至对疼痛刺激没有反应,保护性反射和生理反射消失,呼吸功能受影响,循环功能亦受影响,可能需要辅助控制呼吸,并使用液体和药物等维持循环功能的稳定。

2. 本制度不包括的内容

轻度镇静(抗焦虑)治疗不纳入本管理制度。但由于镇静治疗的结果是一个连续变化的过程,进行轻度镇静治疗的患者也可能因个体差异而出现预期外的治疗结果。因此,对于接受轻度镇静治疗的患者,一旦其转为中深度镇静状态,也应立即即归于中深度镇静治疗的管理范畴。

四、权　责

责任科室:麻醉科。

由医务科负责授权、监督,由麻醉科负责指导和培训各科相关人员。

五、参考文献

1. 法律法规

《中华人民共和国执业医师法》(中华人民共和国主席令第5号)[①],1999年5月1日起实施。

2. 评鉴条文

2.1　《JCI医院评审标准》(第5版),ASC.3。

2.2　《三级综合医院评审标准实施细则》(2011年版),第三章"医疗质量安全管理与持续改进"(七、麻醉管理与持续改进)。

---

① 以下简称《执业医师法》

3. 其他参考文献

陆永绥,张伟民. 临床检验管理与技术规程[M]. 2版. 杭州:浙江大学出版社,2014.

六、政　策

1. 抢救设施

镇静治疗场所必须配备的抢救设施包括供氧设备、呼吸支持设备、急救药物、吸引装置、多功能监护仪(至少配备基本生命体征监测)及除颤仪。

2. 镇静权限与要求

2.1 开展镇静治疗的主诊医师应为本院注册的麻醉医师或经过镇静治疗培训并获得培训合格证的本院执业注册医师。

2.2 参与镇静治疗的护士应为经过镇静治疗培训并获得培训合格证书的本院执业护士。

2.3 镇静医师必须具备以下能力。

　2.3.1 掌握各种镇静模式的技术。

　2.3.2 能应用合适的监测手段。

　2.3.3 具备基本生命支持技术、高级生命支持技术证书。

　2.3.4 能及时处理各种并发症,会使用各种拮抗剂。

　2.3.5 熟悉恢复室管理制度,掌握出恢复室标准。

2.4 镇静护士必须具备以下能力。

　2.4.1 熟悉各种镇静模式的技术。

　2.4.2 能应用合适的监测手段。

　2.4.3 具备基本生命支持技术证书。

　2.4.4 能及时处理各种并发症,会使用各种拮抗剂。

　2.4.5 熟悉恢复室管理制度,掌握出恢复室标准。

2.5 有镇静权限的部门或个人在引进新的镇静技术时,须经麻醉科审核通过后方可实施。

3. 镇静记录要求

3.1 镇静操作前:医生必须完成镇静前评估和镇静前知情同意。

3.2 镇静过程中及镇静后:医生根据要求记录患者的生命体征等。

4. 镇静操作前准备

4.1 对于非急诊病例,主管医师根据患者情况和镇静方法,决定术前禁食时间。

　4.1.1 成年人:术前禁食固体食物8小时,禁饮清亮液体(包括水、无渣果汁、没有加奶的茶和咖啡)2小时。

　4.1.2 婴幼儿:母乳喂养禁食4小时,其他喂养禁食6小时,禁饮清亮液体2小时。

4.2 未按要求禁食或急诊时,须权衡镇静治疗的利弊。如进行镇静治疗,须在镇静治疗期间采取有效措施防止误吸。

4.3 对老年患者(70周岁以上),需做心电图、胸片检查。

4.4　根据要求建立有效的静脉通道。

4.5　由本院具有镇静操作权限的医生完成镇静操作前评估并记录。具体包括以下内容:病史和体检、手术指征、ASA身体状况分级、禁食状况、过敏史、过去在给镇静药时发生的不良反应史、镇静方案;向患者及家属告知麻醉风险、利弊,镇静/麻醉选择及术后镇痛权利,并签署镇静前知情同意书。在给予镇静剂前,对患者进行即刻评估,填写麻醉前即刻评估单。

4.6　镇静医嘱要求如下。

4.6.1　由我院具有镇静操作权限的医生书写。

4.6.2　详细注明药名、剂量、给药途径和用药频度。

4.6.3　药物剂量应按医嘱逐渐调整至有效的镇静效果。

4.7　物品配备如下。

4.7.1　多功能监护仪(心电图、血压、脉搏、血氧饱和度)。

4.7.2　急救设备,包括气管插管工具、除颤仪、吸引装置、氧气机、急救用药和拮抗剂。

4.7.3　对小儿(12周岁以下)需有合适的监护设备和抢救设备。

5. 镇静术中监护要求

5.1　由具有镇静监护权限的人员对患者进行持续的监护。

5.2　对所有处于中深度镇静的患者,应进行全程血氧饱和度和心电监护,并在给药前及整个麻醉及恢复阶段定时(每5分钟一次)检查血压、心率、呼吸及意识水平。

5.3　在给麻醉药前和吸氧前须记录患者血氧饱和度,以便术后对比。麻醉期间应常规吸氧。

5.4　记录所有用药、静脉输液和血制品。

5.5　记录并发症和其相应的处理过程。

5.6　记录所有参与诊疗操作的人员。

6. 镇静术后监护要求

6.1　患者术后须由镇静医生或镇静护士转运和持续监护。

6.2　术后评估应于手术结束后5分钟内开始,并记录以下内容:生命体征(包括血氧饱和度及意识水平);给药情况(包括静脉液体)、输血和血液制品情况;疼痛评估及处理措施;任何意外情况或术后并发症以及对这些情况的相应处理措施;观察者签名。

6.3　根据患者病情进行术后监护,并至少每15分钟记录一次血压、心率、呼吸及意识水平。

6.4　用PACU评分标准对患者进行评分,评分在9分或9分以上且呼吸平稳者可转至观察室、病房或离院。

6.5　在最后一次静脉给药后,至少监护30分钟;最后一次肌注或口服镇痛药后,至少监护60分钟;若给予拮抗剂,则至少监护2小时。

6.6　质量改进:收集中度及深度镇静患者麻醉结果的资料,集中分析,不断改进质量。

7. ASA身体状况分级

    7.1 定义:ASA身体状况分级是由美国麻醉医生协会设计用来描述患者全身状况的一个分级系统。它用来评估患者是否适合镇静和(或)麻醉。需请麻醉科会诊的术前患者,由麻醉医生对其进行ASA分级,并将分级结果记录在术前镇静评估记录单上;需进行镇静诊疗操作的患者,由具有镇静操作权限的医生在操作前对患者进行ASA分级,并将分级结果记录在镇静操作记录单上。如患者的ASA分级大于或等于3级,则须考虑请麻醉医生会诊。

    7.2 分级标准如下。

分 级	标 准	举 例	麻醉合适性
Ⅰ	正常健康		完全适合
Ⅱ	有轻度的系统疾病	活动轻度受限的心脏病,原发性高血压,糖尿病,贫血,肥胖,慢性气管炎等	适合
Ⅲ	有严重系统疾病,日常活动受限,但尚未丧失工作能力	活动受限的心脏病和慢性肺部疾病,难以控制的高血压,有心血管并发症的糖尿病,心绞痛,心肌梗死等	风险增加,需权衡利弊
Ⅳ	有严重系统疾病,已丧失工作能力,且经常面临生命危险	充血性心衰,不稳定型心绞痛,严重的肺部疾病和肝/肾疾病	麻醉和手术风险很大
Ⅴ	不论手术与否,生命难以维持24小时的濒死患者	腹主动脉瘤破裂,重型颅脑损伤,大面积肺栓塞等	极不适合
Ⅵ	确认脑死亡患者	其器官拟用于器官移植手术	

8. PACU评分标准

    8.1 定义:PACU评分是一种用来判断术后患者能否转入门诊观察室或病房的方法。

    8.2 该标准包含以下几个方面的评估。

观察指标/评分	0	1	2
肌力	无肢体活动	能活动两个肢体和有限地抬头	能活动四肢与抬头
呼吸	需辅助呼吸	能保持呼吸道通畅	能正常地呼吸与咳嗽
循环(与术前相比)	BP>±50mmHg	BP在±20~50mmHg	BP<±20mmHg
SpO_2	辅助吸氧下<90%	辅助吸氧下>90%	吸入空气时>92%

9. 镇静术后出院标准和程序

    9.1 镇静术后的患者在转至观察室后,继续观察呼吸、循环和是否有活动性出血的情况,根据出院前评分标准进行评分,大于或等于9分即为符合出院标准。

观察指标/评分	0	1	2
生命体征	血压和脉搏波动在术前基础值的40%以上	血压和脉搏波动在术前基础值的20%~40%	血压和脉搏波动在术前基础值的20%以内
活动能力	不能活动	需要帮助才能走动	步态稳定,无头晕
恶心、呕吐	重度:需反复治疗	中度:肌注药物后症状缓解	轻微:口服药物治疗后,症状缓解
疼痛	药物控制效果不佳	口服药物能控制	基本无痛
外科出血	重度:需更换3块以上敷料	中度:最多更换2块敷料	轻微:无须更换敷料

    9.2 出院流程。

        9.2.1 当患者状况符合出院指征时,观察室护士通知麻醉医生或主管医生。

        9.2.2 麻醉医生或主管医生在确认患者能安全出院并签字后,开出院医嘱。

        9.2.3 护士对患者进行术后宣教并记录。

        9.2.4 给患者联系电话,以便其在有任何不适时及时联系。

        9.2.5 儿童患者须在成年家属护送下才能回家。

        9.2.6 教育患者在术后24小时内不得开车。

        9.2.7 对不符合出院标准的患者应有相应的处理办法,并由医生记录在病历中。

        9.2.8 在病历中记录患者出院日期、时间,患者出院时病情,出院带药或其他提供给患者的物品。

七、表单附件

1. 局部麻醉前/侵入性检查/手术/镇静前评估单。
2. 镇静操作知情同意书。
3. 镇静记录单。
4. 儿科中度镇静流程。

八、审 核

部 门		核准主管	核准日期
主 办	麻醉科	主 任:	
		院 长:	
协 办	医务部	主 任:	

标准　ASC.4

标准　ASC.4　由具有资质的人员进行麻醉前评估和正式手术前评估。

标准解读　鉴于麻醉的高风险性,应仔细规划管理工作。患者的麻醉前评估是该规划的基础,旨在确定是否发现麻醉和恢复过程中的重大病情以及是否使用术后镇痛。麻醉前评估所提供的信息有助于:确定任何呼吸道问题;选择麻醉方式并制订麻醉治疗计划;麻醉管理安全(以患者评估、已确定的风险和流程为基础);解释麻醉和恢复过程中的患者病情发现;为术后镇痛的使用提供信息。麻醉前评估应由麻醉科医生或其他具有资质的人员进行。对急诊患者的麻醉前评估,可以在其入院、外科手术前的某个时间或临近外科手术时进行。正式手术前评估与麻醉前评估相互独立,应重点关注患者的生理稳定性和麻醉前的准备状态,且评估在麻醉诱导前应立即进行。如果必须在紧急状况下提供麻醉,则可以立即相继或同时进行麻醉前评估和正式手术前评估,但需分别记录。应对每个准备手术的患者进行麻醉前评估,并且执行独立的正式手术前评估,即在麻醉诱导前立即对患者进行重新评估。这两种评估均应由具有资质的人员执行,并将评估结果记录在患者病历中。

参考文件:《麻醉前病情评估制度》

	类　　别	部门制度	编　　号	mz-3-03
	名　　称	麻醉前病情评估制度	生效日期	20××-××-××
	制定单位	×××	责任人 ×××	修订日期	20××-××-××
	定期更新	每一年	总页码 ×	版　　本	第×版

一　目　的

　　为了保证医疗质量,保障患者生命安全,使患者的病情能得到客观科学的评估,医生能够做出详细科学的治疗计划,特制定本制度。

二、范　围

适用范围：所有需执行麻醉操作的患者。

三、定　义

麻醉前病情评估：麻醉前通过了解患者有关病史、体格检查情况、实验室检查情况、患者精神状态以及拟行手术的情况，对患者病情进行分析，评估麻醉和手术风险，以完善术前准备并制定合适的麻醉方案。

四、权　责

责任科室：麻醉科。

五、参考文献

1. 评鉴条文
   1.1 《JCI医院评审标准》（第5版），ASC.4和AOP.1。
   1.2 《三级综合医院评审标准实施细则》（2011年版），第四章"医疗质量管理与持续改进"（七、麻醉管理与持续改进）4.7.2。
2. 其他参考文献
   陆永绥，张伟民．临床检验管理与技术规程[M]．2版．杭州：浙江大学出版社，2014．

六、政　策

1. 麻醉前对患者的病情评估
   1.1 麻醉前患者的病情评估分为麻醉前评估和麻醉前即刻评估，均须由具有麻醉资质的医生执行。
   1.2 评估时间要求如下。
       1.2.1 麻醉前评估时间：
           a　择期手术：在麻醉前1天进行。
           b　急诊手术：在手术通知时进行。
       1.2.2 麻醉前即刻评估时间：在入手术室行麻醉前进行。
   1.3 麻醉前病情评估内容如下。
       1.3.1 病史：
           a　复习病史：详细复习全部住院病史记录。重点了解主诉及现病史，即就诊的目的，了解疾病发病情况与手术麻醉的关系。
           b　个人史：了解患者的劳动能力如何，有无心慌气短，有无烟酒嗜好及其程度如何，有无麻醉药品成瘾情况，有无长期应用安眠药史等。
           c　过去史：了解患者以往患病史，特别注意与麻醉关系密切的疾病，如心、肺、肝、肾、内分泌系统及脊柱四肢疾病等；特别要了解患者有无心悸、心前区疼痛、活动后呼吸困难、夜间阵发性呼吸困难、长期咳嗽多痰等情况，同时询问患者近期是否存在有关征象，以判断其目前的心肺功能状况。

    d 即往手术麻醉史:询问患者做过何种手术、何种麻醉,应用过何种药物,有无意外、并发症、后遗症或药物过敏史,家族中是否有人发生过与手术麻醉有关的问题。

    e 治疗药物史:患者是否应用降压药、强心药、利尿药、降糖药、皮质激素及镇静安定药等,并了解其所用药物种类、用药时间、剂量及用药后有无不良反应。

1.3.2 体格检查:

    a 一般项目:血压、呼吸、脉搏、体温、(疼痛)四项,体温可参见体温记录单,其余均应亲自测量。

    b 全身情况:
- 一般状况、精神状况、体重等。
- 头部:主要是眼、鼻、口腔、牙齿、听力检查,对全身麻醉及急救较重要。
- 颈部:着重了解颈部活动度、气管位置及甲状腺情况等。
- 胸部:着重了解心、肺状况。
- 腹部:着重了解肝脾情况,有无肿大、压痛、腹水等。
- 脊柱四肢:脊柱有无畸形,局部有无感染灶等。

    c 气道评估:
- 着重了解患者张口度,有无打鼾、颈短、头后仰受限、高喉结及小下颌等情况。
- 了解有无气管移位、气管压迫、气管内肿瘤及口腔内肿瘤等情况。

1.3.3 实验室检查:

    a 着重了解ECG、血常规、尿常规、大便常规、血小板计数、电解质、肝功能、肾功能及凝血全套状况。对特殊病情,需完成相应特殊检查。

    b 必不可少的检查项目有三大常规、肝功能、肾功能、血电解质及心电图检查。

1.3.4 病情分级:

对患者病情和体格情况的评估,采用美国麻醉医生协会(ASA)的标准,将患者分为五级:

    a Ⅰ级:患者的重要器官、系统功能正常,对麻醉和手术耐受良好。对一般麻醉和手术可以耐受,风险较小。

    b Ⅱ级:有轻微系统性疾病,重要器官有轻度病变,但代偿功能健全。对一般麻醉和手术可以耐受,风险较小。

    c Ⅲ级:有严重系统性疾病,重要器官功能受损,但仍在代偿范围内。活动受限,但未丧失工作能力。施行麻醉和手术有一定的顾虑和风险。

    d Ⅳ级:有严重系统性疾病,重要器官病变严重,功能代偿不全,已丧失工作能力,经常面临生命安全的威胁。施行麻醉和手术均有危险,风险很大。

e Ⅴ级:病情危重、濒临死亡,手术是孤注一掷。麻醉和
手术异常危险。若为急症手术,在评定前加一"急"或
"E"即可。

1.4 麻醉前即刻评估内容如下。

1.4.1 复习病史:复习住院病史记录,重点了解近1天的病情变化。

1.4.2 体格检查:检查生命体征、心肺体征、气道(有无插管困难)及脊柱有无畸形等。

1.4.3 实验室检查:重点了解近1天的实验室检查结果。

1.4.4 了解用药史:重点了解近1天和术晨的用药情况。

1.4.5 如评估后更改治疗手段,则需与患者及手术医生沟通并取得患者及家属理解,签字为据。

2. 麻醉方法的选择

2.1 总原则
要在能满足手术要求的前提下,尽量选择对患者最有利的麻醉方法和药物;但对有些危重症患者,只能在最低麻醉剂量允许的前提下进行最简单的手术。

2.2 麻醉方法的选择取决于:

2.2.1 患者的病情特点。

2.2.2 手术的性质和对麻醉的要求。

2.2.3 麻醉方法本身的优缺点。

2.2.4 麻醉者的技术水平及设备条件。

3. 麻醉前准备

3.1 患者方面的准备:

3.1.1 精神状态准备。

3.1.2 纠正患者机体功能紊乱,以做好输血输液准备。

3.1.3 胃肠道禁饮、禁食,口腔卫生准备。

3.1.4 治疗药物准备等。

3.2 医务人员的准备:
思想、技术、器械及药品准备。

3.3 麻醉前用药:
根据全身情况、病情需要、手术种类和麻醉方法,应用以下几类药物:

3.3.1 镇静安定药。

3.3.2 催眠药。

3.3.3 麻醉性镇痛药。

3.3.4 抗胆碱药。

3.3.5 抗组胺药。

3.4 麻醉访视记录的书写:
按麻醉记录单要求,填写主要症状、体征、主要病理生理改变及实验室检查结果,拟订麻醉方法及推测麻醉中可能出现的并发症及意外。

3.5　向患者或其家属交待病情,告知拟行的麻醉方法、可供选择的麻醉方法、可能出现的意外和并发症、术后镇痛权利,取得患者或家属的理解,并请患者或家属签字。

七、审　核

部　门		核准主管	核准日期
主　办	麻醉科	主　任:	
		院　长:	
协　办	医务部	主　任:	

标准 ASC.6

标准 ASC.6 根据专业实践指南,每位患者在麻醉和手术中的生理状态都会受到监测,并且需要记入患者病历中。

标准解读 生理监测可提供与患者在麻醉(全身麻醉、脊髓麻醉、区域麻醉和局部麻醉)过程中和恢复期的状态相关的可靠信息。监测结果将影响到关键的手术中决策和手术后决策,如重新接受手术、转至其他级别的医疗机构或出院。监测信息可为医疗和护理服务提供指导,并能确定诊断和其他服务的需求。监测结果应记入患者病历。监测方法取决于患者的麻醉前状态、麻醉选择以及手术的复杂性或麻醉过程中需执行的其他程序。在任何情况下,麻醉过程中的监测和手术均应符合专业实践,并在医院政策中加以定义。监测结果应记入患者病历。

参考文件一:《局部麻醉制度》

类 别	全院制度-临床服务	编 号	B-1-77
名 称	局部麻醉制度	生效日期	20××-××-××
制定单位	×××	责任人	×××	修订日期	20××-××-××
定期更新	每一年	总页码	×	版 本	第×版

一、目 的

为建立手术局部麻醉的指导方针,尽可能降低手术医师在提供局部麻醉服务时的相关风险,特制定本制度。

二、范 围

适用范围:医院各手术室内需提供局部麻醉服务的患者。

三、定 义

局部麻醉:是指将局部麻醉药物沿手术切口线分层注入组织内,以阻滞组织中神经末梢而达到麻醉作用的方法。

四、权 责

责任科室:麻醉科。

五、参考文献

1. 评鉴条文
   1.1 《JCI医院评审标准》(第5版)ASC.4和ASC.6。
   1.2 《三级综合医院评审标准实施细则》(2011版),第四章"医疗质量管理与持续改进"(七、麻醉管理与持续改进)4.7.2、4.7.4。
2. 其他参考文献
   陆永绥,张伟民. 临床检验管理与技术规程[M]. 2版. 杭州:浙江大学出版社,2014.

六、政 策

1. 局部麻醉权限与要求
   1.1 权限:局部麻醉实施者为本院注册的执业医师;局部麻醉监测者为本院注册的执业医师或护士。
   1.2 资质要求:
       1.2.1 局部麻醉实施者须具备以下能力:
             a 熟悉所用局部麻醉药的药理性质。
             b 能辨识并及时处理局部麻醉相关并发症。
             c 具备基本生命支持技术和BLS证书。
       1.2.2 局部麻醉监测者须具备以下能力:
             a 能应用合适的监测手段。
             b 具备基本生命支持技术和BLS证书。
2. 局部麻醉操作前准备
   2.1 由局部麻醉实施者完成局部麻醉操作前评估并记录,具体包括以下内容:病史和体检;过敏史;在给予局部麻醉药时发生的不良反应史。
   2.2 向患者及家属告知风险、利弊及麻醉选择,并签署局部麻醉前知情同意书。
   2.3 局部麻醉医嘱要求:
       2.3.1 由实施局部麻醉的医生书写。
       2.3.2 详细注明药名、剂量、给药途径和用药频度。
       2.3.3 药物剂量应按医嘱逐渐调整至有效的麻醉效果。
   2.4 物品配备:
       2.4.1 多功能监护仪(监测心电图、血压、脉搏、血氧饱和度)。

2.4.2 急救设备,包括气管插管工具、除颤仪、吸引装置、氧气和急救用药。

3. 局部麻醉术中监护要求

3.1 在整个局部麻醉期间,由具有局部麻醉监护权限的人员对患者做持续的监护。

3.2 对所有处于局部麻醉中的患者,应监测其意识、呼吸、脉搏、血压及血氧饱和度,至少每15分钟一次。

3.3 对有心脏病史或70岁以上的患者,应予以持续心电监护。

3.4 记录所有用药、静脉输液和血液制品。

3.5 记录并发症及其相应的处理过程。

3.6 记录所有参与诊疗操作的人员。

4. 局部麻醉术后要求

4.1 术后对住院患者用PACU评分标准进行评分,评分在9分及9分以上者可转入病房。

4.2 对门诊患者用出院标准进行评分,评分在9分及9分以上者可离院。

4.3 对患者进行术后宣教并记录;给患者联系电话,以便其在有任何不适时及时联系。

4.4 儿童或70岁以上患者须在家属护送下才能回家。

4.5 对于不符合出院标准的患者,应有相应的处理办法,并由医生记录在病历中。

4.6 在病历中记录患者出院日期、时间,患者出院时的病情,出院带药或其他提供给患者的物品。

七、表单附件

1. PACU评分标准。
2. 出院标准。

八、审 核

部 门		核准主管	核准日期
主 办	麻醉科	主 任:	
		院 长:	
协 办	医务部	主 任:	

参考文件二:《麻醉期间监测管理制度》

类 别	部门制度		编 号	mz-3-24
名 称	麻醉期间监测管理制度		生效日期	20××-××-××
制定单位	×××	责任人 ×××	修订日期	20××-××-××
定期更新	每一年	总页码 ×	版 本	第×版

一、目 的

临床麻醉学是最具有风险的医学领域之一。研究显示,麻醉期间未能及时全面地监测患者是产生手术期麻醉并发症的主要原因(10%)之一。为了确保手术麻醉患者安全和麻醉医疗质量,特制定本制度。

二、范 围

适用于全身麻醉、区域阻滞、手术室外麻醉、镇静监测管理以及术后恢复等所有麻醉相关的监测活动。

三、定 义

麻醉监测:指在麻醉期间及麻醉后恢复期间,利用现代的监测设备与技术对患者的生命体征及重要器官进行持续监测并记录,依据监测结果给予及时调控。

四、权 责

责任科室:麻醉科。

五、参考文献

1. 评鉴条文
《JCI医院评审标准》(第5版),ASC.6。
2. 其他参考文献
陆永绥,张伟民.临床检验管理与技术规程[M].2版.杭州:浙江大学出版社,2014.

六、政 策

1. 麻醉科监测设备配置标准
   1.1 多功能监护仪:含有监测 ECG、无创 Bp、P、R、SpO_2、T 等功能。其数量与手术台及恢复室床位数之比为1:1。
   1.2 有创血流动力学监测仪:其数量与手术台之比为1:1。
   1.3 带有$PETCO_2$功能的多功能监测仪:其数量与手术台之比为1:1。
   1.4 其他监护设备:麻醉科还应配备有肌松监测仪、麻醉深度监测仪、麻醉气体监测仪、血气分析仪、血糖和电解质仪检测仪等。

2. 监测项目与记录频率标准

　　2.1　麻醉期间,无论用何种麻醉方法(包括全身麻醉、硬膜外麻醉、腰麻、神经阻滞麻醉、中度及深度镇静),均需持续监测心电图;无创血压或有创动脉压、心率、呼吸、脉搏血氧饱和度,均需连续监测并至少每间隔5分钟记录一次,在麻醉后恢复期间也至少每间隔10分钟记录一次。

　　2.2　在全身麻醉与深度镇静期间,另需持续监测呼末二氧化碳,并至少每间隔30分钟记录一次。

　　2.3　根据手术患者病情,麻醉期间可选择监测中心静脉压、体温、麻醉深度、血液生化、血气分析、肌松及凝血功能。中心静脉压、有创动脉压、体温、麻醉深度均至少每间隔30分钟记录一次。

3. 麻醉监测人员标准

　　3.1　在麻醉管理过程中,包括全身麻醉、局部麻醉、超浅麻醉、中度及深度镇静及静脉局部麻醉期间,均要求具有执业资格的麻醉科人员或经医务科授权的具有镇静资格的医生在岗负责监测。

　　3.2　麻醉科医师的交接班过程应有足够的时间,接班医生须充分了解进行中的麻醉和患者的病情,必要时应将相关情况记录在案。

　　3.3　对于特殊情况(例如有另外的患者需要紧急抢救),麻醉科医师可以暂时委托其他具有相应资质的医师监护患者;必要时,麻醉科医师可以要求手术医师暂停手术操作。

　　3.4　在一些存在明显对麻醉科医师有害的因素的条件下(如放射线),麻醉科医师可以间断地在安全的可视距离内监测患者。

　　3.5　麻醉科医师在麻醉前必须确保麻醉设施和基本监测设备处于正常工作状态(包括报警功能),必须了解影响监测设备正常工作的常见原因,合理解释监测参数,综合分析监测结果,并确保一旦需要,可以得到更进一步的监测设备。

　　3.6　当麻醉科医师对监测资料产生怀疑而又无法解释时,应更换另一台监测设备进行监测。

　　3.7　监护设备需要有专人负责日常保养与维护,发现问题及时与医学装备部联系。在使用监护设备前,麻醉科医师需进一步检查其性能,若发现设备存在性能问题和故障,应及时向科主任汇报并要求予以调换。

七、审　核

部　门		核准主管	核准日期
主　办	麻醉科	主　任:	
		分管院长:	

标准　ASC.6.1

标准　ASC.6.1　应监测和记录每位患者的麻醉后状态,且患者是否转出恢复区应由具有资质的人员负责或使用已建立的标准。

标准解读　麻醉期间的监测是麻醉后恢复期监测的基础。持续且系统化地收集和分析有关患者恢复状态的数据,可为将患者转移至其他场所或接受常规医疗服务的决策提供支持。监测数据记录可为停止恢复期监测或出院决策提供证明文件。当患者从手术室直接转移至接收部门时,对其恢复状态的监测和记录应与恢复室的要求一致。要从麻醉后恢复区转出或停止恢复期监测应以下列任一可选方式为准。

1. 由资深的麻醉科医师或经管理麻醉服务的医院负责人授权的其他人员负责将患者转运出麻醉后恢复区(或停止恢复监测)。
2. 由护士或具有相同资质的人员根据医院领导制定的麻醉后标准将患者转运出麻醉后恢复区(或停止恢复期监测),且患者病历中需包含符合该类标准的证据。
3. 患者将被转移至能够为特定患者提供麻醉后或镇静后护理的部门,如心血管重症监护室或神经外科重症监护室等。应将到达和转出恢复区的时间(或者恢复开始的时间和停止恢复监测的时间)记入患者的临床记录。

参考文件一:《麻醉复苏室管理制度》

	类　　别	部门制度	编　　号	mz-3-13
	名　　称	麻醉复苏室管理制度	生效日期	20××-××-××
	制定单位	×××	责任人 ×××	修订日期	20××-××-××
	定期更新	每一年	总页码 ×	版　　本	第×版

一、目　的

为规范恢复室日常工作,保证麻醉复苏安全,提高手术床位周转率,特制定本制度。

二、范　围

适用范围:麻醉科全体医务人员。

三、定　义

无。

四、权　责

责任科室:麻醉科。

五、参考文献

1. 评鉴条文
   1.1 《JCI医院评审标准》(第5版),ASC.3.1和ASC.6.1。
   1.2 《三级综合医院评审标准实施细则》(2011版),第四章"医疗质量管理与持续改进"(七、麻醉管理与持续改进)4.7.5.1。
2. 其他参考文献
   陆永绥,张伟民. 临床检验管理与技术规程[M]. 2版. 杭州:浙江大学出版社,2014.

六、政　策

1. 麻醉恢复室(PACU)是麻醉科实施全程管理的重要环节,也是麻醉科实行岗位责任制管理的重点之一。
2. 麻醉科主任负责PACU的组织领导工作,并负责安排中级职称以上的麻醉科医师和具有基础生命支持及高级生命支持技术的护士共同承担PACU的日常医疗和管理工作。
3. PACU应配备专职护士从事PACU患者的监测和护理工作。
4. 医务人员须掌握复苏室出入标准,认真执行复苏室进出标准制度。
   4.1 符合条件的复苏患者被送入复苏室复苏。
   4.2 在如下特殊情况下可在手术间内进行复苏,但必须严格参照复苏室标准执行。
       4.2.1 各手术间尾台手术。
       4.2.2 全麻患者若为乙肝三系阳性、梅毒阳性、HIV携带者或HIV患者。
       4.2.3 值班期间。
5. 对于送入复苏室的患者,实施麻醉的医生必须按麻醉复苏室患者转入、转出交接制度,向PACU医生、护士执行交接。
6. PACU护士须常规检查药品、器械用具,要求药品齐全、器械功能完好。

7. 患者进入PACU后的处置流程包括以下几个方面。

7.1　PACU医生应即刻观察和实施各项监测并记录。

7.2　PACU医生与实施麻醉的医生共同按照恢复室患者评分标准为出入室患者评分(主要针对清醒度、循环、呼吸、肌力及肤色),之后视病情记录监测内容。每10分钟测定并记录一次血压、心率、心律、SpO$_2$、呼吸频率及神志恢复情况,以判断患者恢复程度和速度。对于恢复缓慢者应进行治疗,如残余肌松剂或麻醉性镇痛药的拮抗等。拔管和转出复苏室时要监测肌力。

7.3　当病情发生变化或不稳定时,须及时处理并记录。如遇患者病情发生重大变化,在进行初步处理的同时,应立即通知麻醉科医生或科主任共同处理。如有其他专科情况,应即请有关科室医生进行会诊、处理。

7.4　严格掌握患者回病房标准,护送符合标准的患者返回病房,与病房医护人员进行床头交班。

七、审　核

部　门		核准主管	核准日期
主　办	麻醉科	主　任：	
		分管院长：	

参考文件二:《麻醉复苏室转入、转出交接制度》

类　别	部门制度		编　号	mz-3-14
名　称	麻醉复苏室转入、转出交接制度		生效日期	20××-××-××
制定单位	×××	责任人 ×××	修订日期	20××-××-××
定期更新	每一年	总页码 ×	版　本	第×版

一、目　的

为规范复苏室日常工作流程,明确相关医务人员职责,保证麻醉复苏安全,特制定本制度。

二、范　围

适用范围:所有进入麻醉复苏室的患者。

三、定　义

无。

四、权　责

责任科室:麻醉科。

五、参考文献

1. 评鉴条文

   1.1 《JCI医院评审标准》(第5版),ASC.3.1和ASC.6.1。

   1.2 《三级综合医院评审标准实施细则》(2011版),第四章"医疗质量管理与持续改进"(七、麻醉管理与持续改进)4.7.5.1。

2. 其他参考文献

   陆永绥,张伟民.临床检验管理与技术规程[M].2版.杭州:浙江大学出版社,2014.

六、政　策

1. 转入复苏室前的要求

   1.1 手术结束后,手术医师、麻醉医师、手术护士及护工一起将手术患者转移至推车上,拉好床护栏。

   1.2 在从手术室向外转运全麻已拔管的患者时,患者应保持侧卧位,以降低呼吸道被阻塞或呕吐、误吸胃内容物的风险。

   1.3 转运过程中注意常规吸氧,特别对于年龄大于60岁、体重大于100千克的患者。

   1.4 转运过程中注意观察患者意识、呼吸;保持静脉通畅;必要时,给予心血管活性药物、转运呼吸机或呼吸皮囊、氧气枕(预冲氧气);

2. 与复苏室交接的要求

   2.1 手术后,麻醉医生、手术护士及护工一起将手术患者送至PACU。

   2.2 连接呼吸机、监护仪。

   2.3 麻醉医生和手术护士向PACU医生和护士交接以下内容。

   　　2.3.1 患者姓名、年龄及术前情况。

   　　2.3.2 麻醉方法、手术名称。

   　　2.3.3 麻醉药、肌松药及血管活性药物等术中用药情况。

   　　2.3.4 手术中生命体征(血压、脉搏、呼吸和体温等)情况,术中失血量、输液量、输血量和尿量,有无险情或重大病情变化等。

   　　2.3.5 各种管道情况,如胸腔引流管、腹腔引流管、切口引流管及胃管等。

   　　2.3.6 目前存在的问题和处理措施以及可能发生的并发症。

   　　2.3.7 患者皮肤是否有压痕、红肿或破损。

   　　2.3.8 术后疼痛评分、镇痛方式。

   　　2.3.9 转入复苏室的时间。

   2.4 交接者在护理交接记录单上签名。

3. 转出复苏室的要求

   3.1 手术患者在PACU恢复至达到离室标准后,护士通知麻醉科医生,由麻醉科医生评估决定其是否可以离室。

3.2 离室时间由护士记录在麻醉复苏单上。

3.3 对符合转入病房指征患者的转运要求。

    3.3.1 由麻醉医生和(或)复苏室护士护送患者,与病区医生、护士进行交接班,双方签字确认。

    3.3.2 途中监测:

        a 患者意识。

        b 患者呼吸。

        c 保持静脉通畅。

        d 氧气枕(预冲氧气,必要时)。

        e 心血管活性药物(必要时)。

3.4 对符合转入ICU指征患者的转运要求。

    3.4.1 麻醉科医师和复苏室护士共同护送患者,与ICU医生、护士进行交接班,双方签字确认。

    3.4.2 途中监测:

        a 保持静脉通畅。

        b EKG、HR、BP或IBP、SPO_2。

        c 转运呼吸机或呼吸皮囊、氧气枕(预冲氧气)。

        d 心血管活性药物和(或)微量输液泵(必要时)。

七、审 核

部　门		核准主管	核准日期
主　办	麻醉科	主　任:	
		分管院长:	

参考文件三:《麻醉复苏室患者转入、转出标准》

类　别	部门制度	编　号	mz-3-12
名　称	麻醉复苏室患者转入、转出标准	生效日期	20××-××-××
制定单位 ×××　责任人 ×××		修订日期	20××-××-××
定期更新 每一年　总页码 ×		版　本	第×版

一、目 的

为了保障患者的生命安全,确保麻醉后患者能安全地返回病房,特制定本制度。

二、范　围

适用范围:所有经麻醉或中深度镇静操作的患者。

三、定　义

无。

四、权　责

责任科室:麻醉科。

五、参考文献

1. 评鉴条文
   1.1 《JCI医院评审标准》(第5版),ASC.3.1和ASC.6.1。
   1.2 《三级综合医院评审标准实施细则》(2011版),第四章"医疗质量管理与持续改进"(七、麻醉管理与持续改进)4.7.5。
2. 其他参考文献
   陆永绥,张伟民.临床检验管理与技术规程[M].2版.杭州:浙江大学出版社,2014.

六、政　策

1. 进入麻醉复苏室的标准
   1.1 除直接转入ICU外的所有麻醉患者。
   1.2 若有以下特殊情况下可在手术间内进行复苏,但必须严格参照复苏室标准执行。
       1.2.1 各手术间尾台手术。
       1.2.2 乙肝三系阳性、梅毒阳性、HIV携带者或HIV患者。
       1.2.3 值班期间。
2. 离开麻醉复苏室的标准
   2.1 全麻患者:
       2.1.1 麻醉复苏评分(PAV)≥9分。
       2.1.2 全麻患者Steward评分＞4分。
       2.1.3 应用镇痛镇静药物治疗后需观察30分钟以上。
       2.1.4 中枢系统:神志清楚,肌张力恢复,定向力能力恢复,可辨认时间、地点,能完成指令性动作。
       2.1.5 循环系统:血压、心率正常,心电监护无明显的心律失常和ST-T段改变。
       2.1.6 呼吸系统:气道通畅,咳嗽及吞咽等保护性反射恢复,不需要口咽、咽通气管,通气功能正常,呼吸频率在12～30次/分,吸空气时SpO_2≥95%。
   2.2 椎管内麻醉和神经阻滞麻醉患者:
       2.2.1 手术结束后呼吸循环稳定在10分钟以上。
       2.2.2 麻醉平面在T_6以下。
       2.2.3 距最后一次局麻药物注射时间在1小时以上。

　　　　　2.2.4　应用镇痛镇静药物治疗后需观察30分钟以上。
　　3. 患者手术后由手术室转入病房的指征
　　　　特殊情况下在手术间内复苏的患者,其转入病房的指征按复苏室标准执行。
　　4. 患者手术后由手术室或PACU转入ICU的指征
　　　　4.1　病情危重,需呼吸、循环支持。
　　　　4.2　生命体征不平稳,需使用心血管活性药物维持循环基本稳定者。
　　　　4.3　手术后需严密监测生命体征的患者。

七、流　程

　　PACU转入转出流程如下。

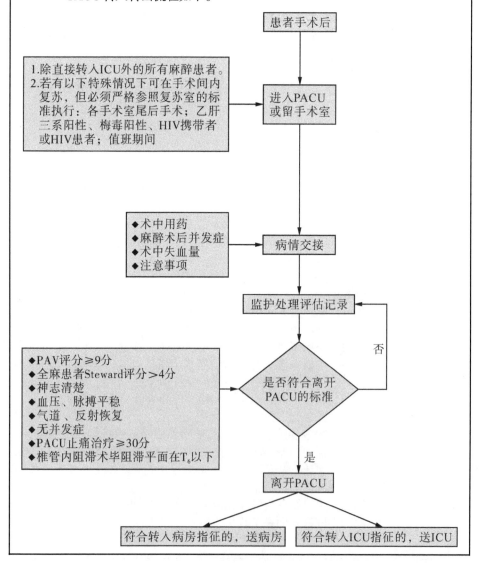

八、表单附件

麻醉复苏评分(PACU)标准。

九、审　核

部　门		核准主管	核准日期
主　办　麻醉科	主　任：		
	分管院长：		

标准 ASC.7.4

标准 ASC.7.4   对于需要植入医疗装置的治疗,其计划应特别考虑到如何修改标准流程和步骤。

标准解读   许多手术操作涉及植入假体或医疗装置。这些手术操作要求考虑的特殊因素如下。

1. 基于现有的科学研究来选择装置。
2. 核对手术核对清单,以确保手术室中具备清单所列的植入装置;且在标注手术部位时修改手术核查表,以确保手术室有所需的植入物及手术部位标识的特殊考虑。
3. 在植入手术中,任何外部技术人员均具备所需的资质及培训经历。
4. 了解与植入装置相关的不良事件及相应的报告流程。
5. 感染控制方面的特别考虑。
6. 对患者的任何特殊的出院指示。
7. 植入装置应具有可追溯性,以防出现召回事件。

上述特别注意事项应尽可能被纳入指导方针、协议、手术制度或其他文件中,以便为外科团队提供指导并促进产生一致的流程和结果。

参考文件:《植入与介入性材料管理制度》

类　别	全院制度-设备管理		编　号	M-1-21
名　称	植入与介入性材料管理制度		生效日期	20××-××-××
制定单位	×××	责任人　×××	修订日期	20××-××-××
定期更新	每一年	总页码　×	版　本	第×版

一、目　的

加强植入、介入性医疗设备及材料采购管理。规范植入、介入性医疗设备和材料的使用,防范医疗质量安全风险。

二、范　围

适用范围:全院植入、介入性医疗器械与材料的采购、验收及使用的全过程。

三、定　义

植入性医疗器械:指借助手术,全部或者部分进入人体内或腔道(口)中,或者用于替代人体上皮表面、眼表面,并且在手术过程结束后将留在人体内30日(含)以上或者被人体吸收的医疗器械。

国家重点监管的植入性医疗器械包括:①普通骨科植入物(含金属、无机及聚合物等材料的板、钉、针、棒、丝、填充和修复材料等);②脊柱内固定器材;③人工关节;④人工晶体;⑤血管支架(含动静脉和颅内等中枢及外周血管所用的支架);⑥心脏缺损修补/封堵器械;⑦人工心脏瓣膜;⑧血管吻合器械(含血管吻合器、动脉瘤夹);⑨组织填充材料(含整形及眼科填充等)。

四、权　责

责任科室:医学装备部。

五、参考文献

1. 法律法规
   1.1 《医疗器械分类规则》,国家食品药品监督管理总局令〔2015〕第15号。
   1.2 《医疗器械使用质量监督管理办法》,国家食品药品监督管理总局令〔2015〕第18号。
   1.3 《国家重点监管医疗器械目录》,国家食品药品监督管理总局,食药监械〔2014〕234号。
   1.4 《浙江省医疗机构药品和医疗器械使用监督管理办法》,浙江省人民政府令〔2007〕第238号。
2. 评鉴条文
   《JCI医院评审标准》(第5版),ASC.7.4。

六、政　策

1. 凡医院购入的植入人体的医疗器械,须经过国家、省、市招标审核,一律通过采购中心采购进货,保证三证齐全方可采购,并与供应商签订供货合同。

2. 凡列入植入性医疗器械目录的医疗器械在按本制度管理购置植入性医疗器械时,必须先检验产品注册证、生产企业许可证、经营许可证、营业执照、产品合格证,以及生产商(直接或间接)的合法销售授权书;所有植入性医疗器械必须来自省市招标目录。

3. 植入性医疗器械在验收时,应有企业确认的可追溯的唯一性标识(如条码或统一编号),必须对该标识的内容、位置、标识方法以及可追溯的程度做出记录。同时记录该器械的基本信息,包括品名、规格、型号或批号、中文标签、进货日期、手术日期、手术医生姓名、患者姓名、地址及联系电话;并真实、完整、准确地记录植入性医疗器械的进货查验情况;此进货查验记录应永久保存。

4. 医疗器械使用单位对植入和介入类医疗器械应当建立使用记录,填写《植入性医疗器械使用登记表》,该表一式三份,分别交由病案室、医学装备部与使用科室永久保存。

5. 在使用列入国家重点监管目录的植入性医疗器械前,必须登记使用者情况,手术日期,手术医生姓名,产品名称、数量、规格型号、生产厂商、生产批号(出厂编号)、灭菌批号、有效期及供货单位等信息。

6. 对紧急使用或必须在手术现场选择型号、规格的植入性医疗器械,可以临时由经确认有资格的厂家直接提供使用,但在手术后必须及时填写《植入性医疗器械使用验收单》,与进货发票一起作为验收入库的凭据,并将所有资料作为患者病历档案一起完整保存。

7. 对于植入性医疗器械正常使用中发生的可疑不良事件,应按规定及时上报省、市医疗器械不良事件监控中心。

七、流 程

临床科室使用申领流程图见下。

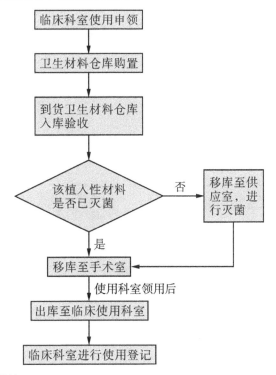

八、表单附件

植入性医疗器械使用登记表。

九、审 核

部 门		核准主管	核准日期
主 办	医学装备部	主 任：	
		院 长：	

第九章 药品管理及使用(MMU)

药品管理及使用(MMU)文件

标　准		英文 (是/否)	文件名称
MMU.1	应有序管理医院内药品的使用并满足患者需求,其使用应遵从适用法律和法规,并且接受执业药剂师或其他有资质人员的指导和监督		医院用药管理制度
MMU.2	处方药和医嘱用药均应有储备。针对未储备或医院通常可获取的药品,亦或是药房关闭时,医院均有相应获取的程序以便取得		突发事件药事管理应急预案
			药品选择采购制度
			药品验收制度
			药品供应保障制度
			急诊药房应急预案
MMU.3	医院应合理、安全地存放药物		科室储备药品管理制度
			药品贮存养护管理制度
MMU.3.1	对于有特殊注意事项的药品和营养品的贮存,医院应该具有相应的程序		化疗给药技术规范
			化疗药物管理制度
			特殊管理药品管理制度
			胃肠外营养药物管理制度
			生物制品使用管理制度
MMU.3.2	在药房外储存急救药品时,应保证其安全性,并且可对其随时获取和进行监控		急救药品管理制度

标　准		英文 (是/否)	文件名称
MMU.3.3	医院应建立药物召回制度		药品召回制度
			药品报损销毁制度
			麻醉和第一类精神药品过期破损报损流程
			药品有效期管理制度
MMU.4	处方、用药医嘱的开立及抄录应以医院的制度和程序为指导	是	处方和药品医嘱管理规定
MMU.5.1	药品处方或用药医嘱需接受合理性审查		处方和医嘱审核制度
MMU.6.2	医院有制度和程序进行患者自带药物的自我用药管理或药物样品的管理		患者自备药品、自用药品使用管理制度
MMU.7	可对患者产生影响的药品均应受到监控		药品不良反应报告制度
MMU.7.1	对上报和处理用药差错及近似失误,医院应对上报和处理的用药错误和临界差错确立与实施相应程序	是	给药错误、近似错误处理制度

标准 MMU.1

标准 MMU.1 应有序管理医院内药品的使用并满足患者需求,其使用应遵从适用法律和法规,并且接受执业药剂师或其他有资质人员的指导和监督。

标准解读 医院药品管理的最高权力机构是药事管理与药物治疗委员会。药品管理是全员的责任,因此管理人员需具有资质。应有相应的制度保证药品相关的计划和使用管理,药剂师应直接监督药品的药事服务,每年至少须有一次记录在案的药品管理系统审查。保证药事服务遵守相关的法律法规,且参与药品使用的人员可随时获得药品说明书。

参考文件:《医院用药管理制度》

	类 别	全院制度-药事管理		编 号	E-1-01
	名 称	医院用药管理制度		生效日期	20××-××-××
	制定单位	药剂科	责任人 ×××	修订日期	20××-××-××
	定期更新	每一年	总页码 ×	版 本	第×版

一、目 的

确保药品管理和使用的效率和安全,提供以患者为中心的药品管理与使用计划,以确保患者用药安全。

二、范 围

1. 适用范围

    1.1 组织和管理。

    1.2 药品选择和采购。

    1.3 药品贮存。

    1.4 医生开具处方。

    1.5 药剂师调剂。

1.6 护士给药。

1.7 用药监测等。

三、定　义

无。

四、权　责

责任科室：药剂科。

本制度由药事管理与药物治疗学委员会负责制定。

五、参考文献

1. 法律法规

1.1 《中华人民共和国药品管理法》，第十二届全国人民代表大会常务委员会第十四次会议，2015年4月24日修正实施。

1.2 《处方管理办法》，中华人民共和国卫生部令第53号，2007年5月1日起施行。

1.3 《医疗机构药事管理规定》，卫医政发〔2011〕11号，2011年3月1日实施。

1.4 《中华人民共和国药品管理法实施条例》，国务院令第360号，2002年9月15日起实施。

1.5 《麻醉药品和精神药品管理条例》，国务院令第442号，2013年12月7日修订实施。

1.6 《医疗机构麻醉药品第一类精神药品管理规定》，卫医发〔2005〕438号，2005年11月14日起实施。

1.7 《医疗用毒性药品管理办法》，国务院令第23号，1988年12月27日起实施。

1.8 《浙江省医疗用毒性药品经营管理办法（试行）》，浙江省食品药品监督管理局，2009年4月1日起实施。

2. 评鉴条文

2.1 《JCI医院评审标准》（第5版）MMU.1。

2.2 《三级综合医院评审标准实施细则》（2011版），第四章"医疗质量安全管理持续质量改进"（十五、药事和药物使用管理与持续改进）4.15.1和第三章"患者安全"（五、特殊药物的管理，提高用药安全）3.5.1.1。

六、政　策

1. 总则如下。

1.1 医院用药管理必须遵守《中华人民共和国药品管理法》《中华人民共和国药品管理法实施条例》《麻醉药品和精神药品管理条例》《医疗机构药事管理规定》《处方管理办法》《医疗用毒性药品管理办法》等法律法规和相关规章制度。

1.2 本院的药事管理组织为药事管理与药物治疗学委员会,须依照章程、职责和工作制度行使职能。

1.3 本制度包括组织机构、用药目录管理、新药申请程序、药品供应管理、药品价格管理和药品监控管理。

2. 组织机构如下。

2.1 药事管理与药物治疗学委员会是医院药品采购、使用和管理的监控机构,负责监控医院药品的采购、贮存、养护及合理使用,负责指导医院药品管理的全过程。日常工作由药剂科负责。

2.2 药剂科负责药品采购,西药库负责药品的贮存、养护,药剂科其他各部门会同临床科室负责药品的科学管理和合理使用。

2.3 药剂科设主任1名,药品采购1名,药房会计1名,各部门负责人(副主任)数名。药剂科下设3个专业,分别为临床药学专业、西药专业和中药专业。临床药学专业下设临床药学室;西药专业分为门诊西药房、急诊药房、肝病药房、住院药房、西药库、静脉配置中心及输液药房;中药专业分为门诊中药房、中药煎药室。

3. 药品选择和采购如下。

3.1 药事管理与药物治疗学委员会制定用药制度和医院用药目录,并监督药品的使用,以确保并持续改善药品的合理使用。

3.2 根据医院宗旨、患者需求和医院所提供的服务,制定医院基本用药目录,严格控制药品种类和规格。

3.3 药剂科负责医院用药目录的编制,并根据药事管理与药物治疗学委员会的决定及时增减用药目录中的药品品种。

3.4 患者需用用药目录以外的药品时,药剂师接受咨询后,可建议医生使用同等疗效的、用药目录上有的药品。

3.5 药品价格管理。药品价格必须严格按照国家发改委、各级物价管理部门的有关规定执行,不得擅自更改和无依据作价。

3.5.1 为严格把关药品价格,药剂科须建立药品价格管理网络和程序,明确科主任为责任人,并指定药房会计负责药品价格。

3.5.2 若遇到药品调价,药房会计在收到文件时,应注明收到日期及时间,以便上级主管部门检查。对调价药品应认真核对价格、产地及GMP,确认无误后按文件规定执行时间及时调整价格,每月做好药品调价盈亏统计报表。

3.5.3 药房会计应定期检查药品价格,发现问题及时纠正。各相关药剂部门也应经常自查药品价格,发现疑问,及时与药房会计联系、核实。

3.6 药剂科所配备的药品应与用药目录中的药品相一致。当用药目录中的药品出现短缺时,药库及时进行采购。

4. 药品贮存:药品的贮存应能保证药品的稳定性,药品贮存以先产先出、先进先出、近效期先出为原则。

5. 医生开具处方如下。

处方和医嘱的开具应严格按照相关医院规定执行。处方资格权的认定由医务科负责,并由医务科、质控办和药剂科加强监管。建立合理用药信息系统,用作处方开具的防错与安全保障机制。

6. 药品的调剂如下。

6.1　药品的调剂由具有药学专业技术职务任职资格的药学专业技术人员审核、调配、核对,并交待清楚医嘱的用法用量和服用注意事项。

6.2　依处方来源属性(门诊、住院、急诊、化学治疗、静配中心及输液等)制定调剂标准流程。

6.3　药剂师在接受处方后,依调剂标准流程审核处方,有疑问之处应立即联系医生讨论修改,并做记录、分析与改善。

6.4　药剂科应提供24小时电话咨询服务(工作时间在门诊药房,非工作时间在急诊药房)。在门诊药房设置药物咨询窗口。

7. 对一些特殊药品设定适应证范围(由药事管理与药物治疗学委员会讨论决定)。药剂师在审核医嘱时,根据医院药事管理与药物治疗学委员会的决议负责把关。

8. 药剂师定期对医生和护士开展用药安全培训课程。培训可通过药讯、内网、面授等多种形式进行。医生、护士和其他相关医务人员应向患者宣教用药知识,观察患者用药情况,评价药品对患者的治疗效果及药品的不良反应,并在必要时调整剂量或剂型。

9. 用药监测如下。

医生、药剂师和护士需监测患者用药后的疗效和不良反应,若患者发生药品过敏与不良反应,按相关制度处理。

10. 药事管理与药物治疗学委员会对医院用药的监测如下。

10.1　以各科室历年来药品比例的平均值作参考,评估各科室的合理用药情况。

10.2　对统计发现的、无正当理由可以解释的异常用药现象,由药事管理与药物治疗学委员会讨论后提交有关纪律监察室。

10.3　新进药品试用期为6个月。新药试用期满后进行新药评估,搜集相关信息并分析用药成效,上报到药事管理与药物治疗学委员会讨论。所搜集的相关信息包括药品使用情况、用药疏失例数、抱怨情况、不良反应、不良品率及临床使用评价等。评估药品主要为高危药品、上市5年内新药,使用量特别大及最近新闻或舆论关注的药品。如不良反应较大,则退出医院用药目录。

10.4　对在用药品的安全性、有效性和经济性进行监测,特别是对新进药品、高危药品、抗菌药物及基本药物等重点监测。对发生严重不良反应的药品,应立即停止使用并退出医院用药目录。

10.5　每年进行一次年度评估。对重点药品(如抗菌药物)的使用情况及时进行分析;对新药使用范围和合理性进行监督。

七、表单附件

1. 医院药物管理和使用的组织架构和职责。
2. 药品供应保障制度。
3. 药品选择采购制度。
4. 药品验收制度。
5. 患者自备药品自用药品使用管理制度。
6. 药品贮存养护管理制度。
7. 特殊管理药品管理制度。
8. 高警讯药物管理制度。
9. 急救药品管理制度。
10. 药品处方权资格认定制度。
11. 医嘱管理制度。
12. 给药管理制度。
13. 药品不良反应报告制度。

八、审　核

	部　门	核准主管	核准日期
主　办	药事管理与药物治疗学委员会	主　任： 院　长：	

标准　MMU.2

标准　处方药和医嘱用药均应有储备。针对未储备或医院通常可获取的药品，亦或是药房关闭时，医院均有相应程序以便取得。

标准解读　医院应制定药品清单(处方集)，包括储备的药品和应急使用时可以从其他医院或药品供应商处快速获得的药品的清单；应制定未储备或医院无法立即获取的药品的审批和采购流程；应制定在药剂科下班后或夜间，需要时取得药品的流程，并让员工知晓遵循。如遇到特殊原因造成药品缺乏，应有相应程序来通知医生药品短缺和推荐代替用药。

参考文件:《突发事件药事管理应急预案》

	类　　别	部门制度	编　　号	yj-3-05
	名　　称	突发事件药事管理应急预案	生效日期	20××-××-××
	制定单位	×××　责任人　×××	修订日期	20××-××-××
	定期更新	每一年　总页码　×	版　　本	第×版

一、目　的

为确保突发应急事件发生后能被迅速处理，保证药学服务质量及医疗救护工作的顺利完成，特制定突发事件药事管理应急预案。

二、范　围

适用范围：当疾病流行或遭遇自然灾害、重大事故等时，出现大量患者，而日常程序不能满足救治需要。

三、定　义

无。

四、权　责

责任科室:药剂科。

五、参考文献

1. 法律法规

《医疗机构药事管理规定》,卫医政发〔2011〕11 号,2011 年 3 月 1 日起实施。

2. 评鉴条文

2.1 《JCI 医院评审标准》(第 5 版),MMU.2。

2.2 《三级综合医院评审标准实施细则》(2011 版),第一章"坚持医院公益性"(四、应急管理)1.4.3.2。

六、政　策

1. 组织机构

1.1 设立药剂科突发事件药事管理小组,在医院突发事件应对小组的领导下能够及时有效地保障药品供应。小组人员应保持通信畅通,一旦发生突发事件必须在最短时间内到达医院指定位置(如药库、药房)。其成员包括科主任、副主任、各药房负责人及药库人员。

1.2 药剂科下设 5 个专业职能组,其职能分别如下。

1.2.1 人力资源组:由科主任负责突发事件中的人员整合,全体人员预留 24 小时联系电话。

1.2.2 药品保障供应组:由药库工作人员负责,其主要职责如下。

a 负责医院药品的采购、保管和发放工作,从多渠道获取药品信息,进行市场信息的追踪;在药品采购过程中保障紧缺药品的供应。

b 中毒抢救、水灾、地震及火灾等情况下的抢救药品不属医院常备药品,但必须掌握这些药品的生产及供应渠道。

c 供应库存药品和协调各药房抢救药品的调剂。

1.2.3 药品调剂组:由调剂部门的组长负责,其主要工作如下。

a 进行医院日常药品的调剂工作,执行其他与调剂相关的临时性任务。

b 如遇传染病患者,需设专门药房,其常规工作包括药品领发、排班、账物管理和消毒等。

c 为临床提供用药信息,保障药品供应,制订储备药品的用药计划,防止积压,做好面向患者的用药咨询和宣传工作。

1.2.4 临床药学组:由临床药学室负责,其主要职责如下。

a 做好突发事件中药物信息、临床药学和药物安全性方面的工作。

  b 及时收集整理药物信息,以适当的方式向临床传递合理用药信息。

  c ADR监测、报表的收集、上报和反馈。

  1.2.5 药品质量控制组:临时任命。其工作包括对所有采购药品进行质量控制。

2. 药品管理

  2.1 突发事件急救药品的储备标准:要立足于日常与救灾相结合的原则,药品品种要坚持"效果明确、性质稳定、使用方便、有利于运输贮存、经济适用"的原则,单独存放,以便随时取用,对消耗和损坏的药品应及时加以补充。

  2.2 突发事件急救药品的管理:门诊部、各科室急救车、各药房分别定有一定的药品储备量,定期检查和更新补充,药库对急救药品设置一定的基数量,使用后定期补充。

3. 突发应急事件的药事管理工作注意事项

  3.1 遇到上述突发应急事件,在启动应急响应以后,药剂师必须按照方案各司其职开展工作。除上述分工外,各药剂师都要积极主动、灵活机动地采取措施,勇于参与抢救工作。

  3.2 积压药品的处理。工作结束后,除保证在药品的有效期内正常使用外,如存在积压药品应及时全面统计。首先,应将积压药品信息告知供应商,并通过及时反馈,避免盲目进货。库内待处理的积压药品在盘点入账后,与其他使用单位联系或与供应商协商以帮助联系使用。

七、表单附件

1. 突发事件药事管理小组。
2. 突发事件急救药品保障供应流程图。
3. 急救药品目录。
4. 医药公司联系人和联系方式。

八、审　核

	部　门	核准主管	核准日期
主　办	药剂科	主　任:	
		分管院长:	
协　办	1. 医务部	主　任:	

参考文件二:《药品选择采购制度》

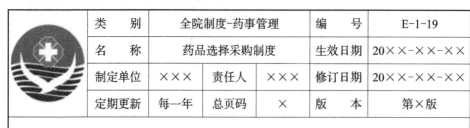

类　　别	全院制度-药事管理		编　　号	E-1-19
名　　称	药品选择采购制度		生效日期	20××-××-××
制定单位	×××	责任人　×××	修订日期	20××-××-××
定期更新	每一年	总页码　×	版　　本	第×版

一、目　的

确保引进的新药的安全性与有效性及引进过程的廉洁透明,使临床可以安全、有效、经济、适宜地使用药品。

二、范　围

适用范围:临床科室、药剂科。

三、定　义

新药:尚未进入本院用药目录的药品和在本院停用3年以上的药品。在本院用药目录中更改产地、规格、剂型、酸根等(通用名关键词未更改)的不属于新药,但进药流程需按新药管理。在新药使用6个月后,需做新药评估。

四、权　责

责任科室:药剂科。

五、参考文献

1. 法律法规

   1.1 《医疗机构药事管理规定》,卫医政发〔2011〕11号,2011年3月1日实施。

   1.2 《国家基本药物目录管理办法》,国卫药政发〔2015〕52号,2015年2月13日实施。

   1.3 《中华人民共和国药品管理法》,第十二届全国人民代表大会常务委员会第十四次会议修正,2015年4月24日修正实施。

2. 评鉴条文

   2.1 《JCI医院评审标准》(第5版)MMU.2。

   2.2 《三级综合医院评审标准实施细则》(2011版),第四章"医疗质量安全管理持续质量改进"(十五、药事和药物使用管理与持续改进)4.15.2.1。

六、政　策

1. 新药引进的原则如下。

   1.1 积极推进,依法采购,严格按照《中华人民共和国招标投标法》《中华人民共和国药品管理法》及有关文件规定,规范药品采购工作。

1.2 坚持质量首选、基药优先、价格合理、满足需求的原则。

1.3 遵循药品集中招标采购,公开、公平、公正和诚实信用的原则。

1.4 为保证本院用药目录品种数,每增加一种新药,原则上需提供一个类似功效待淘汰的药品名。

1.5 以基药替代非基药,以指南指定药代替非指南药品。

2. 新药申请程序如下。

新药在加入医院用药目录之前,按以下程序提出申请。

2.1 医生根据临床需要,按规定格式填写《新药购入申请表》;经科室讨论后,交科主任审核签字同意,并上交药剂科主任。同时提供该药的临床文献以及比现有同类品种更具有先进性、科学性、能反映出该药特点和优势的资料,药品说明书等相关资料。

    2.1.1 原则上临床科室每次通过药事管理与药物治疗学委员会会议申请新药的数量在2~3种。

    2.1.2 每次申请的新药必须是与本专科相关的,不得跨科申请。

    2.1.3 申请单不得外带,必须由申请人到药剂科填写。申请表填写内容不符合要求、内容不全等,则视作无效申请表。

2.2 多科使用的新药申请报告由药事管理与药物治疗学委员会请其他相关专家签署意见后,再交药事管理与药物治疗学委员会讨论。

2.3 药库采购员查验申请新药的相关资料(包括申请单、临床资料、GMP证书、说明书、物价证明、质量标准、药检报告、药品注册证、营业执照、药品生产许可证、法人委托书及业务员名片等),资料齐全后,将所有资料汇总,打印新药讨论资料,交药剂科主任审核。

2.4 药剂科主任审核后,将申请单及新药讨论资料进行整理并交由药事管理与药物治疗学委员会初审(筛选),并由专家组预备会议讨论。会议应对该次申请的新药进行初审,根据药品评选原则决定入围品种(对申请新药的规格、剂量、剂型等可以进行讨论调整)。初审(筛选)专家组成员由分管院长、药剂科主任、纪委监察室、临床药学室及1~3名相关专科医师组成。通过初审的品种递交药事管理与药物治疗学委员会讨论。

2.5 药事管理与药物治疗学委员会审核。新药引进以专家投票8~10名表决的方式来决定。药事管理与药物治疗学委员会会议成员由医院药事管理与药物治疗学委员会固定委员和从医院中级(含中级)以上职称医师的专家库中随机抽取的5~9名专家组成,同时也可邀请其他医院副主任医师以上的医生参与。随机抽取专家的过程应在医院纪检监察室监督下进行,在会议前4小时通知参会人员。药事管理与药物治疗学委员会参会成员需对药品申请逐一审核,实行不记名投票。在医院纪检监察室监督下,当场进行公开统票(设监票人和计票人),对不符合医院进药要求的药品进行淘汰;对新药品种,得票率≥2/3即为通过。在特殊情况下,如招标等大批药品调整时,原有药品可半数通过。

2.6 对于在药事管理与药物治疗学委员会会议上通过的新药,按照规定采购后将相关信息公布于内网。

2.7 配送医药公司的选择原则是能够及时保证药品供应、运送保存符合要求、服务质量高。

3. 药事管理与药物治疗学委员会的权限如下。

药事管理与药物治疗学委员会在讨论和审核申请之后,有权做出以下决定。

3.1 准许药品在全院范围内使用。

3.2 准许药品使用但限制其使用科室和用药指征。

3.3 准许药品在医院内试用。

    3.3.1 试用期为6个月。

    3.3.2 对新加入本院用药目录的药品在6个月后需予以评估。应用《临床使用科室监测数据记录表》对每例使用患者进行登记,临床药学室每月进行汇总,每季度分析资料呈报药事管理与药物治疗学委员会。

    3.3.3 若未在规定的时间内递交新药评估记录表,则视为同意否决该药品的继续使用,停用此药。

3.4 准许在临床治疗需要时临时采购使用药品。

    3.4.1 临时用药仅限于医生提出专为某一些疾病或某一患者治疗需要使用的药品,并保证及时用完。

    3.4.2 临时用药申请为一次性申请,医生需填写《临时采购药品申请单》,写明申请理由,由科主任审核签字并交分管副院长审批后由药库采购。

    3.4.3 采购数量仅限于一个疗程。

    3.4.4 医疗急救、突发事件或特殊需要的用药,可由相关临床科室向药剂科提出申请,经分管院长同意,药剂科向医药公司购药并急送,先供临床使用,次日按临时用药采购程序补齐手续。

3.5 备案采购。

    3.5.1 仅限于临床治疗必需的、在省药品联合招标目录中未中标的药品。

    3.5.2 经药事管理与药物治疗学委员会讨论同意后,由药库采购填写《备案采购药品需求登记表》,报省药品招标办备案采购。

4. 对于经药事管理与药物治疗学委员会同意批准购入的新药,由临床药学室编写新药介绍资料,及时发布给医生和各护理单元。

5. 对于经药事管理与药物治疗学委员会同意批准购入的新药,药库应在1个月内采购入库,并录入电脑,保证临床使用。

6. 被否决的新药须隔6个月后方可再次提出申请。

7. 药品采购员每月初制订本月采购总计划,交业务院长审核。

8. 关于新增和替换已有药品的规定。

8.1　已有药品的界定和选用:已有药品是指我院已有通用名相同的药品。为减少差错,医院在采购药品时,原则上相同剂型(口服和针剂)的药品只选择一种最合适规格的药品。如临床需要"一品双规"时,原则上应满足以下条件:

8.1.1　原研品、国产仿制品各一种,以满足不同层次患者的临床需要。

8.1.2　两种规格剂量相差应较大,以满足不同剂量的临床需要。

8.2　同类药进院程序及要求:新增药品及替换已有药品进院的操作须严格按新药进院程序执行。临床科室填写《药品更换(恢复、增加)申请单》,申请理由要反映出药品特点和与同类药品相比的优势。若相同通用名、相同剂型的药品在本院已经同时存在"一品双规",则必须替换、淘汰已有的性价比低的药品,流程按新药进院程序执行。

8.3　毒、精、麻、血液制品等明文规定允许医疗机构自行采购的药品由药剂科采购人员或临床使用科室主任提出申请,填写《药品更换(恢复、增加)申请单》,报药剂科负责人、主管院长审批。低价药按最低企业报价选择。

8.4　由于招标、生产厂家及医药公司等原因造成的本院用药供应问题,由临床科室填写《药品更换(恢复、增加)申请单》,报药剂科主任,经药事管理与药物治疗学委员会初审(筛选)专家组预备会议讨论,由主管院长审批后有权变动采购供应商。

9.　关于药品停止使用(淘汰药品)的规定。药品停止使用是指基于下列确定的几种情况,医院用药目录中的某种药品需要在本院停止使用。药品停止使用的几种情况如下。

9.1　国家卫生及药监部门宣布召回的药品。

9.2　如药品动态监测到异常,药事管理与药物治疗学委员会按规定提出需要停止使用的药品。

9.3　因各种原因自行退出医院用药目录的药品,6个月内不得参与药品讨论。发生严重不良反应的药品可先暂停药品使用,经药事管理与药物治疗学委员会讨论后决定以后是否停用。

9.4　长期滞销的非抢救药品:滞销药品停止使用半年后,若重新恢复,则按新药处理;半年内需恢复使用的,由临床科室填写《药品更换(恢复、增加)申请单》,说明恢复原因,由药剂科审核。若恢复使用后仍处于滞销状态,则可能再次停用;第二次停止使用后,若重新恢复,仍按新药处理。

9.5　实行"优胜劣汰"机制,定期淘汰临床疗效不好、副作用大、易造成药库积压的药品。要淘汰疗效差、副作用大的药品,应由临床药学室提交分析报告,报医院药事管理与药物治疗学委员会讨论决定后实施。

9.6　药剂科每月对药品使用数量进行监控,如发现使用异常(如患者数量未增,而药品用量剧增等),则应及时向主管院长汇报,由医务科、药剂科提出异常依据及处理依据,报医院药事管理与药物治疗学委员会批准后,停止采购该药品。

9.7 其他。如药事管理与药物治疗学委员会认为存在疗效不确切、药物性价比不高等情况而有必要停止使用的。

9.8 药剂科应及时做好药品清退工作,并及时在医院内网向全院公告。

10. 各调剂药房每天以《药房请领单据》的形式向西药库提交采购申请,申请内容包括药品名称、规格、生产企业及申请采购的数量。采购员收集各药房采购申请,汇总后经药剂科主任审批,并于每周1~2次在浙江省药品交易采购平台上向各医药公司发送采购需求。

11. 关于医院用药目录的制定和修改。医院用药目录由药剂科拟订,提交药事管理与药物治疗学委员会讨论确定。在常规情况下,每年修订一次;在特殊情况下,根据需要及时修订。抗菌药物品种调整按国家规定执行。在修订医院用药目录时,药剂科应筛选出临床已经不用或基本不用的药品和一些疗效差、剂型落后的药品,提交药事管理与药物治疗学委员会讨论确认后,将这些淘汰药品退出医院用药目录。

12. 对有效期不足6个月的药品(抢救药品、紧缺药品除外)禁止采购。

13. 在申请新药时,若与省药品招标办公室有关规定相抵触,则执行省药品招标办的规定。

七、流　程

新药引进流程图如下。

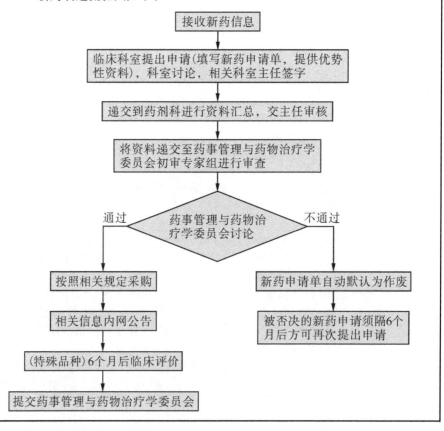

八、表单附件

新药评估记录表

九、审　核

部　门		核准主管	核准日期
主　办	药剂科	主　任：	
		院　长：	
协　办	1. 医务部	主　任：	

参考文件三:《药品验收制度》

类　别	全院制度-药事管理		编　号	E-1-23
名　称	药品验收制度		生效日期	20××-××-××
制定单位	×××	责任人　×××	修订日期	20××-××-××
定期更新	每一年	总页码　×	版　本	第×版

一、目　的

确保药品质量合格,以确保患者用药安全。

二、范　围

适用范围:药库。

三、定　义

无。

四、权　责

责任科室:药剂科。

五、参考文献

1. 法律法规

　1.1 《医疗机构药事管理规定》,卫医政发〔2011〕11号,2011年3月1日
　　实施。

　1.2 《中华人民共和国药品管理法》,主席令第45号,第十二届全国人
　　民代表大会常务委员会第十四次会议修正,2015年4月24日修
　　正实施。

2. 评鉴条文

2.1 《JCI医院评审标准》(第5版),MMU.2。

2.2 《三级综合医院评审标准实施细则》(2011版),第四章"医疗质量安全管理持续质量改进"(十五、药事和药物使用管理与持续改进)4.15.2.1。

六、政　策

1. 药库应建立药品入库验收制度,凭实物和原始单据登记入账,做到收发有据、账物相符。

2. 在采购药品过程中,应核查供货企业的法定资格和质量声誉,严禁购进《药品管理法》规定的假劣药品。

2.1 对从合法的药品批发企业进货的,必须索取以下证件资料。

2.1.1 加盖供货企业红色印章的企业法人营业执照、药品经营许可证、GSP认证证书复印件。

2.1.2 供货企业基本情况介绍。

2.1.3 药品销售质量保证协议。

2.1.4 企业法人代表委托书原件。

2.1.5 供货企业药品经销人员情况登记表。

2.2 对于由生产厂家直销的药品,应增加索取加盖企业红色印章的以下几种证件资料复印件。

2.2.1 药品注册批件。

2.2.2 药品质量标准。

2.2.3 药品包装、标签及说明书。

2.2.4 省级价格主管部门价格批准备案确认文件。

2.2.5 该批药品出厂检验报告书。

2.3 对于进口药品,还应索取加盖供货企业质检部门红章的进口药品注册证、进口药品批件、进口药品通关单、医药产品注册证及进口检验报告书;对于生物制品,需查验生物制品批签发合格证及相关检验报告。

2.4 购进药品时必须有合法票据,并建立购进记录,做到票、账、物三者相符。购进记录要注明药品的通用名称、剂型、规格、批号、有效期、生产厂商、供货单位、购进数量及购货日期等项内容。购进记录应保存至药品有效期后1年,且从购入日期计算不得少于3年。

2.5 应严格按照法定标准和合同规定的质量条款,对购进药品、销后退回药品的质量进行逐批验收,并做好验收记录。

3. 验收员在验收时应同时对药品的包装、标签、说明书以及有关要求的证明或文件进行逐一检查,对整件药品应验收产品的合格证。

3.1 在验收药品包装的标签和说明书时,应检查生产企业的名称、地址、药品名称、规格、批准文号、产品批号、生产日期及有效期等;在标签或说明书上,还应检查药品的成分、适应证或功能主治、用法、用量、禁忌、不良反应、注意事项以及贮藏条件等内容。

  3.2 在麻醉药品、精神药品、医疗用毒性药品、放射性药品及外用药品包装的标签或说明书上,应有规定的标识和警示说明。非处方药应在标签、说明书上有相应的警示语或忠告语,包装应有国家规定的专有标识。

  3.3 对于进口药品,需查验加盖供货企业质检部门红章的进口药品注册证、进口药品批件、进口药品通关单、医药产品注册证及进口检验报告书;对于生物制品,还需查验生物制品批签发合格证及相关检验报告;对于进口中药材,应有《进口药材批件》复印件。以上文件应加盖供货单位质量检验机构或质量管理机构原印章。

  4. 验收抽取的样品应具有代表性。一次性购入药品小于50件的,应抽取2件验收;大于50件的,每增加50件多抽取1件验收。抽样时,应上中下均匀抽样。在验收完毕后,应做好记录,记录内容应完整、真实、规范。记录保存至超过药品有效期1年且不得少于3年。

七、审　核

部　门		核准主管	核准日期
主　办	药剂科	主　任:	
		院　长:	
协　办	1. 医务部	主　任:	

参考文件四:《药品供应保障制度》

	类　别	全院制度-药事管理	编　号	E-1-12
	名　称	药品供应保障制度	生效日期	20××-××-××
	制定单位	××× 责任人 ×××	修订日期	20××-××-××
	定期更新	每一年 总页码 ×	版　本	第×版

一、目　的

  确保药品管理和使用的效率及安全,提供以患者为中心的药品管理与使用计划,以确保患者用药安全。

二、范　围

  适用范围:全院临床科室、护理部及药剂科。

三、定　义

无。

四、权　责

责任科室:药剂科。

五、参考文献

1. 法律法规

   1.1 《医疗机构药事管理规定》,卫医政发〔2011〕11号,2011年3月1日实施。

   1.2 《中华人民共和国药品管理法》,主席令第45号,第十二届全国人民代表大会常务委员会第十四次会议修正,2015年4月24日修正实施。

2. 评鉴条文

   2.1 《JCI医院评审标准》(第5版),MMU.2。

   2.2 《三级综合医院评审标准实施细则》(2011版),第四章"医疗质量安全管理持续质量改进"(十五、药事和药物使用管理与持续改进)4.15.2.1。

六、政　策

1. 药品供应管理

   1.1 采购药品须以医院药事管理与药物治疗学委员会审核制定的"医院用药目录"为依据。

   1.2 新药的引进和药品采购由医院药事管理与药物治疗学委员会统一进行管理,并按医院有关规定执行。招标药品根据省级统一联合招标的相关规定,按中标结果采购。

   1.3 医疗急救、突发事件或特殊需要的用药,可由相关临床科室主任提出申请,经药剂科主任同意和分管副院长签字,按临时用药采购程序执行。

   1.4 对麻醉药品、精神药品的管理按有关管理办法执行。在药事管理与药物治疗学委员会下设医院麻醉药品和精神药品管理领导小组,全面负责管理医院的麻醉药品和精神药品,定期对麻醉药品、精神药品进行督导。

   1.5 对抗菌药品使用实施动态监测及超常预警,上报药事管理与药物治疗学委员会,并将结果公布在医院内网上。

   1.6 应对库存药品建电脑流水账册,并且每季进行一次定期盘点清理。药品以"先产先出、先进先出、易变先出、近效期先出"为原则。

   1.7 药剂科各部门按电脑设定的药品库存报警线打印领药单,按需领药,药库按出库单核对实物,确认无误后发出。

1.8 药剂科必须及时提供药品,保证各临床科室的治疗需要。临床各科室和护理单元可根据各自用药特点和实际需要,制定备用药品清单(原则上以抢救药品为主),该清单经药事管理与药物治疗学委员会主任核准后交于药剂科备案,由护士长及药班护士负责保管,每月检查一次有效期,并由药剂师每季检查一次有效期、核对数量和检查质量并记录。

1.9 各科室损耗药品由相关负责人填写"药品报损单",报科主任及护士长批准后,按医院药品报损的有关规定执行。

1.10 药剂科需24小时供应全院药品:

 1.10.1 7:30—17:30由各调剂药房负责全院药品的供应。

 1.10.2 17:30—次日7:30由急诊药房负责全院药品的供应。

 1.10.3 在正常情况下,医院应保证基本药品目录清单上的药品品种的供应。当配送延误、缺货或其他原因导致不能正常供应时,由药剂师通过电话、内网系统、内部邮箱和公告信息等方式及时告知医生并建议使用同类替代药品。

1.11 各部门工作日应在9:00前完成领药申请单,在15:00前完成补单。

1.12 在双休日,药品调配部门若发现药品短缺,可用电脑查全院库存分布情况进行调剂。

2. 药品临时短缺的处理

药剂科所配备的药品应与用药目录中的药品相一致。药剂科各作业部门分布设定库存上下限,一般定为7(下限)~15天(上限),抢救药品、输液和重要药品(如抗菌药品)略高一点。当用药目录中的药品临时短缺时:

2.1 调剂部门联系药库保管员,及时去药库领药或由药库送药。

2.2 如药库无该药品,则由药库采购员联系购买,由医药公司送药。

2.3 药剂科值班人员应备有药库采购员电话,采购员负责联系医药公司运送急救药品。

2.4 医药公司短缺的急救药品可向其他医院申请调拨,由药剂科负责联系。

2.5 药剂科工作人员需及时告知医生或护士药品送达的预计时间。

3. 药品临时采购规定

3.1 临床采购条件:

 3.1.1 一般病情:因各种原因无法供应的药品。

 3.1.2 特殊病情:因病情急需而医院当前无法供应的药品。

3.2 当医生判定患者需要用药目录以外的药品时,医生填写"临时购药申请单",由临床科主任签字,药剂科主任根据情况上报药事管理与药物治疗学委员会主任,经批准后,通知药库购买。

3.3 "临时购药申请单"中应详细说明申请购入药物的名称、剂型、规格、数量、使用对象和使用理由。

3.4　药库应及时联系并尽快取得所需药品,同时告知医生或护士药品送达的预计时间。如因不可抗拒原因延误,应及时告知医生或护士。

3.5　药品采购到位后,由药库库管人员按规定检验入库,及时下发至相应药房,并及时通知申购科室领用。

3.6　药库保存所有的临时购药申请报告,必要时由药剂科主任提交药事管理与药物治疗学委员会备案。

3.7　一个临床科室申购的临时用药,不可作为全院通用药品使用,只能由申购科室的医生开具处方并在该科室内使用。其他临床科室如需要使用,必须另行申购。

七、审　核

部　门		核准主管	核准日期
主　办	药剂科	主　任:	
		院　长:	
协　办	医务部	主　任:	

参考文件五:《急诊药房应急预案》

	类　别	部门制度	编　号	yj-3-06
	名　称	急诊药房应急预案	生效日期	20××-××-××
	制定单位	×××　责任人　×××	修订日期	20××-××-××
	定期更新	每一年　总页码　×	版　本	第×版

一、目　的

加强科室管理,保证应急药品供应。

二、范　围

适用范围:药剂科急诊药房,药品库房,药品采购。

三、定　义

急诊药房应急预案:在急诊药房发生电脑故障、缺药、停电及突发性群体事件时的应急方案。

四、权　责

责任科室:药剂科。

五、参考文献

1. 法律法规

《医疗机构药事管理规定》,卫医政发〔2011〕11号,2011年3月1日起实施。

2. 评鉴条文

2.1 《JCI医院评审标准》(第5版),MMU.2。

2.2 《三级综合医院评审标准实施细则》(2011版),第一章"坚持医院公益性"(四、应急管理)1.4.3.2。

六、政　策

1. 值班制

急诊药房实行24小时值班制,保证药品随时供应。

2. 电脑故障的处理

2.1 立即通知信息科报修。

2.2 由医生开具纸质处方,由药剂师手工划价,患者到收费处交纳押金后发药(纸版药品价格清单每半年更新一次)。在电脑恢复正常后,医生必须将信息重新输入电脑并通知药房进行确认。

2.3 药房在接到纸质处方后,根据处方配发药品。

2.4 妥善保存纸质处方,待电脑恢复正常后由医生将信息重新输入电脑再进行确认。

3. 药房缺药的处理

急诊药房当班人员利用电脑了解库存的分布情况。

3.1 日班时间:如其他药房或药库有该药,则告知门急诊负责人令其通知对应的部门派人送达;如全院无该药,则给医生提供同类药品信息,通知医生更换用药;不能替换的,立即告知科主任通知采购员联系医药公司或其他医院,在1小时内通知医生何时能供应药品或确实无法供应。

3.2 值班时间:给医生提供同类药品信息,通知医生更换用药;不能替换的,立即告知科主任,科主任在1小时内通知病区药房或药房派人送达;如全院无该药,则由科主任通知采购员联系医药公司或其他医院,并在1小时内通知医生何时能供应药品或确实无法供应。

4. 停电的处理

4.1 立即向总值班报告情况。

4.2 在应急照明情况下,参照2.2处理。

4.3 在应急照明情况下,光线较暗,值班人员应加强核对,谨防出错。

4.4 如长时间停电,则要及时转移冷藏的药品。

4.5 应急照明设施应每半年维护一次。

七、流 程

夜间(17:00—次日7:30)病区医嘱取药流程。

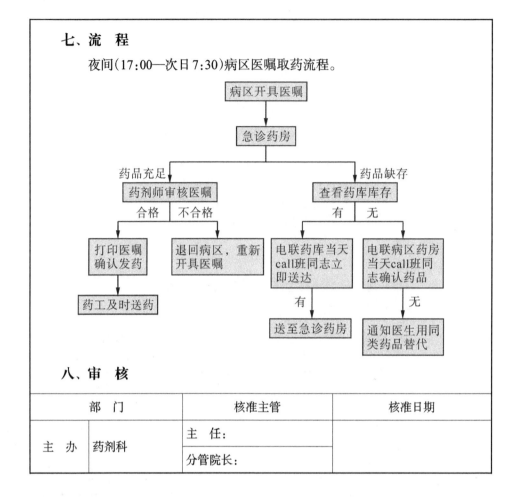

八、审 核

	部 门	核准主管	核准日期
主 办	药剂科	主 任：	
		分管院长：	

标准　MMU.3

标准　医院应合理、安全地存放药品。

标准解读　全院药品应在适合其产品稳定性的条件下贮存。根据法律和法规规定,准确核算管制药品;开封后但未马上使用完的药品,必须准确标记其成分、失效日期及使用注意事项;所有药品贮存区域(包括患者治疗单位的药品贮存区域)都应接受定期检查,以确保药品的安全和质量;所有药品贮存区域均应有防止药品丢失的措施,如安装门禁系统、上锁等。

参考文件一:《科室储备药品管理制度》

	类　　别	全院制度-药事管理	编　　号	E-1-09
	名　　称	科室储备药品管理制度	生效日期	20××-××-××
	制定单位	×××　责任人　×××	修订日期	20××-××-××
	定期更新	每一年　总页码　×	版　　本	第×版

一、目　的

通过健全急救、备用药品管理制度,使管理制度落实到位,防止出现过期、变质药品;避免贮备药品数量过多而影响成本控制;防止因药物贮存不当而导致药品疗效下降;堵塞药品管理漏洞。

二、范　围

适用范围:全院有药品贮存的各科室。

三、定　义

无。

四、权　责

责任科室:药剂科。

五、参考文献

1. 法律法规

   1.1 《医疗机构药事管理规定》,卫医政发〔2011〕11号,2011年3月1日起实施。

   1.2 《医疗机构麻醉药品第一类精神药品管理规定》,卫医发〔2005〕438号,2005年11月14日起实施。

2. 评鉴条文

   2.1 《JCI医院评审标准》(第5版),MMU.3。

   2.2 《三级综合医院评审标准实施细则》(2011版),第四章"医疗质量安全管理持续质量改进"(十五、药事和药物使用管理与持续改进)4.15.2.3和4.15.2.4。

六、政　策

1. 总则

   科室备用药由部门负责人申请,药剂科和医务部共同审核批准。每个科室备用药品的清单一式两份,一份由药剂科保存,另一份由部门负责人保存。

   科室药品备用范围:

   (1)急救用药。

   (2)使用频繁的药品。

   (3)麻醉和精神药品。

2. 储存

   存放备用药的空间必须有防盗措施(常备药品贮存空间要上锁,护理站备药间须有门禁)。

3. 使用

   3.1 药品使用的原则是按批号"先进先出"。为杜绝科室药品管理不当或更换不及时造成的安全隐患及不良后果,科室应坚持先用老批号的药品。

   3.2 药品应定点放置,用药后及时回补,以保持药品在规定的数量。

4. 监督检查

   4.1 各科室应指定专人负责并经常自查。

      4.1.1 每天检查备用药品数量,填写"备用药品交接班记录表",每月1次检查备用药品有效期。

      4.1.2 做到近效期药品先用,及时更换新效期药品。

      4.1.3 近效期急救药品(效期<6个月)送到主管负责该情况的药房更换。如果药剂科没有新批号的药品进行更换,则插上近效期标签,或以黄色"★"标识,在失效期前及时联系药剂科进行更换。

      4.1.4 使用频繁的备用药品近效期不予更换。

4.2　药剂科每个季度到各科室检查备用药品。

4.2.1　检查内容包括：

a　数量是否与药物清单上所列的相符。

b　备用药品是否有正确标识。

c　备用药品是否定位存放,标签是否完整,名称或包装相似的药品是否有区隔存放。

d　药品是否定期检查效期并有记录。

e　药品的贮存条件是否合格,药品库存区域是否有温湿度记录,异常情况是否有相应处理措施。必要时给予指导。

f　麻醉和第一类精神药品管理是否符合规定

g　在进行高浓度电解质、化疗药品、麻醉药品、第一类精神药品、胰岛素类药品或肝素及新生儿给药时,执行双人核对流程。

h　高危药品是否有高危标签。

i　非药品库存区域不可存放药品。

4.2.2　凡查到近效期、过期、变质、标签脱落或模糊不清、没有正确贮存或其他原因造成不能再用的药品,按报损处理。

4.2.3　对于检查中存在问题的科室加强指导和稽查。

4.2.4　对于长期不用的备用药品,与部门负责人协商以决定是否取消其储存。若要取消,则由药剂科收回。

4.2.5　检查记录由药剂科整理后反馈给护理部。

5. 各科室在药品使用调配过程中遇到意外破损或调配失误等情况时,由部门负责人填写部门药品记录单,经药剂科审核后给予更换。

七、表单附件

药品管理检查记录表。

八、审　核

部　门		核准主管	核准日期
主　办	药剂科	主　任：	
		院　长：	
协　办	1. 医务部	主　任：	
	2. 护理部	主　任：	

参考文件二:《药品贮存养护管理制度》

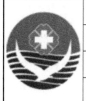

类　别	全院制度-药事管理		编　　号	E-1-08
名　称	药品贮存养护管理制度		生效日期	20××-××-××
制定单位	×××	责任人　×××	修订日期	20××-××-××
定期更新	每一年	总页码　　×	版　本	第×版

一、目 的

规范药品贮存和养护,保证药品的安全、稳定、有效,防止药品调剂出差错,保证临床用药安全。

二、范 围

适用范围:全院有药品贮存的各科室。

三、定 义

有关药品贮存条件名词的说明如下。

(1) 避光:用不透光的容器包装,如棕色容器或用黑纸包裹的无色透明、半透明容器。

(2) 密闭:容器密闭,防止尘土及异物进入。

(3) 密封:容器密封,防止药品风化、吸潮、挥发或异物进入。

(4) 熔封或严封:容器熔封或用适宜的材料严封,防止空气与水分的侵入并防止污染。

(5) 常温:10～30℃。

(6) 阴凉处:不超过20℃。

(7) 凉暗处:避光,不超过20℃。

(8) 冷处:2～8℃。

(9) 湿度:35%～75%。

四、权 责

责任科室:药剂科。

五、参考文献

1. 法律法规

　　1.1 《医疗机构药事管理规定》,卫医政发〔2011〕11号,2011年3月1日实施。

　　1.2 《医疗机构麻醉药品、第一类精神药品管理规定》,卫医发〔2005〕438号,2005年11月14日实施。

　　1.3 《中华人民共和国药典》,2015年12月1日实施。

　　1.4 《医疗机构药学工作质量管理规范》(2013年版)。

2. 评鉴条文

　　2.1 《JCI医院评审标准》(第5版),MMU.3。

2.2 《三级综合医院评审标准实施细则》(2011年版)，第四章"医疗质量安全管理持续质量改进"（十五、药事和药物使用管理与持续改进)4.15.2.3和4.15.2.4。

六、政　策

1. 所有药品应按说明书要求贮存在适当的地方。
   1.1 贮存药品应有标签指示，根据药品的特点，分别给予普通、高危和相似的标签。
   1.2 内服或外用药品分开存放。
   1.3 需避光保存的药品，应采取避光措施。
   1.4 药品冰箱管理。
      1.4.1 对于药品说明书上标明需要在冷处保存的药品，应放入置有温度计的冰箱内保存，温度控制在2～8℃（如有特殊要求，则按照药品说明书执行）。药品须避免与冰箱内壁接触。
      1.4.2 每日两次登记冰箱温度及冷链系统中的温度，查验冷链系统是否正常工作。两者温度误差在1.5℃以内（包括1.5℃）可认为冷链系统问题正常。
      1.4.3 应指定专人管理、养护冰箱，并定期检查。若发现问题，及时联系相关部门进行维修。在冰箱恢复正常状态前，将药品转移至其他正常工作的冰箱。
   1.5 开启后的药品应参照药品专业资料或药品说明书，在药品包装上注明开启时间、药品开启后的保存时间及有效期。
   1.6 需特殊管理的药品须加锁专柜保管。
2. 贮存的药品应定期养护。
   2.1 对温湿度进行信息化实时监控，如当库内温湿度超出规定范围，应及时采取调控措施并予以记录。
   2.2 必须定期核对药品有效期，每个月做一次养护。
   2.3 在库存养护中，如发现药品质量问题，应暂停使用，并尽快通知采购员和科主任，及时清理报损。
   2.4 对中药材和中药饮片，按其特性采取相应措施进行养护。
   2.5 定期对设备（如空调、除湿机）进行养护（一年一次），发现设备故障及时报修并记录。温度计每半年维护一次。
3. 对存在下列情况的药品，应隔离存放并及时退回药库，直到销毁或返还给供应商，并做书面记录。
   3.1 过期。
   3.2 变质。
   3.3 被污染。
   3.4 标签丢失或模糊不清。
   3.5 被召回。
   3.6 破损。

4. 药品只能由相关的医务人员保存和使用。未经许可,任何人不得动用药品。

5. 药剂科安全保卫工作。

    5.1 严格遵循各项规章制度及操作规范,各部门负责人定期检查,并进行安全教育。

    5.2 消防器材应安置在固定位置,严禁随意移动,并定期检查。

    5.3 每日检查各类设备(包括水、电、门、窗、保险箱以及各种电器等设施),发现问题及时修理或调换。

    5.4 麻醉药品和第一类精神药品应存放于保险箱内,保险箱应固定于墙面或地面。定期检查麻醉药品和第一类精神药品的贮存、保管和使用。

    5.5 药库及各药房必须安装防盗报警装置,并与110报警中心联网。在下班后无人值班时,必须开启防盗系统。

    5.6 上班前,检查科室有无异常;下班前,应仔细查看电源、水源及门窗是否关闭,不需使用的电器应切断电源,同时开启警报器。凡有异常情况,应及时上报。

    5.7 药库、药房等工作场所内严禁吸烟。

七、表单附件

1. 表单

    1.1 温度监测记录表。

    1.2 湿度监测记录表。

    1.3 冰箱温度监测记录表。

2. 附件

    冷库冰箱温度超标处理程序。

八、审　核

部　门		核准主管	核准日期
主　办	药剂科	主　任:	
		院　长:	

标准 MMU3.1

标准 MMU3.1 对于有特殊注意事项的药品和营养品的贮存，医院应该具有相应的程序。

标准解读 医院应确立和实施相应程序，包括如何存放有特殊注意事项的营养品，放射性、研究性及类似的药品，药物样品，化疗药品及患者自行带来的药品等。详细规定诸类药品的领用、识别、存储和分配等流程细节。

参考文件一:《化疗给药技术规范》

	类　别	全院制度-药事管理	编　　号	E-2-01
	名　称	化疗给药技术规范	生效日期	20××-××-××
	制定单位	×××　责任人　×××	修订日期	20××-××-××
	定期更新	每一年　总页码　×	版　　本	第×版

一、目　的
加强化疗药物调配与给药管理，保障药品使用和人员安全。

二、范　围
适用范围:有静脉化疗配置或给药的护理单元。

三、定　义
无。

四、权　责
责任科室:药剂科。

五、参考文献
1. 法律法规
《静脉用药集中调配质量管理规范》,卫办医政发〔2010〕62号,2010年4月20日起实施。

  2. 评鉴条文

    2.1 《JCI医院评审标准》(第5版),MMU.3.1。

    2.2 《三级综合医院评审标准实施细则》(2011版),第四章"医疗质量安全管理持续质量改进"(十五、药事和药物使用管理与持续改进)4.15.2.8。

  3. 其他参考文献

    卫生部办公厅关于印发《静脉用药集中调配质量管理规范》的通知的附件

六、政　策

  1. 操作重点强调

    1.1 化疗药物的配制工作须由接受过专门训练的有资质的护士进行。

    1.2 护士须在生物安全柜内调制静脉输注所用的化学治疗药物。

    1.3 严格执行"三查七对"及双人核对制度。

    1.4 严格执行无菌技术操作。

    1.5 确保注射药液、剂量、方法及给药顺序正确。

    1.6 确保护士、患者人员安全,防止意外的发生。

  2. 操作观察要点

    2.1 注意患者安全,防止意外发生,谨防化疗药物渗漏到血管外,静脉穿刺部位尽量由远端开始渐向近端,并交替穿刺。

    2.2 接受化疗者必须被明确诊断,全身状况较好,血象、肝、肾功能正常,能耐受化疗。

七、流　程

  1. 操作前准备。

步　骤	流程说明
1.1　用物	1.1.1　化疗药物配置前准备:治疗盘、复合碘消毒棉签、无菌纱布、一次性注射器、一次性防渗透防护垫、封口袋、瓶口贴、"高危"粘贴标签、笔、防渗透防护衣、N95防护口罩、护目镜、薄膜手套、乳胶手套、消毒砂轮、75%酒精及红色化疗药物专用垃圾袋等
	1.1.2　化疗给药前准备:一次性医务口罩、乳胶手套、治疗车、治疗盘、复合碘消毒棉签、一次性输液器、消毒止血带、输液卡、PDA扫描仪、红色化疗药物专用垃圾袋及按医嘱准确备好的液体与药物
1.2　操作者	1.2.1　化疗药物配置前准备:洗手,换鞋,换工作服,穿防渗透防护衣,戴N95防护口罩、护目镜、薄膜手套及乳胶手套
	1.2.2　化疗给药前准备:洗手,穿一次性外科手术衣,戴一次性医务口罩、护目镜、薄膜手套、乳胶手套及帽子

续　表

步　骤	流程说明
1.3　患者	1.3.1　了解将采用的化疗药物的不良反应和特点,消除或减少紧张情绪,心理上接受化疗 1.3.2　完善各项检查,如血象、肝肾功能、身高及体重的测定等 1.3.3　保持身体及口腔清洁 1.3.4　给予高热量、高蛋白质且易消化饮食 1.3.5　化疗前保证充足睡眠,精神上做好充分准备,排尿后、便后取舒适卧位
1.4　环境	1.4.1　化疗药物配置前准备:查看空调系统是否正常运行,检查生物安全柜是否处于工作状态,拉下挡风玻璃至离台面18厘米,保持洁净的备药环境,柜内操作台面铺一次性防渗透防护垫以减少药物污染 1.4.2　化疗给药前准备:病房清洁,光线明亮

2. 化疗药配置步骤

步　骤	流程说明
2.1　配药前	2.1.1　洗手,穿防渗透防护衣,戴N95防护口罩、护目镜及戴双层手套(内层为薄膜手套,外层为灭菌无粉手套,用手套包住衣袖口) 2.1.2　查看空调系统是否正常运行,检查生物安全柜是否处于工作状态,配置前下拉挡风玻璃至离台面18厘米,用75%酒精擦拭操作台面,保持洁净的备药环境,柜内操作台面铺一次性防渗透防护垫以减少药物污染 2.1.3　双人核对,核对者签名 2.1.4　备好数只注射器、多个小封口袋(避光,贴上高危标签)、红色化疗药物专用垃圾袋、瓶口贴、开瓶盖,有序摆好每瓶药
2.2　配药中	2.2.1　注射器拧紧针头,抽溶媒;将溶媒沿西林瓶(或安瓿瓶内)侧壁缓慢注入,不拔出针头,尽量使瓶内保持负压;待药粉湿透溶解后再缓慢抽出药水(回抽针芯使之负压,药水不宜外滴,使瓶口和针头保持干燥) 2.2.2　割据安瓿瓶,用复合碘消毒棉签消毒安瓿瓶颈部,用灭菌纱布包绕安瓿瓶打开以划破手套。在稀释瓶装药物及抽取药液时,防止针栓脱出造成污染。抽取药液后,在瓶内进行排气和排液后再拔针,不可使药液排于空气中。加药时,将化疗药物加入瓶装液体后应抽尽瓶内空气,避免因瓶内压力过大导致更换输液瓶时药液外泄 2.2.3　抽取药液时可选用一次性注射器,并注意抽取药液以不超过注射器容量的3/4为宜,防止药液外溢。化疗药配置完毕后签名,将成品装入另外密封袋内,传出传递窗。将空西林瓶、针筒均丢弃于红色化疗药物专用垃圾袋中,将安瓿瓶、针头丢弃于贴有高危标识的利器盒内,包紧打结垃圾袋。将配好的化疗药物置于小封口袋(避光)中,外贴高危标签 2.2.4　再次查对

续 表

步 骤		流程说明
2.3	化药结束后	2.3.1 有害废弃物包于护垫内,置于化疗处置桶红色化疗药物专用垃圾袋中;将外层胶手套(手套内层外翻)脱于内层垃圾袋中,扎紧袋口;盖好桶盖 2.3.2 整理用物,将操作中使用的注射器、输液袋及放置化疗药物的安瓿瓶等物品放在专用的塑料袋内集中封闭处理,以免药液蒸发,污染室内空气 2.3.3 操作完毕,将化疗废弃物置于专用医疗废物垃圾桶内;卸护目镜(冲洗干净待用);脱防护服(内层外翻);摘口罩、帽子及内薄膜手套于专用医疗废物垃圾桶外层红色垃圾袋中,扎紧袋口;盖好桶盖;洗手,至工作室
2.4	操作完毕	2.4.1 清洁、消毒安全柜及回风槽道。清洁、消毒方法为用清水湿巾擦洗安全柜及回风槽道,再用75%酒精湿巾擦洗 2.4.2 对各柜台和进出口仓用空气紫外线消毒30分钟。医疗废弃物按要求处理 2.4.3 将配置好的化疗药物用专用袋包好,标上特殊高危标签,用配备化疗药物外送专用箱送到相应楼层

3. 化疗给药步骤

步 骤		流程说明
3.1	化疗前	3.1.1 根据医嘱执行化疗,并给患者做个性化评估及化疗宣教 3.1.2 在给药前,使用护理指导单向患者及家属说明化学治疗及副作用 3.1.3 在注射前,请患者先上厕所,减少注射过程中患者的活动次数,并在可取得之处备妥呼叫铃 3.1.4 在给药前,再次确认患者的状态与化学治疗医嘱开立时是否相似。例如:患者病情有没有突然恶化 3.1.5 若患者需接受多次化学治疗,其血管过细或不易选择,应与医生讨论,建议装置人工静脉导管或PICC (Peripherally inserted central catheter) 3.1.6 规范洗手、戴口罩及戴防护手套,接收静配室化疗药物并核对(双人核对)。责任护士以PDA扫描仪核对患者及化疗药物数据(姓名、出生年月日、药名、剂量、输注溶液种类、途径、注射时间及其他备注事项)及药袋上的总量估算值 3.1.7 指导患者保持安静与精神愉快。询问其过敏史,协助其大小便,取舒适体位,并解释 3.1.8 在接上化疗药物前,须用普通输液先给导管排气,严禁用化疗药物排气

续　表

步　骤	流程说明
3.2　化疗中	3.2.1　选择合适的血管进行静脉穿刺,一般从肢体远端开始,两臂静脉轮换注射;注射部位应避开腕关节附近的血管、肘前窝区附近的血管和下肢的血管,以免患者由于活动引起药液外渗;24小时内抽过血的血管也不宜注射 3.2.2　静脉穿刺成功后,根据化疗药物性质进行预冲(生理盐水或5%葡萄糖溶液),确保滴注安全无渗漏再使用化疗药物。胃肠道反应明显的,则要用减轻胃肠反应的药物 3.2.3　戴口罩,戴手套,输注化疗药物(双人核对并执行双人签名),调节输注速度(自动设置化疗泵输注参数)
3.3　化疗后	3.3.1　加强巡视,注意穿刺部位和血管的反应情况,观察药物的不良反应,发现问题及时处理 3.3.2　化疗注射完毕后,继续用生理盐水或5%葡萄糖注射液冲洗停留在静脉血管壁上的药物,并嘱咐患者抬高被注射的肢体以利于药物随静脉回流,从而防止静脉炎
3.4　处理化疗用品	3.4.1　施药者应穿制服、戴口罩、帽子、防护眼镜和手套。若手套有破损或衣物有污染,应立即更换 3.4.2　在戴手套之前和脱去手套之后,必须洗手 3.4.3　所有医疗废弃物皆须丢弃于红色化疗药物专用垃圾袋内。医疗废弃物包括静脉输液管、点滴空袋、使用过的空针、针头、酒精棉球及手套 3.4.4　将塑料袋打结封死后丢弃于红色化疗药物专用垃圾袋内,并将垃圾袋置于专用废弃物垃圾桶内,密封后由保洁部收取集中处理 3.4.5　在化疗48小时以内,嘱咐患者在排泄后冲刷马桶时至少要再冲两次水

4. 化疗药物外渗处理流程

步　骤	流程说明
4.1　发现	化疗药物外渗
4.2　停药	立即停止给药,回抽静脉血
4.3　通知	通知医生
4.4　治疗	局部封闭疗法,根据化疗药物性质给予冷、热敷
4.5　记录	观察疗效并记录

八、教育训练

对　象	具体做法
1. 新进人员	岗前培训
2. 在职人员	一年一次培训

九、质量管理

控制重点/指标	衡量、验证、监测、改善
指标名称:化疗药物破损或泼洒处理流程知晓率	$\dfrac{分子}{分母} = \dfrac{抽查的合格人次}{抽查的总人次}$

十、表单附件

1. 化疗药物外渗预防及处理。
2. 化疗药品破损或泼洒处理流程。

十一、审　核

部　门		核准主管	核准日期
主　办	药剂科	主　任:	
		院　长:	
协　办	1. 护理部	主　任:	

参考文件二:《化疗药物管理制度》

	类　别	全院制度-药事管理	编　号	E-1-07
	名　称	化疗药物管理制度	生效日期	20××-××-××
	制定单位	×××　责任人　×××	修订日期	20××-××-××
	定期更新	每一年　总页码　×	版　本	第×版

一、目　的

规范化疗药物的使用、管理程序,确保化疗药物的正确配置、使用和处理,避免化疗药物泄漏造成不必要的危害,保护接触化疗药品人员的安全。

二、范　围

适用范围:全院各护理单元,药剂科。

三、定　义

无。

四、权　责

责任科室:药剂科。

五、参考文献

1. 法律法规

《医疗机构药事管理规定》,卫医政发〔2011〕11号,2011年3月1日起实施。

2. 评鉴条文

2.1 《JCI医院评审标准》(第5版),MMU.3.1和FMS.5。

2.2 《三级综合医院评审标准实施细则》(2011版),第四章"医疗质量安全管理持续质量改进"第十五条。

六、政　策

1. 化疗药物的贮存

化疗药物,即细胞毒药物。医院各药房化疗药物的存放应与药品贮存要求相同,专柜集中存放并有明显标识(高危药品标识),不得与其他药品混合存放,药名和外包装相似的药品应有标识区分。各药房每季度清点一次。病房不得存放化疗药品(患者自备化疗药品除外)。

2. 化疗药物的开具

医院主治医师或以上级别的医师经医务部培训合格后具有肿瘤化疗药物的处方权。

3. 化疗药物的调配和运送

3.1 门诊化疗药物:由窗口药剂师发给患者化疗药物使用卡,患者拿化疗药物使用卡到泌尿外科治疗室等候治疗;同时静脉配置中心根据信息系统提示配制化疗药物,配置完成后由送药人员运送至泌尿外科治疗室。

3.2 病房化疗药物:由静脉配置中心配制后,由送药人员按批次送至各护理站。

3.3 化疗药物运送包装要求:将化疗药物装入专用包装箱,包装箱须带有密封盖并有警示标识。

4. 化疗药物配置的防护

4.1 在配置和使用化疗药物时,应有如下保护措施:

4.1.1 所有化疗药物都应在生物安全柜内配置。

4.1.2 配置好的化疗药物用专用袋包好,标上高危标识,用配备化疗溢出包的专用箱送到相应科室。

4.1.3 所有配置和使用人员都应接受安全防护措施的培训。

4.1.4 配置和使用人员应根据情况选用一定的防护措施。

4.1.5 用过的器具及用剩后要丢弃的化疗药品应集中放在指定的红色化疗药品专用垃圾袋中,由工人送到专门的地方处理。

4.1.6 孕妇或疑已怀孕者,应避免接触化疗药品。

4.2 员工健康监测:

4.2.1 药房应保存受过配置化疗药物专业培训的员工名单,这些员工必须每6个月进行一次体检。

4.2.2 配置化疗药品的人员每5年轮换一次。

5. 配置操作要求

5.1 轻拍安瓿瓶,使瓶颈部和顶部的药品落于瓶底,再用无菌纱布缠住安瓿瓶颈后折断。

5.2 如果药品是需要溶解的干燥粉剂,应将溶媒沿容器壁慢慢加入,避免药粉粉末散出。

5.3 在操作小玻璃瓶时,瓶中气压会升高,应注意排气,避免由于瓶中压力过高而导致药液溢出。

5.4 在配置好的化疗药物输液袋、化疗泵和注射器上贴高危标签。

6. 化疗药物外渗的处理

6.1 立即停止输液或静脉注射,保留穿刺针头,利用此针头尽量回抽渗漏在皮下的药液,由保留针头注入相应的细胞毒药物拮抗剂后拔针并于局部皮下注入解毒剂。局部常规消毒后,用无菌空针抽取地塞米松5毫克与利多卡因100毫克,做局部封闭,即由疼痛或肿胀区域外缘向内做多点注射,每日1次,连续3天。封闭液的使用量根据化疗药物的种类、漏出量及漏出范围做相应增减以减轻局部疼痛和炎症反应;抬高患肢,避免剧烈活动,避免患者局部受压,外涂喜疗妥或扶他林。外渗24小时内可以用冰袋局部冷敷,冷敷期间应加强观察,防止冻伤。冷敷可使血管收缩,减少药液向周围组织扩散。或用5%GS250、维生素B_{12} 10支、庆大霉素8万单位10支、地塞米松5毫克10支＋利多卡因0.1克5支,持续24～72小时湿敷。

6.2 在医院内网上填写不良事件报告表并上报护理部。

6.3 加强随访观察。

7. 药品配送和垃圾处理要求

7.1 施药者应穿制服,佩戴口罩、帽子、防护眼镜和手套。若发生手套破损、衣物污染,则应立即更换。

7.2 在戴手套之前和脱去手套之后,必须洗手。

7.3 所有医疗废弃物皆须丢弃于红色化疗药物专用垃圾袋内。医疗废弃物包括静脉输液管、点滴空袋、使用过的空针、针头、酒精棉球及手套。

7.4　将塑料袋打结封死后丢弃于红色化疗药品专用垃圾袋内,置于专用废弃物垃圾桶内,密封后由保洁部收取,集中处理。

7.5　在化疗48小时以内,嘱咐患者在大小便后冲刷马桶时至少要再冲两次水。

8. 化疗药品的使用人员资质

药剂师、护士须在取得医务科培训考核授权后,才可参与化疗药品的调配和给药。培训内容包括化疗药品的配置、防护、外渗处理、泼洒处理及溢出包使用等。

七、表单附件

化学治疗药物泼洒处理作业规范。

八、审　核

	部　门	核准主管	核准日期
主　办	药剂科	主　任:	
		院　长:	
协　办	1. 护理部	主　任:	
	2. 院感科	主　任:	

参考文件三:《特殊管理药品管理制度》

	类　别	全院制度-药事管理	编　号	E-1-06
	名　称	特殊管理药品管理制度	生效日期	20××-××-××
	制定单位	×××	责任人　×××	修订日期	20××-××-××
	定期更新	每一年	总页码　×	版　本	第×版

一、目　的

加强和规范特殊药品的管理,规范管理使用流程,保障医护人员人身安全和临床用药安全。

二、范　围

适用范围:全院精神药品、麻醉药品及毒性药品的使用管理。

三、定　义

特殊管理药品：包括麻醉药品、精神药品及毒性药品。

四、权　责

责任科室：药剂科。

五、参考文献

1. 法律法规
   1.1 《中华人民共和国药品管理法》，第十二届全国人民代表大会常务委员会第十四次会议修正，2015年4月24日起修正实施。
   1.2 《医疗机构药事管理规定》，卫医政发〔2011〕11号，2011年3月1日起实施。
   1.3 《麻醉药品和精神药品管理条例》，国务院令第442号，2013年12月7日起修订实施。
   1.4 《医疗机构麻醉药品和第一类精神药品管理规定》，卫医发〔2005〕438号，2005年11月14日起实施。
   1.5 《医疗用毒性药品管理办法》，国务院令第23号，1988年12月27日起实施。
   1.6 《浙江省医疗用毒性药品经营管理办法（试行）》，浙江省食品药品监督管理局，2009年4月1日起实施。
2. 评鉴条文
   2.1 《JCI医院评审标准》（第5版），MMU.3和MMU3.1。
   2.2 《三级综合医院评审标准实施细则》（2011版），第四章"医疗质量安全管理持续质量改进"（十五、药事和药物使用管理与持续改进）4.15.2.4和第三章"患者安全"（五、特殊药物的管理，提高用药安全）3.5.1.1。

六、政　策

1. 总　则
   1.1 医院特殊管理药品包括麻醉药品、精神药品及毒性药品。精神药品分为第一类精神药品和第二类精神药品。特殊管理药品目录由国务院药品监督管理部门会同国务院公安部门、国务院卫生主管部门制定、调整并公布。对特殊管理药品的管理和使用，必须按照国家《药品管理法》及相关的《麻醉药品和精神药品管理条例》《医疗用毒性药品管理办法》等法规文件执行。目前，本医院没有放射性药品，故管理制度暂不制定。
   1.2 各部门对特殊管理药品的使用应建立收支账目，根据各类特殊管理药品的管理要求做好专册登记，逐日或逐月盘点，做到账物相符。若发现问题，应当立即上报。
   1.3 各部门负责人承担本部门特殊管理药品的监管责任，指定专人定期检查和清点数目，发现问题及时解决。

  1.4 医院购买的特殊管理药品只准在本单位使用,不得转售。

  1.5 药剂科应根据国家对特殊管理药品管理的有关规定,执行和监督本院特殊管理药品的管理和使用,禁止非法使用、贮存、转让或借用特殊管理药品,对违反相关规定的个人,由卫生行政部门、食品药品监督管理部门及公安司法机关按照有关法律法规进行处罚和(或)追究刑事责任。

2. 组织管理与培训

  2.1 医院麻醉药品和精神药品管理领导小组全面负责医院麻醉药品和精神药品的管理,该小组的上级为医院药事管理与药物治疗学委员会。药剂科负责麻醉药品、精神药品及毒性药品的日常管理工作。

  2.2 麻醉药品和精神药品管理领导小组。

    2.2.1 组长:分管院长。

    2.2.2 组员:包括医务科代表、药剂科代表、护理部代表、麻醉科代表、保卫科代表及门(急)诊代表。

  2.3 将麻醉药品、精神药品的管理列入年度目标责任制管理计划,定期检查、记录结果,及时纠错。

  2.4 定期组织培训,学习有关的法律、法规、规章制度及麻醉药品、精神药品临床合理使用等知识。

3. 麻醉药品、精神药品及毒性药品的采购、验收、贮存、保管和发放管理

  3.1 若要采购麻醉药品和第一类精神药品,必须到所在地的市级卫生行政部门提出申请,填报“麻醉药品、精神药品购用印鉴卡申请表”,经审核批准发放“麻醉药品、精神药品购用印鉴卡”,凭印鉴卡向定点经营单位按本单位医疗需要采购。定期检查麻醉药品、精神药品购用印鉴卡的有效期(3年);在有效期满前3个月重新提出申请;若项目有变更,则应在3日内到市级卫生行政主管部门办理变更手续。

  3.2 麻醉药品和第一类精神药品的采购与保管必须分别由专人负责。

  3.3 药库的麻醉药品、第一类精神药品需贮存于专用的仓库或保险柜内,双人双锁保管,有条件的应配备监控设施。毒性药品严禁与其他药品混杂,必须单独存放专柜,加锁并标示明显毒药标志。目前,医院合法的毒性药品只有A型肉毒素针(100U)。

  3.4 在采购麻醉药品、精神药品及毒性药品时,必须进行严格的数量和质量检查,确保数量和质量无误后方可入库及领用。

  3.5 严格按照门诊药房和病区药房的领用申请出库,出库时认真核对药品名称、规格、数量及有效期等信息,及时做好药品的出库账登记;保管员与门诊药房和病区药房的领药人员做好药品实物的交接工作,认真填写“麻醉药品、第一类精神药品入库验收记录专簿及进出库专用账册”。

3.6 麻醉药品、精神药品管理人员必须定期检查麻醉药品、精神药品的质量和有效期,一旦发现药品出现质量问题,立即向科主任汇报,经科主任同意后,进行报损,严格按规定填写"麻醉药品、精神药品销毁记录表",并报请科主任和分管院长签字同意,向所在地卫生局申请,并在所在地卫生局工作人员的监督下作销毁处理。

4. 麻醉药品、精神药品、毒性药品的使用管理

4.1 应遵循"WHO癌症疼痛三阶梯"治疗基本原则和国家卫计委印发的《麻醉药品临床应用指导原则》《精神药品临床应用指导原则》,保障癌症患者在缓解癌性疼痛和其他疾病患者慢性中重度疼痛(非癌性疼痛)治疗时麻醉药品的使用。

4.2 麻醉药品、第一类精神药品专用病历的管理:

4.2.1 对门(急)诊因镇痛需长期使用麻醉药品、第一类精神药品的癌痛、慢性中重度非癌痛的患者,医院需建立麻醉药品、第一类精神药品专用门诊病历,其余患者不需建立该专用门诊病历。

4.2.2 专用门诊病历由医院统一编号后予以保管,专用于麻醉药品、第一类精神药品的配用,不能用于其他疾病的诊疗和药品的配用。

4.2.3 医院在建立专用门诊病历时,应留存二级以上医院开具的诊断证明、患者身份证明复印件及代办人员身份证明复印件,要求其签署《知情同意书》,并于每月30日前将新建专用门诊病历患者的姓名、性别、年龄、住址、身份证明编号及疾病诊断等基本情况上报卫生行政部门。

4.3 医生的处方权管理:注册后具有执业医师资格的医生经过有关麻醉药品和精神药品使用知识的培训和考核合格后,方才取得麻醉药品和第一类精神药品的处方权。主治医师或以上级别医师经过医务科有关毒性药品知识的培训并考核合格后,由医务科给予毒性药品的处方权。

4.4 医生的诊疗管理:

4.4.1 具有麻醉处方权的医生在为因镇痛需长期使用麻醉药品、第一类精神药品的癌痛、慢性中重度非癌痛的患者首次开具麻醉药品、第一类精神药品处方时,应当亲自诊查患者,为其建立专用门诊病历。

4.4.2 医生应当要求长期使用麻醉药品和第一类精神药品的门(急)诊患者每3个月复诊或随诊一次。若发现患者不再需要继续使用,应及时注销其专用门诊病历,并上报所在地卫生行政部门。

4.4.3 除需长期使用麻醉药品和第一类精神药品的门(急)诊癌症疼痛患者和慢性中重度非癌痛患者外,麻醉药品注射剂仅限于医院内使用。

4.4.4 需使用毒性药品的患者,药品限于在医院内使用。

4.5 处方用量管理:

4.5.1 麻醉药品、第一类精神药品注射剂处方为一次常用量;其他剂型处方不得超过3日常用量;控缓释制剂处方不得超过7日常用量。

4.5.2 第二类精神药品处方一般不得超过7日用量。对于慢性病或某些特殊情况,处方用量不超过1个月,但医生应当注明理由。

4.5.3 为具有专用门诊病历的门(急)诊癌痛、慢性中重度非癌痛患者开具的麻醉药品、第一类精神药品注射剂处方不得超过3日用量;其他剂型处方不得超过7日用量;控缓释制剂每张处方不得超过15日常用量。

4.5.4 住院患者的麻醉药品及第一类精神药品处方应当逐日开具,每张处方为1日常用量。

4.5.5 特别说明:盐酸二氢埃托啡处方限一次用量,仅限于在医院内使用;盐酸哌替啶处方为一次用量,药品仅限于在医院内使用;哌醋甲酯在用于治疗儿童多动症时,每张处方不得超过15日常用量。

4.5.6 毒性药品处方限量:每次处方不得超过2日用量。

4.6 药剂师调剂权的管理:药剂师在经过有关麻醉药品和精神药品使用知识和规范化管理的培训并考核合格后,取得麻醉药品和第一类精神药品调剂资格,方可在本机构调剂麻醉药品和第一类精神药品。对于毒性药品处方,必须由具有药师以上技术职称的人员调剂复核。

4.7 门(急)诊及病区药房的药品、处方及账册保存管理:

4.7.1 麻醉药品、精神药品的管理负责人必须每天按处方核对登记册,核查药品库存和有效期,做到每日账物相符。注意对库存麻醉药品、精神药品的质量检查。

4.7.2 门诊、病区药房应当配备保险柜,调配窗口应当配备必要的防盗设施。

4.7.3 麻醉药品、第一类精神药品处方保存3年,第二类精神药品处方保存2年;处方登记专册保存期限为3年;毒性药品处方保存2年。

4.7.4 麻醉药品、第一类精神药品专用账册的保存应当在药品有效期满后不少于2年。

4.8 药剂科麻醉药品、精神药品的调配管理:

4.8.1 门诊及病区药房应配备专人负责麻醉药品和第一类精神药品的调配管理。

4.8.2 门诊药房应当固定发药窗口,配明显标识。

4.8.3 麻醉药品、第一类精神药品处方须编制顺序号并逐日装订。各药房须凭处方向药库领用麻醉药品和第一类精神药品,按处方实际消耗量领用。

4.8.4　麻醉药品和第一类精神药品应每日由专人负责清点统计,确保正确无误,认真做好"药房麻醉药品、第一类精神药品逐日消耗专用账册"及"麻醉药品、第一类精神药品处方登记专册"的登记工作。

4.8.5　药剂人员在调配处方时,应核查处方是否为麻醉药品、精神药品专用处方,处方各项内容是否完整,处方医生是否有麻醉药品、精神药品处方权,处方用法、用量是否符合要求。

4.8.6　若医院因抢救患者急需麻醉药品,如手续不完备,可先发放该病例一次性使用剂量,事后24小时内补办手续。

4.8.7　在调配麻醉药品和精神药品时,药剂师必须认真核对药品名称、规格、数量及有效期,在药袋或标签上注明患者姓名、病历号、药品名称及用法用量,并在处方上签全名。

4.8.8　发药人员必须严格核对患者姓名、药品名称、药品规格、药品数量及有效期,认真交待用药方法及注意事项,交待患者在下次配药时把使用后的贴膜和空安瓿带回,并在处方上签全名。

4.8.9　除需长期使用麻醉药品和第一类精神药品的门(急)诊癌症疼痛患者和慢性中重度非癌痛患者外,患者在门(急)诊就诊配麻醉药品注射剂时,药剂人员不发注射剂实物,并交待患者到注射室注射。急诊室或门诊注射室护士根据相关规定和空安瓿来门(急)诊药房调换,药剂师按规定做好空安瓿回收、销毁工作,并详细登记。

4.8.10　药房不得办理麻醉药品和精神药品的退药手续。患者停药后,对于患者(或患者家属)无偿交回的剩余麻醉药品和精神药品,应办理"患者剩余麻醉药品、第一类精神药品回收凭证",医院按照规定销毁处理,并填写"麻醉药品、精神药品销毁记录表"。

4.8.11　为住院患者开具的麻醉药品和第一类精神药品处方应当逐日开具,每张处方为1日常用量。

4.8.12　病区第二类精神药品的使用管理:第二类精神药品发放,限发1日使用量;出院带药及特殊情况凭电子医嘱和第二类精神药品专用处方领药。

4.9　各临床科室麻醉药品、第一类精神药品的使用管理:

4.9.1　贮存:配备必要的防盗设施,不得与其他药品混放,专柜加锁,钥匙由专人保管。清单一式两份,药剂科保存一份,各部门保存一份。

4.9.2　专人管理:备用有麻醉药品和第一类精神药品注射剂的各病区应在护士长的统一领导下,指定专人负责麻醉药品和第一类精神药品的账物管理;设立"麻醉药品、第一类精神药品交接班记录本",交班时须核准账物并双方签名,确保账物相符。

4.9.3　麻醉药品和第一类精神药品的备用:各病区及手术室应根据医疗实际需要,申报备用麻醉药品和第一类精神药品的品种、数量,上报院麻醉药品、精神药品管理机构,经分管院长批准,到药库或住院药房办理相关手续备案,由药库或住院药房发给备用量作为各科备用药品,否则不得备用。

4.9.4　麻醉药品和第一类精神药品的日常领用:有备用针剂的科室凭电子医嘱单、专用处方和空安瓿瓶领取;无备用药品的科室凭电子医嘱单和专用处方领药,用后立即交还经过登记的空安瓿瓶和贴膜。

4.9.5　麻醉药品和第一类精神药品残余液、空安瓿瓶、废贴的处理:医院各病区、手术室等调配使用麻醉药品、第一类精神药品注射剂有残余液时,必须有两人在场并立即销毁处置;麻醉药品和第一类精神药品使用后的空安瓿和废贴必须交回住院药房统一销毁处理,并认真填写"麻醉药品、第一类精神药品临床使用记录单"。

4.9.6　使用过程中的特殊处理:患者若拒绝使用已经剖开的麻醉药品和第一类精神药品针剂,则除将药剂按残余液处理外,还应在处方及"麻醉药品、第一类精神药品临床使用记录单"上写明"患者拒绝使用";患者若拒绝使用未剖开的麻醉药品和第一类精神药品针剂或医生开错,则应在当日内将药剂退还病区药房。

4.9.7　各临床使用科室在备用药品数量过多或调配剩余的麻醉药品、第一类精神药品时,需要退库,药剂师应填写"部门麻醉药品、第一类精神药品退库记录表",办理入库手续后重新使用。

4.9.8　使用麻醉药品和第一类精神药品后,应对患者进行严密观察,了解治疗效果及反应情况,并及时记录在案。当患者发生除治疗目的外的不良反应时,应采取积极的治疗措施,同时按规定上报信息。

4.9.9　有效期管理:药剂科定期检查(每季度一次),各病区应遵循"先进先出、近有效期先出"的原则,不用时应及时退库或调换,严防过期。

5. 麻醉药品、精神药品及毒性药品的质量管理、失窃和药品不良反应报告办法

　　5.1　麻醉药品、精神药品及毒性药品管理做到制度落实、责任到人。

5.2 麻醉药品、第一类精神药品及毒性药品须实时管理库存,做到账物相符。如有误差应及时查实,遇失窃应保留现场,所有相关人员都不能离开,直到找到药品;告知本部门负责人及药剂科主任,迅速向院保卫科、分管院长汇报,并向所在地卫生行政管理部门、公安机关及药品监督管理部门报告;填写意外事件报告表,上报医院行政总值班。如发生钥匙丢失,则应立即报告本部门负责人及行政总值班,及时换锁,更换钥匙和锁的费用由丢失钥匙的员工来承担;召集科室会议,讨论如何更安全地保管钥匙。对于钥匙丢失两次以上(包括两次)的员工,应将其行为记录在个人档案中并给予一定的纪律处分。

5.3 凡因管理失职造成麻醉药品失窃者,追究当事人的责任。

5.4 药库采购员按有关规定到指定的医药公司采购麻醉药品、精神药品。所采购的麻醉药品、精神药品由相关医药公司用专车送到药库。药库工作人员必须逐盒逐支检查麻醉药品、精神药品的质量和完整性。门诊、病区药房每次来领用麻醉药品、精神药品时,保管员必须认真核对、检查,并请领用人员协助校对,当面点清数量,及时办理出库、入库手续。

5.5 药库保管员和药房麻醉药品、精神药品管理员应经常检查在库麻醉药品和精神药品的质量情况,避免过期失效。如在贮存过程中出现药品变质,应立即向科主任汇报,按规定办理报损手续,并在所在地卫生行政部门工作人员监督下销毁。

5.6 麻醉药品、第一类精神药品在发放和使用过程中必须按照国家有关法律法规严格管理。用药前,医生应给患者建立相应的完整病历,详细询问患者的用药史,了解有无使用麻醉药品、第一类精神药品史,成瘾史及戒断史,以决定用药选择方案。若有发现骗取或者冒领麻醉药品、第一类精神药品的情况,应当立即向所在地卫生行政管理部门、公安机关及药品监督管理部门报告。

5.7 当患者发生药品不良反应时,除采取积极治疗措施外,还应上报。

6. 麻醉药品、第一类精神药品使用专项检查制度

6.1 麻醉药品和精神药品管理领导小组每季度对麻醉药品、第一类精神药品的使用进行专项检查,并认真做好检查记录,提出存在的问题和隐患,并及时纠正。

6.2 药库贮存条件检查:是否有专用设备、双人双锁及防盗设施等。

6.3 采购管理检查:麻醉药品、第一类精神药品购用印鉴卡是否合格,是否定点采购,是否保持合理库存。

6.4 药库验收、保管、发放管理检查:是否严格做好"麻醉药品、第一类精神药品入库验收记录专簿"及"进出库专用账册",做到分批验收、分批发放、账物相符及批号相符;出入库手工账及时记录,电脑账及时登记。对领用部门检查。领用部门应固定专人领用,出入库手工账及时记录,电脑账及时登记。

6.5　临床科室的麻醉药品和第一类精神药品的使用管理检查:查专人专锁,查药品质量和有效期,查账物是否相符,查"麻醉药品、第一类精神药品交接班记录本""麻醉药品和第一类精神药品使用记录单"登记是否完整。

6.6　门诊药房、病区药房的麻醉药品和第一精神药品的使用管理检查:查专人专锁,查专用处方书写,查账物是否相符,查"麻醉药品、第一类精神药品处方医生签名(签章)式样备案表""麻醉药品、第一类精神药品处方登记专册""麻醉药品、第一类精神药品逐日消耗专用账册""麻醉药品、第一类精神药品空安瓿及废贴回收、销毁记录表""部门麻醉药品、第一类精神药品退库记录表""患者剩余麻醉药品、第一类精神药品回收凭证""麻醉药品、精神药品销毁记录表"登记是否完整。

6.7　查麻醉药品和精神药品的过期、损坏、回收和销毁的相关手续是否完善。

6.8　查麻醉药品和精神药品的病历及处方领用。

6.9　麻醉药品、精神药品处方检查:麻醉药品、第一类精神药品和第二类精神药品是否使用专用处方;处方格式是否符合要求、书写是否完整、用量是否合理、医生和药剂师签名是否完整;处方是否按年月日逐日编制装订保存。

6.10　检查麻醉药品、精神药品的质量管理及失窃报告和药品不良反应报告情况。

七、表单附件

宁波市第四医院麻醉药品目录。

精神药品目录。

八、审　核

部　门		核准主管	核准日期
主　办	药剂科	主　任:	
		院　长:	
协　办	1. 医务部	主　任:	

参考文件四:《胃肠外营养药物管理制度》

类　　别	全院制度-临床管理	编　　号	B-1-33
名　　称	胃肠外营养药物管理制度	生效日期	20××-××-××
制定单位	×××	责任人	×××	修订日期	20××-××-××
定期更新	每一年	总页码	×	版　　本	第×版

一、目　的

规范胃肠外营养药物管理,促进医院合理使用胃肠外营养药物。

二、范　围

适用范围:全院涉及胃肠外营养药物的配制和使用。

三、定　义

临床营养支持:包括经口、肠道或肠外途径为患者提供较全面的营养素。目前,临床营养包括肠内营养、肠外营养。

四、权　责

责任科室:药剂科。

五、参考文献

1. 法律法规
《医疗机构药事管理规定》,卫医政发〔2011〕11号,2011年3月1日起实施。
2. 评鉴条文
2.1 《JCI医院评审标准》(第5版),MMU.3.1。
2.2 《三级综合医院评审标准实施细则》(2011版),第四章"医疗质量安全管理持续质量改进"(五、住院诊疗管理与持续改进)4.5.2.4。
2.3 《三级综合医院评审标准实施细则》(2011版),第四章"医疗质量安全管理持续质量改进"(十五、药事和药物使用管理与持续改进)4.15.2.8。
3. 其他参考文献
中华医学会.临床诊疗指南:肠外肠内营养学分册[M].北京:人民卫生出版社,2008.

六、政　策

1. 临床选择肠道外营养药物应掌握其适应证,注重合理用药,保证用药规范安全。肠外营养的适应证包括以下几个方面。
1.1 肠功能障碍,如短肠综合征、严重小肠疾病、放射性肠炎、严重腹泻、顽固性呕吐、胃肠梗阻及肠外瘘等。

1.2　重症胰腺炎。

1.3　高代谢状态危重患者,如大手术围手术期、大面积烧伤及多发性创伤等。

1.4　严重营养不足肿瘤患者。

1.5　重要器官功能不全患者,如肝、肾、肺、心功能不全或衰竭等。

1.6　大剂量化疗、放疗或接受骨髓移植的患者。

2. 严格掌握肠外营养的禁忌证。肠外营养的禁忌证有如下几个方面。

2.1　胃肠功能正常,能获得足量营养者。

2.2　对需急诊手术者,术前不宜强求肠外营养。

2.3　临终或不可逆昏迷的患者。

3. 必须由具备处方权限的医生开具医嘱,并由静脉药物配置中心(简称静配中心)进行配制。医务人员向患者及家属宣教使用肠外营养的目的、不良反应和注意事项。

4. 静配中心药剂师对肠道外营养药物医嘱进行审核,若发现有疑问要及时与医生核实。

5. 使用中应注意以下几个方面。

5.1　正确配制。在终混前,氨基酸可被加到脂肪乳剂中或葡萄糖中,以保证氨基酸对乳剂的保护作用,避免因 pH 改变和电解质的存在而使乳剂破裂。

5.2　在肠外营养药物中不要加入其他药物。

5.3　配好的口袋上应注明配方组成及配制时间,患者的科别、住院号、床号、姓名、出生日期。

5.4　在输注前及整个输注过程中,护士应观察营养液的性质是否稳定,有无分层、变色、沉淀等现象发生。

6. 配制中的管理:在配液前,净化系统开启30分钟以上;在进入配制间前,相关人员更换衣裤,戴口罩、帽子,按7个步骤洗手,换鞋进入配制室,开启层流洁净台20分钟以上,穿无菌衣,戴无菌手套。用75%酒精擦拭层流洁净台面,严格执行无菌操作及"三查七对"制度。掌握药物的配伍禁忌及加入顺序,把水溶性维生素和脂溶性维生素混合后加入脂肪乳中,将微量元素加入氨基酸溶液中,磷酸盐和电解质加入葡萄糖溶液中,按葡萄糖、氨基酸、脂肪乳的顺序灌注。

7. 洁净室的管理:每天配制完即进行清洁,先用水擦抹净化工作台、药车及地面等,后用75%酒精擦抹净化工作台、药车,用75%酒精擦抹地面,开紫外线消毒35分钟。空气细菌培养每月1次。高效过滤器每1～2年更换1次,由专业人员更换。无菌物品每周消毒2次,室内拖鞋每周清洁消毒1次,以确保洁净室符合要求。

8. 营养品的贮存:按照营养品说明书的要求将营养品贮存在室温或冷藏的条件下。配制后(肠外营养液)的保存如下。

8.1　现配现用,配制后室温下放置时间不超过4小时。

8.2　配制完毕但暂时未能输注的肠外营养液应放置于冰箱2～8℃环境中,最多保存24小时。

七、审　核

部　门		核准主管	核准日期
主　办	药剂科	主　任：	
		院　长：	
协　办	医务部	主　任：	

参考文件五:《生物制品使用管理制度》

类　别	全院制度-药事管理		编　号	E-1-14
名　称	生物制品使用管理制度		生效日期	20××-××-××
制定单位	×××	责任人　×××	修订日期	20××-××-××
定期更新	每一年	总页码　×	版　本	第×版

一、目　的

为加强生物制品(含血浆源医药产品,下同)的管理,进一步规范该类药物的临床应用,保障医疗质量和医疗安全。

二、范　围

适用范围:全院所有科室和部门。

三、定　义

生物制品:以微生物、细胞、动物或人源组织和体液等为原料,应用传统技术或现代生物技术制成,用于人类疾病的预防、治疗和诊断的制品。人用生物制品包括细菌类疫苗(含类毒素)、病毒类疫苗、抗毒素及抗血清、血液制品、细胞因子、生长因子、酶、体内及体外诊断制品,以及其他生物活性制剂,如毒素、抗原、变态反应元、单克隆抗体、抗原抗体复合物、免疫调节剂及微生态制剂等。

血液制品:健康人血浆或经特意免疫的人血浆经分离、提纯或由重组DNA技术制成的血浆蛋白组分以及血液细胞有形成分,如人血白蛋白、人免疫球蛋白及人凝血因子(天然或重组的)。

四、权　责

责任科室:药剂科。

五、参考文献

1. 法律法规

    1.1 《医疗机构药事管理规定》，卫医政发〔2011〕11号，2011年3月1日实施。

    1.2 《血液制品管理条例》，国务院令第208号，1996年12月30日实施。

    1.3 《生物制品管理规定》，原卫生部令第33号，1993年7月26日实施。

    1.4 《处方管理办法》，原卫生部令53号，2007年5月1日实施

2. 评鉴条文

    2.1 《JCI医院评审标准》（第5版），MMU.3.1。

    2.2 《三级综合医院评审标准实施细则》（2011版），第四章"医疗质量安全管理持续质量改进"（五、住院诊疗管理与持续改进）4.5.2.5。

3. 其他参考文献

    3.1 国家药典委员会. 中华人民共和国药典[M]. 北京：中国医药科技出版社，2015.

    3.2 《中国国家处方集》编委会. 中国国家处方集[M]. 北京：人民军医出版社，2010.

六、政　策

1. 管理条例

    生物制品严格按照《处方管理办法》《医疗机构药事管理规定》《生物制品管理规定》《血液制品管理条例》《国家处方集》等法规和文件要求，加强对生物制品采购、处方、调剂、临床应用和药物评价的管理。

2. 生物制品采购与遴选

    2.1 生物制品由药剂科统一采购供应，其他任何科室或部门不得从事生物制品的采购、调剂活动，不得在临床上使用非药剂科采购供应的生物制品。

    2.2 按照药品监督管理部门批准并公布的药品通用名称购进生物制品，优先选用《国家处方集》《国家基本药物目录》和《国家基本医疗保险、工伤保险和生育保险药品目录》收录的生物制品品种。

    2.3 药剂科在购进血液制品时，除进行常规检查验收外，应同时查验生物制品批签发合格证，同时应将血液制品列入重点养护药品目录进行重点养护。

    2.4 确因疾病治疗需求，对未列入医院药品处方集和基本药品供应目录的生物制品可以启动临时采购程序。

3. 使用管理

    3.1 处方、医嘱开具：

    　　3.1.1 生物制品应严格按照药品说明书规定使用，不得超适应证、超剂量或超疗程使用。对超疗程使用的药品，医生应有用药评估，并在病程记录中明确说明。

3.1.2 血液制品：

    a 在无其他替代药物的情况下，如病情确实需要，由副主任医师以上职称的医生开具处方，经所在科室主任签名同意，方可以使用血液制品。

    b 医生在使用血液制品前，应详细告知患者（或其监护人）使用血液制品所具有的风险，并签署血液制品使用知情同意书，登记批号。住院患者的知情同意书留存在住院病历中，门（急）诊患者的知情同意书留存在门急诊药房。

    c 为降低医疗费用，避免使用血液制品可能发生的风险，应综合考虑其他药物与血液制品之间的成本－效果－风险关系，尽可能减少血液制品的使用。

    d 医生开具处方，每张处方只限一个患者1天疗程。

3.2 药品调配：调配生物制品须凭医生开具的处方或医嘱单，经药剂师审核后予以调配；由药剂师复核药品，确认无误方可发放或配置。

3.3 用药复核：在给患者使用生物制品前，必须核对患者信息、药品信息，并仔细检查药品的外观状况，确认无误后方可给药。

3.4 静脉用生物制品：应根据药品说明书规定，选择合适溶媒配制输液，不得与其他药物混合、配伍使用，应建立单独的输液通道。

4. 药品贮存

严格按照药品说明书规定的贮存条件贮存生物制品。

5. 不良反应监测

加强对生物制品不良反应的监测，防范生物制品不良事件的发生。医护人员应掌握生物制品的不良反应及相应的处置办法，保障患者用药安全。若发生药物不良反应，应及时妥善处理并上报有关部门。

6. 监督检查

开展生物制品临床应用监测工作，利用信息化手段促进生物制品的合理应用。医务部、门诊部、质控办及药剂科须定期对生物制品的临床使用情况进行监督检查，评估生物制品使用的适宜性，对生物制品不合理使用情况应当及时采取有效干预措施。

七、审 核

部 门		核准主管	核准日期
主 办	药剂科	主　任：	
		院　长：	
协 办	1. 医务部	主　任：	

标准 MMU.3.2

标准 MMU.3.2 在药房外贮存急救药品时,应保证其安全性,并且可对其随时获取和进行监控。

标准解读 医院内可能遇到抢救病例的科室应储备急救药品,以便满足紧急需求。对于急救药品如何贮存、维护或防止丢失和失窃确立和实施相应流程,并在急救药品被使用、过期或损坏后,及时予以更换。

参考文件:《急救药品管理制度》

	类 别	全院制度-药事管理	编 号	E-1-22
	名 称	急救药品管理制度	生效日期	20××-××-××
	制定单位	×××　责任人　×××	修订日期	20××-××-××
	定期更新	每一年　总页码　×	版 本	第×版

一、目 的

急救用药品为抢救急危重症患者所用,必须妥善严格管理,保证做到随用随上,不能延误抢救应用。

二、范 围

适用范围:包含急救药品的品种、数量及摆放位置,以及对药品的检查及更换等。

三、定 义

急救药品:放置在抢救车内的抢救过程中所需的药品。

四、权 责

责任科室:药剂科。

五、参考文献

1. 评鉴条文

    1.1 《JCI医院评审标准》(第5版),MMU.3.2。

    1.2 《三级综合医院评审标准实施细则》(2011版),第四章"医疗质量安全管理持续质量改进"(十五、药事和药物使用管理与持续改进)4.15.2.5。

六、政　策

1. 医院急救药品的获得

    1.1 病区、急诊科、手术室、ICU及各诊疗科室的急救备用药品(抢救车)。

    1.2 急诊药房。

    1.3 住院药房。

2. 医院急救药品的领用

    2.1 各部门存放的急救药品的品种和数量由部门负责人按需提出书面申请,由药剂科、护理部及各科科主任共同讨论决定,报药事管理和药物治疗学委员会批准。

    2.2 各病区均应设有急救患者优先通道,以保证急救药品能被快速领用。

3. 抢救车药品统一规范放置

    各科室按照抢救车示意图和抢救车药品清单放置物品和药品,按所需项目各科室根据专科质控和用药特点配备,并在清单中注明,抢救车应放置在红色地标内,不准任意挪用。

4. 抢救车一次性塑料编号锁封存管理

    每班交接时查看,如发现一次性锁扣有编码更换情况,应及时进行复查;如无更改,则专管员每月定时进行检查,并将检查结果登记在抢救车开启查核记录表中。

5. 专人管理、定期检查和清洁

    5.1 每台抢救车设1名专管员。

    5.2 专管员每月一次检查物品的定位、数量、标识和灭菌的有效期,以及仪器是否定期维修、是否处于备用状态。

    5.3 专管员每月检查药物有效期限一次。每季度第一个月的中下旬,药剂科进行一次抢救药品质量检查。

    检查区域:门诊组(1号楼,3号楼,4号楼A区中区,12号楼,2号楼一层、二层西区、三层东区,感染楼一层)

    　　　　　　住院组(4号楼B区,5号楼一至九层,2号楼二层东区中区、三层中区,感染楼病区层)

    5.4 抢救车车内和车外每月清洁一次。

6. 药品的贮存条件

　急救药品保存处要符合药品的贮存条件,要注意防潮、防晒,要将药品放置在通风、干燥、避光处。每日定时记录环境温度。

7. 药品库存管理

　药房设定急救药品库存最低警戒线,专人负责每日清点药品数量并及时补充,以保证急救药品的供应。

七、表单附件

1. 表单

　抢救车药品清单。

2. 附件

　急救药盒制作、使用、更换及养护流程。

八、审　核

部　门		核准主管	核准日期
主　办	药剂科	主　任:	
		院　长:	
协　办	1. 急救管理委员会	主　任:	

标准　MMU.3.3

标准　MMU.3.3　医院应建立药物召回制度。

标准解读　医院应建立可识别、回收、返回或因销毁失效、过期、即将过期、有质量问题可能造成安全隐患的药品的制度,包括卫生监督部门和药品供应商发布的召回药品的流程。

参考文件:《药品召回制度》

类　别	全院制度-药事管理		编　号	E-1-15
名　称	药品召回制度		生效日期	20××-××-××
制定单位	×××	责任人 ×××	修订日期	20××-××-××
定期更新	每一年	总页码 ×	版　本	第×版

一、目　的

加强药品安全使用的管理,确保临床用药的安全,减少或避免药害事件的发生。

二、范　围

适用范围:全院各临床科室和药剂科。

三、定　义

有下列情况发生的,必须召回药品:
(1)食品药品监督管理局有召回药品的指示。
(1)药品供应商有召回药品的通知。
(3)药品临近有效期、原装破损或有质量问题。

四、权　责

责任科室:药剂科。

五、参考文献

1. 法律法规

《医疗机构药品监督管理办法（试行）》，国食药监安〔2011〕442号，2011年10月11日起实施。

2. 评鉴条文

2.1 《JCI医院评审标准》（第5版），MMU.3.3。

2.2 《三级综合医院评审标准实施细则》（2011版），第四章"医疗治疗安全管理与持续改进"（十五、药事和药物使用管理与持续改进）4.15.2.9。

六、政　策

1. 食品药品监督管理局及供应商召回药品的程序如下。

1.1 采购员接到通知后及时通知科主任及药剂科相关部门。

1.2 药剂科立即用院内短信和电话通知各科室停止使用该药品。

1.3 各部门将药品收集后统一退回药库。

1.4 药库将退回的药品按规定就地封存，等待处理。

2. 近有效期、破损或有外观质量的药品由各部门主动退回药库或由药库通知各部门退回，由药库退回供应商。

3. 需召回却已发放到患者处的药品，应第一时间联系上患者或其家属，追回该药品，并为其更换合适的药品或其他治疗方式。

4. 在医院使用过程中，若发现有存在安全隐患的药品，应组织专业人员分析，评价药品不良反应情况，必要时可暂停该药品的使用。对于引起严重不良反应的药品，与药品供应商联系退货。

5. 药品由药库退回供应商的程序如下。

5.1 对于有退药单的公司：药剂科填写退药单，写明药品的规格、数量、批号及生产厂家、退药原因，盖好药库图章，一式两份，一份留给药库，另一份给退药公司。药品及退药单由送药工人一起带回公司，并由该工人在药库留查的退药本上签名。

5.2 对于无退药单的公司：由送药工人带回公司，并在药库退药本上签名。

5.3 退药公司在收到所退药品及退药单后：

5.3.1 公司验证无误后，即开退货发票，药库保管员核对入账。

5.3.2 公司验证后无法退货的（该公司已停止销售此药等），由医院报损。

6. 所有药品在从各部门被退回药库前，查询库存和实数，保证没有遗漏的药品。

七、审　核

部　门		核准主管	核准日期
主　办	药剂科	主　任：	
		院　长：	

参考文件二:《药品报损销毁制度》

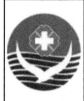

类　别	部门制度		编　号	yj-3-01
名　称	药品报损销毁制度		生效日期	20××-××-××
制定单位	×××	责任人　×××	修订日期	20××-××-××
定期更新	每一年	总页码　×	版　本	第×版

一、目　的

建立药品报损制度,加强对库存药品的管理。

二、范　围

适用范围:药剂科各部门。

三、定　义

报损药品:包括无法与药品供应商退调的霉变、破损等质量不合格药品和过期的药品。

四、权　责

责任科室:药剂科。

五、参考文献

1. 法律法规
   1.1 《医疗机构药事管理规定》,卫医政发〔2011〕11号,2011年3月1日起实施。
   1.2 《医疗机构麻醉药品第一类精神药品管理规定》,卫医发〔2005〕438号,2005年11月14日起实施。
2. 评鉴条文
   2.1 《JCI医院评审标准》(第5版),MMU.3.3。
   2.2 《三级综合医院评审标准实施细则》(2011版),第四章"医疗质量安全管理持续质量改进"(十五、药事和药物使用管理与持续改进)4.15.2.2。

六、政　策

1. 发现由于过期、破损、变色、混浊、漏液或霉变等造成不能使用而又不能退回经营单位的药品,在未处理前由各部门暂存于各自报废区域(存于有盖塑料桶内)。
2. 药品报损单应注明药品名称、规格、数量、价格、金额及报损原因,由部门负责人签字后,报药剂科主任审核,并报分管院长批准。
3. 药品报损单一式两份,一份交财务部,一份留底备查。
4. 已报损的药品应集中予以销毁。麻醉、第一类精神药品报损单须由科主任呈报医院院长,并呈报辖区所属卫生行政主管部门,每年处理一次。化疗药物如因破损原因导致报损的,应立即处理。

5. 在执行报损操作时,戴上手套清点报损药品,部门负责人在电脑系统中录入药品报损单。

6. 将报损单呈报给科主任,由科主任联系财务部门、医务部门、纪检监察室和分管院长查验报损药品后审核批准,每月月底处理一次。

7. 部门负责人在药品报损获准后,将普通药品装入黄色垃圾袋,将化疗药品装入标有骷髅的红色专用垃圾袋,按医疗废弃物处理。

七、审　核

部　　门		核准主管	核准日期
主　办	药剂科	主　任:	
		院　长:	

参考文件三:《麻醉和第一类精神药品过期破损报损程序》

	类　　别	全院制度-药事管理	编　　号	E-2-03
	名　　称	麻醉和第一类精神药品过期破损报损程序	生效日期	20××-××-××
	制定单位	××× 责任人 ×××	修订日期	20××-××-××
	定期更新	每一年 总页码 ×	版　　本	第×版

一、目　的

加强对麻醉药品和第一类精神药品的监控管理,保证麻醉药品和第一类精神药品被安全、有效地使用,保证临床医疗安全。

二、范　围

适用范围:使用麻醉药品和第一类精神药品的各单位和药剂科各单位。
程序范围:从药品过期破损到更换完成全过程。

三、定　义

无。

四、权　责

责任科室:药剂科。

五、参考文献

1. 法律法规

1.1 《麻醉药品和精神药品管理条例》，国务院令第442号，2013年12月7日起修订实施。

1.2 《医疗机构麻醉药品第一类精神药品管理规定》，卫医发〔2005〕438号，2005年11月14日起实施。

2. 评鉴条文

2.1 《JCI医院评审标准》（第5版），MMU3.3。

2.2 《三级综合医院评审标准实施细则》（2011版），第四章"医疗质量安全管理持续质量改进"（十五、药事和药物使用管理与持续改进）4.15.2.4。

六、政 策

1. 麻醉药品和第一类精神药品贮存时应置于保险柜中，取用和回补时执行双人取用流程并记录取用和回补过程。

2. 由住院药房麻醉药品专管员统一保管破损和过期的麻醉药品及第一类精神药品，每年年底上报至县卫计局申请报损，经县卫计局查验签字后销毁，记录销毁过程（拍照）。

七、流 程

1. 麻醉药品和第一类精神药品破损处理流程步骤。

	步 骤	流程说明
1.1	发生	取用过程中，操作不慎导致破损发生
1.2	见证	请另一位护士或药剂师查看现场并做见证
1.3	存放	捡起破损的空安瓿瓶存于塑料袋中
1.4	填写	填写"麻醉药品和第一类精神药品更换单"，单上须有见证人签字和护士长、科主任签字
1.5	更换	将"麻醉药品和第一类精神药品更换单"和空安瓿瓶送至住院药房麻醉药品专管员处更换

2. 麻醉药品近效期更换处理流程步骤。

	步 骤	流程说明
2.1	发现	发现麻醉药品、第一类精神药品近有效期
2.2	填写	填写"麻醉药品和第一类精神药品更换单"，单上须有见证人签字和护士长签字
2.3	更换	将"麻醉药品和第一类精神药品更换单"和近有效期药品送至住院药房麻醉药品专管员处更换

八、教育训练

对　象	具体做法
1. 新进人员	进行岗前培训
2. 在职人员	一年一次培训

九、质量管理

控制重点/指标	衡量、验证、监测、改善
1. 指标名称	$\dfrac{分子}{分母} = \dfrac{流程知晓人数}{流程的应知晓人数}$
2. 流程知晓率	目标值:100%

十、表单附件

麻醉药品和第一类精神药品更换单。

十一、审　核

部　门		核准主管	核准日期
主　办	药剂科	主　任:	
		院　长:	
协　办	1. 医务部	主　任:	

参考文件四:《药品有效期管理制度》

	类　别	全院制度-药事管理	编　号	E-1-10
	名　称	药品有效期管理制度	生效日期	20××-××-××
	制订单位	×××　责任人　×××	修订日期	20××-××-××
	定期更新	每一年　总页码　×	版　本	第×版

一、目　的

加强药品有效期监控和管理,保证药品使用安全、有效,保障临床医疗安全。

二、范　围

适用范围:全院备药区域,药库、急诊药房、住院药房、门诊药房及中药房。

三、定　义

无。

四、权　责

本流程由药剂科制定并负责。

五、参考文献

1. 法律法规
《医疗机构药事管理规定》,卫医政发(2011)11号,2011年3月1日起实施。
2. 评鉴条文
2.1 《JCI医院评审标准》(第5版),MMU.3.3。
2.2 《三级综合医院评审标准实施细则》(2011版),第四章"医疗质量安全管理持续质量改进"(十五、药事和药物使用管理与持续改进)4.15.2.3、4.15.2.4。

六、政　策

1. 药库入库
   1.1 对于新采购的药品,医院允许同一药品有多个批次存在,但对药品有效期有以下要求:普通药品的有效期不应小于6个月,紧缺药品有效期不应小于3个月;对于不同批次的药品,在上架时应遵循"左进右出、前拿后补"的原则,保证近有效期药品先出。
   1.2 药剂科对药品有效期每月做一次库存养护,对有效期小于6个月的插上近有效期标签,并做好养护记录。
2. 药品养护
   2.1 将每月的全品种养护中发现的近有效期药品统一上报到药品采购处,由药品采购员协调各个部门依据常规使用情况进行评估,看是否能在有效期前1个月使用完。无法使用完的药品由采购员联系医药公司退货。
   2.2 对于未到近有效期但3个月内滞销的药品(口服用量小于5盒,针剂小于5支,抢救备用药品除外),通知药品采购员联系医药公司退货。
   2.3 对于需要退货的药品,通过短信、电话等方式通知各个部门负责人。
   2.4 对于医药公司验证后无法退货的,在失效期当月初统一下架准备报损。
   2.5 需报损的药品在未处理前由各部门暂存于各自报废区域(存于有盖塑料桶内)。

3. 分装药品、启封后药品的有效期

  3.1 药品说明书有规定时间的按说明书执行。说明书未规定明确时间者，一般配制后溶液保存时间为在2～8℃可贮存24小时，室温下贮存4小时；无配置溶液（如生理盐水）开封后保存时间为室温下贮存24小时；无水制剂分装后有效期为6个月，含水制剂开封后有效期为30天；外用制剂分装后有效期为30天。

  3.2 瓶装硝酸甘油片启封后，密封避光保存2个月内有效。

4. 药品质量异常情况

  在使用中，如发现药品质量异常情况，则不得继续使用。

5. 多剂量药品的使用

  多剂量药品的使用指青霉素皮试液、胰岛素等多次使用的注射药品。

  5.1 说明书上未明确可多次使用和保存时间的注射药品应在首次使用后丢弃。

  5.2 按说明书的规定保存多剂量注射药品。

    5.2.1 青霉素皮试剂稀释后可供24小时内使用。

    5.2.2 使用多剂量注射药品时，须严格执行无菌操作。

  5.3 在开启多剂量注射品时，应标注开启时间（年、月、日、时、分）和有效期限（年、月、日、时、分）并签名。

  5.4 各病区、部门应指定人员每日检查已开启的药品，对于没有符合保存要求的注射药品应立即丢弃。

6. 皮试液的配置

  皮试液须按说明书要求进行配置。

七、表单附件

1. 宁波市第四医院需皮试抗菌药物用药指导。
2. 本院在用的胰岛素类注射剂汇总及保存条件。

八、审　核

部　门		核准主管	核准日期
主　办	药剂科	主　任：	
		院　长：	

标准　MMU.4/MMU.4.1

标准　MMU.4　处方、用药医嘱的开立及抄录应以医院的制度和程序为指导。

　　MMU.4.1　医院应规定一张完整的处方或医嘱所应包含的各个要素。

标准解读　医院应规定一张完整的处方或医嘱所应包含的各个要素;医院应对相关人员就如何正确开立处方、用药医嘱及抄录的流程进行培训,保证用药医嘱安全。对于字迹潦草的处方和用药医嘱,医院应有固定程序进行干预,防止持续出现此类现象。为保证患者用药的连续性和安全性,患者病历中应记录患者入院前所服用药品的清单,清单需可以被医护人员查阅。

　　对于特殊类型的用药医嘱,医院应规定医嘱需包含所用药物的使用指征和使用方法。

　　对于口头医嘱,医院应确定适用的范围和操作流程。

参考文件:《处方和药品医嘱管理规定》

	类　　别	全院制度-药事管理	编　号	E-1-02
	名　　称	处方和药品医嘱管理规定	生效日期	20××-××-××
	制定单位	×××	责任人 ×××	修订日期	20××-××-××
	定期更新	每一年	总页码 ×	版　本	第×版

一、目　的

　　规范临床医护人员在下达医嘱、开具处方及执行过程中的行为,保障临床用药安全,提升医疗服务质量。

二、范　围

　　适用范围:全院医生、护理部、药剂科。

三、定　义

处方:由注册的执业医师和执业助理医师(以下简称医生)在诊疗活动中为患者开具的,由取得药学专业技术职务任职资格的药学专业技术人员(以下简称药剂师)审核、调配、核对,并作为患者用药凭证的医疗文书。处方包括医疗机构病区用药医嘱单。

四、权　责

责任科室:药剂科。

五、参考文献

1. 法律法规
   1.1 《执业医师法》,主席令九届第5号,1999年5月1日起实施。
   1.2 《处方管理办法》,原卫生部令53号,2007年5月1日起更新实施。
   1.3 《医疗机构药事管理规定》,卫医政发〔2011〕11号,2001年12月1日起更新实施。
2. 评鉴条文
   2.1 《JCI医院评审标准》(第5版),MMU.4、MMU.4.1、COP.2.2和IPSG.2。
   2.2 《三级综合医院评审标准实施细则》(2011版),第四章"医疗质量安全管理持续质量改进"(十五、药事和药物使用管理与持续改进)4.15.3。

六、政　策

1. 总则
   1.1 根据《处方管理办法》及本院有关制度,书写和执行处方及药品医嘱。
   1.2 本制度包括对门(急)诊处方、住院患者普通用药医嘱、化疗医嘱和处方及TPN医嘱的管理。根据时效,医嘱又分为长期医嘱、临时医嘱(ST医嘱)和备用医嘱。
   1.3 药品处方和医嘱必须由注册执业医师开具,并注明开具的日期、时间、用药方法和剂量。若医嘱系统的电脑画面上出现合理用药监测软件的警示信息,则医生应评估用药合理性。当处方不清楚或有疑义时,药剂师应与医生再次确认,否则不予以发药。
   1.4 处方(医嘱)的完整信息包括:
       1.4.1 患者信息:临床诊断、姓名、出生日期、病历号、性别、年龄、地址、诊断、体重(儿童、化疗药物、抗菌药物、TPN处方医嘱须写明)、过敏史及联系电话。
       1.4.2 药品信息:药品名称、规格、剂型、剂量、给药途径、使用频度或两次用药的时间间隔。
       1.4.3 其他:开处方日期、医生姓名及手写签名或盖章。

2. 门急诊处方的管理
   2.1 处方开具：
      2.1.1 有处方权的医生用自己的代码和密码进入院内门(急)诊处方系统开处方。
   2.2 处方由前记、正文、后记组成：
      2.2.1 前记：包括医院名称、处方编号、费别、患者姓名、出生日期、性别、年龄、病历号、科别、地址、临床诊断、联系电话和开具日期等，儿童、化疗药物、抗菌药物、TPN处方必须写明体重。
      2.2.2 正文：包括药品名称、规格、数量、用法和用量。
      2.2.3 后记：包括医生签名和(或)加盖专用签章，药品金额，以及调配、审核并核对发药的药剂师签名。
   2.3 处方书写规则：
      2.3.1 项目清晰完整，不得涂改；如有修改，在修改处签名并注明修改日期；电子处方经处方医师签名后有效。
      2.3.2 处方必须使用通用名，不得书写化学分子式及商品名；药品名称应当使用规范的中文名称，没有中文名称的可以使用规范的英文名称；不得自行编制药品缩写名称或者使用代号。
      2.3.3 剂量应按照药品说明书中的常用量使用，必须注明单位。当需超剂量使用时，医生应注明原因并再次签名。
      2.3.4 每张处方不得超过5种药品(输液一组算一种)。
      2.3.5 药品名称、剂量、规格、用法及用量要准确规范，药品用法可用规范的中文、英文、拉丁文或者缩写体书写，但不得使用"遵医嘱""自用"等含糊不清的字句。
      2.3.6 处方医生的签名式样和专用签章必须在药剂科留样备查。
      2.3.7 处方一般不得超过7日用量；急诊处方一般不得超过3日用量；某些老年病、慢性病或特殊情况，处方用量可适当延长至1个月，但医生须注明理由。
      2.3.8 处方有效期为开具当日有效。特殊情况下，若需延长有效期，应由开具处方的医生注明有效期限，但有效期最长不得超过3天。
3. 住院患者普通用药医嘱的管理
   3.1 开医嘱：具有处方权的医生通过电脑系统开具住院患者的药品医嘱，内容应包括：
      3.1.1 患者信息，包括姓名、出生年月、病历号、床号、诊断、体重及过敏史等。
      3.1.2 患者入院时，医生应记录其入院前用药(尤其是外院用药)，与现在药品进行比对，评估是否有重复用药、交互作用等情况。
      3.1.3 其他，包括医嘱开具日期及时间、医嘱有效期、医生姓名。

3.2　医嘱分类:按时效,医嘱可分为长期医嘱、临时医嘱(ST 医嘱)和备用医嘱。

 3.2.1　长期医嘱:是指自医生开医嘱时起,可继续遵循至医嘱停止,有效期大于24小时的医嘱。

 3.2.2　临时医嘱:有效期在24小时以内的医嘱。

 3.2.3　备用医嘱:由医生开具,注明执行时间,需要时使用;护士每次执行后记录在护理单上,注明执行时间并签名;医生注明停止时间后,医嘱方为失效。备用医嘱常用于手术后或晚期癌症等有持续疼痛的患者。

 3.2.4　自动停止的医嘱:自动停止的用药医嘱包含临床路径。

  a　在患者转科时,所有医嘱即自动停止,必须重开医嘱。

  b　患者一旦入手术室进行手术,所有术前医嘱自动停止,医生须重开术后医嘱。

4. 住院患者TPN 的管理

 4.1　医院有处方权的医生均可开具医嘱。

 4.2　医嘱包括患者姓名、出生日期、病历号、床号、身高和体重,医嘱开具时间和日期,所需用的药品,需加放TPN 中的药品的精确用量、使用频度及连续使用天数等。

5. 其他规定

 5.1　医院允许有口头医嘱流程(抢救与手术中);在使用口头医嘱时,必须有核对程序,接受者记录并复述医嘱。

 5.2　剂量与体重、体表面积相关的药物,在医嘱中必须附注相应的信息,如抗菌药物、TPN、化疗医嘱、儿童等。

 5.3　对于给药频率或给药速度需要控制的药品,需要在医嘱内容中体现。

 5.4　应将处方药和给予患者的药品记录在患者病历中。

 5.5　定期(每年一次)开展处方、医嘱相关知识培训,新进医护人员必须进行相关培训并获得授权。

七、审　核

部　门		核准主管	核准日期
主　办	药剂科	主　任:	
	药事管理与药物治疗学委员会	院　长:	
协　办	医务部	主　任:	

标准 MMU.5.1

标准 MMU.5.1 药品处方或用药医嘱需接受合理性审核。

标准解读 医院应规定所有用药医嘱都必须经过专业的经过医嘱审核培训的药剂师的有效审查,审核内容包括药品、剂量、用药频率和给药途径的适应性,是否重复用药,是否有患者过敏或可能过敏的情况,与现用药物或食物是否有相互作用,是否符合患者的体重和其他生理信息,有无禁忌证等。医院应提供这些审核所需要的内容和途径,所有患者的用药都必须记录,以备查核。如审核中出现问题,应有相应的流程来与医生进行沟通处理。在紧急用药和使用科室备用药时,有资质的护士可先替药剂师进行医嘱审核,并在规定时间内再提交药剂师审核。

参考文件:《处方和医嘱审核制度》

	类 别	全院制度-药事管理		编 号	E-1-13
	名 称	处方和医嘱审核制度		生效日期	20××-××-××
	制订单位	×××	责任人 ×××	修订日期	20××-××-××
	定期更新	每一年	总页码 ×	版 本	第×版

一、目 的

促进临床合理用药,保障患者用药的安全、合理。

二、范 围

适用范围:药剂科、临床科室、护理部。

三、定 义

无。

四、权 责

责任科室:药剂科。

五、参考文献

1. 法律法规
   1.1 《处方管理办法》,原卫生部令53号,2007年5月1日起实施。
   1.2 《医疗机构药事管理规定》,卫医政发〔2011〕11号,2011年3月1日起实施。
2. 评鉴条文
   2.1 《JCI医院评审标准》(第5版),MMU.5.1。
   2.2 《三级综合医院评审标准实施细则》(2011版),第四章"医疗质量安全管理持续质量改进"(十五、药事和药物使用管理与持续改进)4.15.3.1。

六、政　策

1. 审方药剂师启动用药医嘱信息系统,接受门急诊处方、病区医嘱,同时利用合理用药软件自动对门(急)诊处方、病区医嘱进行初步审查。
2. 审方药剂师在电脑上收到处方或用药医嘱,对医嘱中患者入院前用药信息进行评估,药剂师能在这些用药信息中查询到患者用药史、既往病史、过敏史、检验检查值及不良反应等信息,以进行完整的用药评估。药剂师对用药软件的初步审查结果进行再次审核并再次对以下内容进行审核:
   2.1 已有或潜在的过敏及过敏体质。规定必须做皮试的药品是否注明过敏试验及结果的判定。患者是否有药物严重或者特殊不良反应等重要信息。
   2.2 儿童、化疗等患者的体重和其他生理信息。
   2.3 处方用药与临床诊断的相符性。
   2.4 禁忌证。
   2.5 是否有潜在临床意义的药物相互作用、配伍禁忌、药物与食物之间的相互作用。
   2.6 是否有重复给药现象。
   2.7 说明书有疗程规定的药物。
   2.8 中成药制剂的应用需符合《中成药临床应用指导原则》(国中医药医政发〔2010〕30号)。
   2.9 剂量、用法的正确性。
   2.10 选用剂型与给药途径的合理性。
   2.11 静脉输液确定溶媒的适宜性。
   2.12 其他用药不适宜情况。
3. 药剂师审核医嘱和处方后,对发现的错误做如下处理:对于2.1～2.4的错误,审核方不予以通过,并电话告知医生修改医嘱;对于2.5～2.8的错误,与医生沟通,请其对医嘱做相应调整;对于2.9～2.11的错误,告知医生。审方药剂师对错误处方、医嘱进行登记并每季度分析,提出建议,上报医务部,告知全院医生。

4. 对于超说明书用药的处方、医嘱,按医院规定执行。

5. 具有药师以上职称并经考核合格的人员负责处方审核、评估以及安全用药的指导。药剂师需定期接受高级职称的资深药剂师的培训并接受书面形式考核。培训内容包括处方合理性评估、审核细则等。

6. 护理审核内容如下。

　　6.1 在医生下达医嘱后,护士在遵从医嘱为患者使用科室备用药品时,应当对用药适宜性进行审核。审核内容包括如下几个方面。

　　　　6.1.1 用药与临床诊断的相符性。

　　　　6.1.2 剂量、用法。

　　　　6.1.3 剂型与给药途径。

　　　　6.1.4 是否有重复给药现象。

　　6.2 护士每年至少接受一次关于药品合理使用方面的培训并考核。

　　6.3 药剂师应定期对护士进行培训,确保护士掌握本单元备用药品的适应性、用法、用量及不良反应等相关知识。

　　6.4 护士为患者使用科室备用药品的医嘱需在24小时内由药剂师再次审核,以确保药品的合理使用。

7. 审方药剂师每季度总结医嘱审核存在的问题并提出建议。

七、流　程

1. 护理审核流程

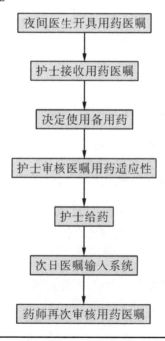

2. 疑问处方处理流程

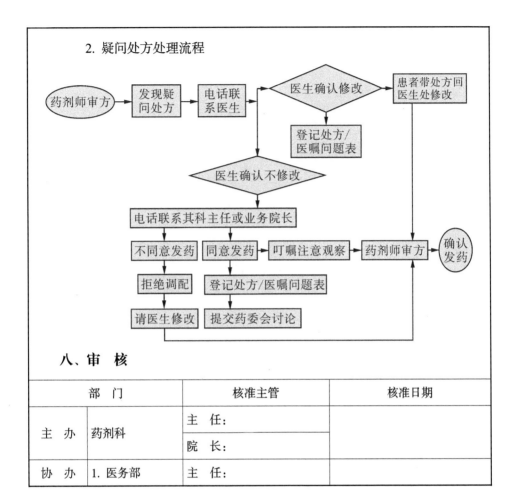

八、审 核

部 门		核准主管	核准日期
主 办	药剂科	主 任：	
		院 长：	
协 办	1. 医务部	主 任：	

标准　MMU.6.2

标准　MMU.6.2　医院有制度和程序进行患者自带药物的自我用药管理或药物样品的管理。

标准解读　医院应建立和实施流程来管理患者自我给药的药品,包括自我给药的药品种类和给药流程。规范对由患者自带的所有药品的管理、使用和记录,包括使用的条件和使用的流程。患者所有使用的药品都应该记录在病历中。规范对药物样品的管理,包括可用性、使用方式和流程记录。

参考文件:《患者自备药品、自用药品使用管理制度》

	类　　别	全院制度-药事管理	编　　号	E-1-11
	名　　称	患者自备药品、自用药品使用管理制度	生效日期	20××-××-××
	制定单位	×××	责任人	×××	修订日期	20××-××-××
	定期更新	每一年	总页码	×	版　　本	第×版

一、目　的

加强医院药品管理,加强患者给药管理,保证临床用药安全。

二、范　围

适用范围:全院临床各部门,全部住院患者。

三、定　义

自备药:患者及家属带入医院的药品,本次住院期间从本院所配的药品除外。未经国家食品药品监督管理局批准的药品不属于自备药品范围。

自我给药:无论是患者带入医院的药品还是医院处方或用药医嘱中的药品,需经患者自我给予的药品。

四、权　责

责任科室:药剂科。

五、参考文献

评鉴条文

《JCI医院评审标准》(第5版),MMU.6.2。

六、政　策

1. 患者自备药物的规定

　1.1　自备药品剂型范围:注射剂型、口服剂型及其他剂型。

　1.2　原则上不主张使用患者自备药品,仅限在临床必须且院内无类似药品可取代的情况下接受使用自备药。

　　1.2.1　医生在患者入院评估时,应询问患者用药情况,并告知患者医院不主张使用自备药品的规定。医护人员应做好患者宣教工作。

　　1.2.2　护士若发现患者有自我给药情况,应立即制止并报告主管医师。

　　1.2.3　任何药品的使用都必须有处方(医嘱)和使用记录。

　1.3　自备药品医嘱开具和药品核查如下。

　　1.3.1　医生开具药品医嘱时,须注明药品的名称、剂型、规格、剂量及用法,在自备药品品名旁注明"自备"。

　　1.3.2　使用自备药品需经过医生核查并记录。核查内容包括:

　　　a　药品外观。

　　　b　药品发票。

　　　c　对注射剂核对品名、规格、剂型、有效期及批号等。

　　　d　对口服及其他剂型包装完整者,核对品名、规格、剂型、效期、批号等;对散装者,核对品名、规格、剂型。

　　　e　核对结果:如结果正确无误,则按照后续流程执行;如有不符,则由医生、患者或家属再次确认。

　1.4　使用程序处理如下。

　　1.4.1　患者在"患者自备药品使用知情同意书"签名。

　　1.4.2　自备药品交由护士保管在护士站,由护士以患者为单位在"患者自备药品专区"存放,并在显眼处粘贴"患者自备药品标签",存放按说明书要求。

　　1.4.3　给药须留有记录并入病历。

　1.5　任何医院员工都不应给患者使用没有医生医嘱的药品。

2. 患者自我给药的规定

　2.1　住院患者不主张自我给药,仅在经医生评估允许,且患者有自我给药能力的情况下,对外用制剂(如支气管扩张药的吸入剂、漱口水、外用药膏、滴眼液、滴鼻液、滴耳液等)允许患者自我给药。

2.2 医生在医嘱单或病历上开医嘱,并写明给药途径、剂量和次数。

2.3 护士进行用药宣教并记录,由患者自行保管并使用。

2.4 患者每次使用自给药后,需填写自行用药记录单,用药结束后归入病历保存。

3. 由医院药房配出的无法单剂量分发的药品,保管给药按自备药方式管理。

七、流　程

1. 住院患者自备药给药流程

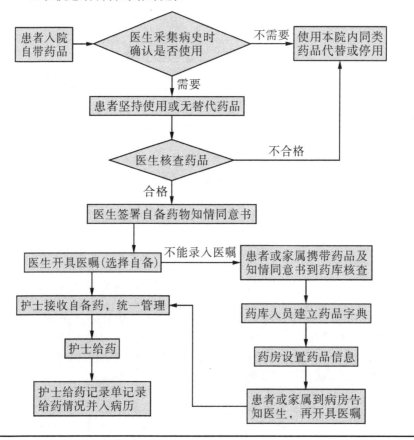

2. 住院患者自我给药流程

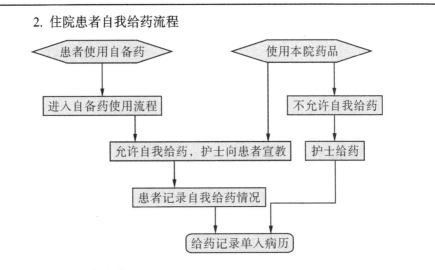

3. 门诊自备药使用流程步骤：

步　骤	流程说明
3.1	患者需要自备药
3.2	药剂师检查药品是否合格
3.3	患者领取知情同意书
3.4	医生认为自备药符合使用指征
3.5	医生开具医嘱(注明自备)，与患者签署知情同意书
3.6	患者收费处缴费
3.7	药剂师出具注射单
3.8	护士给药

八、表单附件

1. 表单
   1.1　自备药保管给药记录单。
   1.2　患者自我给药记录单。
   1.3　自备药品核查单。
2. 附件
   患者自备药品使用知情同意书。

九、审　核

部　门		核准主管	核准日期
主　办	药剂科	主　任：	
		院　长：	
协　办	1. 医务部	主　任：	
	2. 护理部	主　任：	

标准　MMU.7

标准　MMU.7　可对患者产生影响的药品均应受到监控。

标准解读　医院应有跨部门团队以监控药品不良反应。应有相应的规范和程序来监控可能对患者造成不良后果的药品,制定监控的药品清单、监控范围和方式,记录患者对药品的不良反应,在规定时间范围内上报不良反应并有后续处理流程。

参考文件:《药品不良反应报告制度》

	类　　别	全院制度-药事管理		编　　号	E-1-05
	名　　称	药品不良反应报告制度		生效日期	20××-××-××
	制定单位	×××	责任人　×××	修订日期	20××-××-××
	定期更新	每一年	总页码　×	版　　本	第×版

一、目　的

加强医院药品监管,规范药品不良反应报告和监测,及时、有效控制医院药品使用风险,保障患者用药安全。

二、范　围

适用范围:所有使用药品的部门和人员。

三、定　义

药品不良反应(ADR):合格药品在正常用法用量下出现的与用药目的无关的或意外的有害反应。不良事件是指患者或临床试验受试者接受一种药品后出现的不良医学事件,但并不一定与治疗有因果关系。

药品不良反应报告和监测:药品不良反应的发现、报告、评价和控制的过程。

新的药品不良反应:是指药品说明书中未载明的不良反应。说明书中已有描述,但不良反应发生的性质、程度、后果或者频率与说明书描述不一致或者更严重的,按照新的药品不良反应处理。

药品严重不良反应:是指因使用药品引起以下损害情形之一的反应:① 引起死亡;②致癌,致畸,致出生缺陷;③导致显著的或者永久的人体伤残或者器官功能的损伤;④导致住院或住院时间延长;⑤导致其他重要医学事件,如不进行治疗可能出现上述所列情况的。

药品群体不良事件:是指同一药品在使用过程中,在相对集中的时间、区域内,对一定数量人群的身体健康或者生命安全造成损害或者威胁,需要予以紧急处置的事件。同一药品:指同一生产企业生产的同一药品名称、同一剂型、同一规格的药品。

四、权　责

责任科室:药剂科。

医院所有人员有按照规定报告所发现的药品不良反应的义务。

五、参考文献

1. 法律法规
   1.1 《药品不良反应报告和监测管理办法》,原卫生部令第81号,2011年7月1日起实施。
   1.2 《中华人民共和国药品管理法》,第十二届全国人民代表大会常务委员会第十四次会议修正,2015年4月24日修正实施。
   1.3 《医疗机构药事管理规定》,卫医政发〔2011〕11号,2011年3月1日起实施。
2. 评鉴条文
   2.1 《JCI医院评审标准》(第5版),MMU.7、QPS.8和AOP.2。
   2.2 《三级综合医院评审标准实施细则》(2011版),第四章"医疗质量安全管理持续质量改进"(十五、药事和药物使用管理与持续改进)4.15.6.1。

六、政　策

1. 成立用药安全评估小组。用药安全评估小组负责全院药品不良反应的领导协调工作。当临床出现药品严重不良反应和群发药品不良反应时,用药安全评估小组组织、调查、分析并处理。日常工作由药剂科临床药学室负责管理。配备兼职人员承担本单位药品不良反应报告和监测工作,负责药品不良反应监测专业指导工作。
2. 重点监控对象如下。
   2.1 新药首次剂量的反应。
   2.2 易致跌倒药物。
   2.3 易引起过敏反应的药品。
   2.4 其他曾发生过特殊反应的药品。

3. 医护人员给药后需要观察患者反应。在注射剂给药半小时、口服剂给药1小时后,若有不良反应需记录。对于易跌倒药品和其他容易对患者造成影响的药品,在给药前应告知患者注意事项。在发生药品不良反应时的处理原则:当患者出现头晕、心悸、胸闷、气急或皮疹等症状时,立即停止使用该药物,通知医生做相应处理,做好患者的安抚工作。

4. 医护人员若发现紧急、严重或群发的不良事件,需立即报告科主任,同时通知临床药学室(夜间或节假日通知总值班),相关人员接到报告后需尽快到达现场进行调查,初步判断原因并提出处理意见(对现场无法提出处理意见的,经查阅资料后,在48小时内提出处理意见)。

    4.1 若疑为药品质量问题,报药监局、药库调剂部门、药品供货方处理。

    4.2 若为用法原因(如品种选择、剂量、用法及配伍等),则与相关人员协调解决。

    4.3 对疑为药物不良反应的,由信息员和医生共同填写不良反应报表并上报临床药学室汇总,定期上报不良反应监测中心。

    4.4 对疑似因输液、输血、注射、药物等引起不良后果而导致纠纷的,由投诉办牵头组织,相关部门协调解决。医患双方应当共同对现场实物进行封存和启封,封存的现场实物由医疗机构保管;需要检验的,应当由双方共同指定的、依法具有检验资格的机构进行检验。投诉办取得检验报告后,原件存档,复印3份,复印件分别发给患者、相关临床科室和药剂科。

5. 药物不良反应发生后的报告、处理流程如下。

    5.1 当患者出现药品不良反应后,医护人员进行评估和处理,并通过医院不良事件通报系统填写《医院不良事件报告表》,记录不良反应发生的具体时间、地点、过程及采取的措施等内容,同时记录在病历中,将相关信息转到临床药学室。一般不良反应要求24小时内报告,严重不良反应应电话紧急通知临床药学室或药剂科相关部门。

    5.2 临床药学室人员针对严重不良反应进行初步评价,核实、确认并上报国家不良反应监测网。临床药师跟进所报告的药物不良反应并分析、定期汇总,将汇总报告提交至药事管理与药物治疗学委员会讨论并做出处理意见。

    5.3 汇总结果通过《药物通讯》反馈给临床,同时向医评办提交分析结果。

6. 国家不良反应监测网的报告时限如下。

    6.1 发现或者获知新的药品不良反应,应当在15日内报告。

    6.2 严重药品不良反应应在3日内填写《药品不良反应/不良事件报告表》并上报,10个工作日内完成调查核实工作,填写《严重不良事件补充报告表》(药物警戒站要求)并上报。

  6.3 死亡病例须立即报告;死亡不良反应自首次填报《药品不良反应/事件报告表》后,24小时内填报《药品不良反应/事件死亡病例追踪调查表》和《医疗机构调查表》;首次报告后15个工作日内,补充报告死亡病例摘要或死亡病例讨论记录;进行尸检的,在首次报告后45日内补充报告尸检结果记录。

  6.4 其他药品不良反应应当在30日内报告。

7. 针对医院发生的严重不良反应,职能部门应制定相关政策,反馈给临床及有关部门,达到指导临床合理用药的目的。

8. 药品不良反应报告的内容和统计资料是加强药品监督管理、指导合理用药的依据。由用药安全评估小组对药品不良反应案例进行定期分析,总结并拟出预防措施,切实保障患者用药安全。

9. 当患者确定发生不良反应时,医生应将其记录在患者病历中。

七、流　程

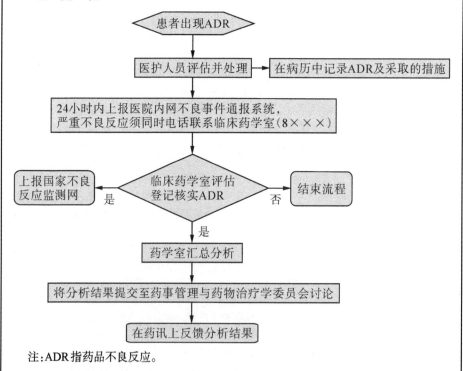

注:ADR指药品不良反应。

八、表单附件

1. 附　件

  1.1 用药安全评估小组。

  1.2 药品不良反应监测网络成员。

九、审　核

部　门		核准主管	核准日期
主　办	药剂科	主　任：	
		院　长：	
协　办	1. 医评办	主　任：	

标准　MMU.7.1

标准　MMU.7.1　医院应对上报和处理的用药错误和临界差错确立与实施相应程序。

标准解读　本标准阐述了药品异常管理机制。医院应确定用药错误和近似错误的定义,并教导员工如何执行流程,使员工明白报告的重要性。对上报和处理的用药错误和临界差错,确立与实施相应流程。确定负责对报告采取相应处理措施的人员,以全面了解错误的类型和出现的原因,利用医院分析后的原因信息来改善药品使用流程,防止未来可能发生的错误。

参考文件:《给药错误近似错误处理制度》

	类　别	全院制度-药事管理	编　号	E-1-04
	名　称	给药错误近似错误处理制度	生效日期	20××-××-××
	制定单位	×××　责任人　×××	修订日期	20××-××-××
	定期更新	每一年　总页码　×	版　本	第×版

一、目　的

避免用药错误的发生,改进用药程序,减少对患者的伤害。

二、范　围

适用范围:全院使用药品的科室和个人,包括医生、护士、药剂师和收费人员。

三、定　义

给药错误:因药物使用不当造成的危及患者安全的事件,例如在给患者用药时发生下列情况,即被认为是给药错误:①错误的患者;②错误的途径;③错误的剂量;④错误的药品。

近似错误:指发生在院内药品管理、贮存、调配及运输等流程中的潜在不良后果,被药剂师及其他人员中途拦截而药未用于患者的错误。近似错误分内差与外差,内差为被药剂师拦截未离开药剂科的错误,外差为离开药剂科但被其他人员拦截的错误。

四、权 责

责任科室:药剂科。

五、参考文献

1. 评鉴条文

    1.1 《JCI医院评审标准》(第5版),MMU.7.1、QPS.8和QPS.9。

    1.2 《三级综合医院评审标准实施细则》(2011版),第四章"医疗治疗安全管理与持续改进"(十五、药事和药物使用管理与持续改进)4.15.6.1。

六、政 策

1. 药剂科负责给药错误和近似错误事件汇总。

2. 给药错误和近似错误报告程序如下。

    2.1 医院鼓励药品管理和使用流程相关的工作人员和患者及家属报告药品给药错误和近似错误。

    2.2 若出现给药错误和外差近似错误,应通过医院内网填写"不良事件报告表"。

    2.3 内差近似错误需内部登记差错内容,分析讨论以改进工作质量。

    2.4 部门负责人应与相关的员工讨论给药错误和近似错误发生的原因和结果,并采取正确的改进措施。

3. 药品给药错误和近似错误的鉴定依据如下。

    3.1 发生在药品采购、供应环节的错误,以《医院用药管理制度》相关制度为依据。

    3.2 发生在药品医嘱、转抄环节的错误,以相关的诊疗、护理常规和法定药学资料为依据。

    3.3 发生在药品调配、发放环节的近似错误,以《处方和药物医嘱管理制度》为依据。

    3.4 发生在药品使用环节的药品给药错误,以相关的诊疗、护理常规和法定药学资料为依据。

4. 药品给药错误和近似错误事件的处理原则如下。

    4.1 对于在药品采购、供应、医嘱、转抄、调配及发放环节发生的近似错误,必须立即采取退换、更改等有效措施。

    4.2 对于已使用错误药品的患者,要密切观察,必要时迅速采取救治措施。院外患者必要时应住院救治。

    4.3 药品差错后果严重构成医疗事故的需要报告上级有关部门。

5. 药品差错的质量控制和改进如下。

    5.1   药剂科同发生给药错误和近似错误的部门共同调查事件发生原因,回顾管理环节和系统流程,每月对药品错误和近似错误事件进行统计、分析和总结。

    5.2   药剂科定期每季将5.1的讨论结果上报给药事管理与药物治疗学委员会。

七、流　程

给药错误/近似错误报告流程

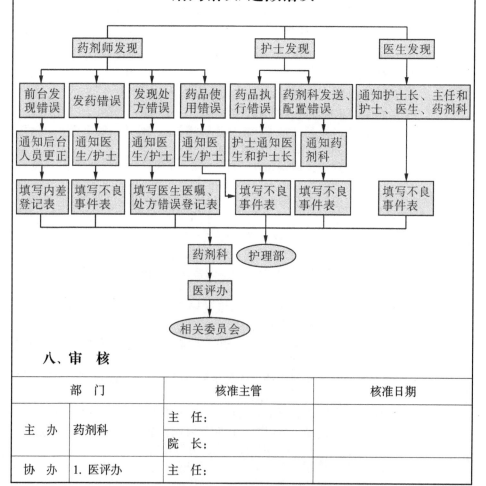

八、审　核

部　门		核准主管	核准日期
主　办	药剂科	主　任:	
		院　长:	
协　办	1. 医评办	主　任:	

第十章　患者及其家属的教育(PFE)

患者及其家属的教育(PFE)文件

标　准		英文 (是/否)	文件名称
PFE.1	医院通过对患者及家属的教育,支持他们参与治疗过程,做出治疗决策		患者及其家属的教育
PFE.2	不同患者的培训需求都应经过评估,且记录在其病历中		
PFE.2.1	应评估患者和家属的学习能力和学习意愿		
PFE.3	培训方法应考虑患者和家属的价值观和偏好,允许患者、家属和医院员工为促进学习进行充足的互动		
PFE.4	照护患者的医务人员应共同合作为患者及家属提供教育		

标准 PFE.1/PFE.2/PFE.2.1/PFE.3/PFE.4

标准 PFE.1 医院通过对患者及家属的教育,支持他们参与治疗过程,做出治疗决策。

PFE.2 不同患者的培训需求都应经过评估,且记录在其病历中。

PFE.2.1 应评估患者和家属的学习能力和学习意愿。

PFE.3 培训方法应考虑患者和家属的价值观和偏好,允许患者、家属和医院员工为促进学习进行充足的互动。

PFE.4 照护患者的医务人员应共同合作为患者及家属提供教育。

标准解读 医院对患者和家属进行培训,使他们掌握基本的知识和技能,参与治疗过程并做出决策。

教育着重于为患者及家属提供各种具体的知识和技能,使他们能做出治疗决策、参与治疗过程及回家后继续治疗。为了解每位患者及家属的学习需求,需要有一个评估程序以明确手术类型、侵入性操作治疗计划、护理需求及出院后继续治疗需求,并记录于病历中。

医院应规定患者及家属的教育评估、计划和实施在病历中的记录位置及格式。

医院在制订教育计划前必须评估:

(1)患者与家属的信仰和价值观。

(2)他们的文化、教育水平和语言。

(3)情感障碍和动机。

(4)生理和认知的局限性。

(5)患者接受信息的愿望。

通过采集数据并进行验证来确认培训的效果,以了解患者和家属对所提供培训的接受程度和理解程度。

参考文件:《患者及其家属的教育》

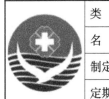

类　　别	全院制度-患者权利	编　　号	C-1-02
名　　称	患者及其家属的教育	生效日期	20××-××-××
制定单位	×××	责任人	×××	修订日期	20××-××-××
定期更新	每一年	总页码	×	版　　本	第×版

一、目　的

制定患者及家属教育制度,提供医护人员对患者及家属进行教育时所需遵守的规范及相关程序。了解患者的健康状态、治疗和护理意见,确认患者和家属的教育需求,以增强患者对健康治疗和护理计划的依从性,帮助患者达到健康的生活方式。

健康教育提供者:在医疗机构中可以有许多不同的工作人员为患者与家属提供健康教育,包括医生、护理师、药师、康复师、营养师与其他人员等。

二、范　围

适用范围:包含治疗和护理过程中所需的知识,以及患者出院回家或是转至另一个机构所需的知识,例如社区资源、后续追踪及如何取得紧急治疗和护理的信息等。

三、定　义

患者与家属的教育:指对患者及家属进行的宣传教育,包括医院简介、就医环境、医院制度、疾病知识,以及诊治、预防、卫生、健康、保健知识和自我护理技能等知识的培训,达到医患密切配合、利于患者康复的目的。

四、权　责

责任科室:护理部。

五、参考文献

评鉴条文

(1)《JCI医院评审标准》(第5版),PFE.3。

(2)《三级综合医院评审标准实施细则》(2011版),第二章"医院服务"(四、住院、转诊、专科服务流程管理)2.4.4.1。

(3)《三级综合医院评审标准实施细则》(2011版),第三章"患者安全"(十、患者参与医疗安全)3.10.1.1。

(4)《三级综合医院评审标准实施细则》(2011版),第五章"护理管理与质量持续改进"(三、临床护理质量管理与改进)5.3.9.1。

六、政　策

1. 医院尊重患者的权利

   医院须尊重患者权利,并致力于保护患者权利的各项规范及措施。

1.1　医护人员须向患者或家属清楚解释病情、主要检验检查相关信息、治疗方案、预后情形、替代性治疗及治疗可能产生的风险。

1.2　在解说过程中，鼓励患者及家属提问或要求再次说明。

2. 患者及家属宣教过程与内容

2.1　在给予宣教前，先评估其对宣教及学习的需求，使用"患者或家属健康教育评估记录单"，评估宣教对象的语言、受教育程度、学习动机及学习障碍等，将宣教前评估结果记录于该记录单中。

2.2　依据患者及家属的需求，提供相关的教育，包括疾病/治疗方案说明、手术/检查的前/后注意事项、用药指导、医疗设备使用注意事项、药物/饮食相互作用、饮食与营养、康复指导及疼痛缓解指导等。

2.3　在给予患者或家属教育后，将评价结果记录于"健康教育评估记录单"中。

2.4　在患者出院时，由医生给予一式三份的"出院记录"，由护士给予出院宣教。出院宣教内容包含门诊的预约、出院带药及疾病护理等。出院记录：一份给患者、家属或主要照顾者，一份被宣教者签名后保留于病历中，一份由患者交到出院结账处，出院结账处会统一将患者的出院记录寄给患者所在的社区卫生服务站备案。

2.5　提供宣教的人员必须接受过专业的训练。

2.6　在提供宣教说明时，使用其能理解的语言；若有语言沟通障碍，可寻求翻译人员协助。

2.7　适时使用辅助数据或图片。当患者有听障、视障等问题时，可提供相关辅具，如老花眼镜、手语等辅助说明方法。

2.8　所有宣教相关记录需归入病历中。

3. 健康教育要求

3.1　医院应根据其使命、所提供的医疗服务和患者群体来制订患者健康教育计划。

3.2　健康教育内容要与患者及家属的健康教育需求相适应；教育时机的选择要适当，健康教育应根据教育内容分散在不同的阶段，一次教育的内容不可过多，一般在入院、查房、知情同意时或在诊疗、护理操作、出院之前进行相关的健康教育。

4. 患者及家属健康教育方式

4.1　口头教育：是应用最多、最广的一种形式，要使用大众化的通俗语言、形象化的比喻，配合案例、身体语言来进行。在教育过程中，要尽量避免使用专业术语；在存在语言障碍时，要请翻译人员帮助。

4.2　书面教育：包括病种宣传手册、宣传画册等。书面教育材料要及时更新，避免内容老化陈腐、版面单调古板。

4.3　影像资料教育：包括院内电视、录像带及多媒体演示件等。

4.4　健康教育的材料要统一和标准化：不同的教育者所使用的教育材料应该是有统一的标准的。健康教育材料要有科学性、先进性和实用性。

七、表单附件

1. 附件

1.1　患者或家属健康教育评估记录单。

1.2　出院记录。

八、审　核

部　门		核准主管	核准日期
主　办	护理部	主　任：	
		院　长：	
协　办	1. 医务科	主　任：	
	2. 财务部	主　任：	

第十一章 质量改进及患者安全(QPS)

质量改进及患者安全(QPS)文件

标准		英文 (是/否)	文件名称
QPS.1	具有资质的人员来负责指导医院质量的改进和患者安全计划的实施及管理持续性的质量改善活动	否	质量促进和患者安全(文化)管理计划
QPS.6	医院使用内部程序来验证数据的有效性	否	数据验证
QPS.7	医院运用既定程序来识别和管理警讯事件	是	不良事件侦测及分析管理制度
QPS.8	当数据表现出非期望的趋势和偏差时,要对其进行分析	否	
QPS.9	医院运用规定程序来识别和管理近似错误事件		
QPS.11	使用持续的风险管理项目来识别和前瞻性地减少非预期的不良事件,以及患者和医务人员面临的其他安全风险	是	前瞻性风险管理计划

标准　QPS.1

标准　QPS.1　由具有资质的人员来负责指导医院质量的改进和患者安全计划的实施及管理持续性的质量改善活动。

标准解读　医院需要制订一个实施得当的计划来持续进行质量改善和患者安全活动。当地卫计委批准计划,并应在医院执行计划时给予资源支持;同时还需要医院领导层给予日常指导、管理和协调,才能有效执行计划。持续改善成为医院实现其使命和战略重点的一部分,最终塑造医院的质量文化。

医院应选择具有丰富的质量改善经验的人员来指导医院质量的促进和患者安全计划的实施。

医院质量管理部门的人员需具备数据收集、数据验证和数据分析以及持续实施改善等诸多方面的知识与经验。质量管理部门的人员还需选择各部门、科室层级的质量改善人员,并为每一位部门、科室层级的质量改善人员提供质量改善方法和技能的培训,使他们能够了解如何确立医院内的优先级别和科室、部门内优先级别的质量改善项目,能协调解决数据收集问题(如创建数据收集表、确定要收集的数据以及数据验证的方法),来支持医院内的数据收集,了解、分析和评估持续遵守指标的有效性的方法,以及进行数据整合及汇报,为院内优先级质量改善活动提供支持。

定期与员工交流有关质量改善和患者安全计划的相关信息是非常必要的。交流必须通过有效途径定期进行,如新闻简讯、展板及员工会议等。交流的信息可以是新的或最近完成的质量改善项目,在符合国际患者安全目标上取得的进展,警讯事件或其他不良事件的分析结果,最近的研究结果或与其他机构进行比较的标杆项目等。

参考文件:《质量促进和患者安全(文化)管理计划》

	类　别	全院计划		编　号	O-1-01
	名　称	质量促进和患者安全(文化)管理计划		生效日期	20××-××-××
	制定单位	×××	责任人　×××	修订日期	20××-××-××
	定期更新	每一年	总页码　×	版　本	第×版

一、标　准

1. 有合格的人员来引导医院质量促进和患者安全(文化)计划的落实及管理持续性的质量促进活动(QPS.1)。
2. 质量促进和患者安全(文化)管理计划是支持院内选定的衡量指标和提供院内整合协调性的衡量作业(QPS.2)。
3. 质量促进和患者安全(文化)管理计划包含数据的汇整和分析,支持患者照护、医院管理、质量管理计划和参与的外部数据库(QPS.4)。
4. 当地卫计委负责审核质量促进与患者安全(文化)管理计划,并且每季度收到和执行报告(GLD.1.2)。
5. 医院质量与安全管理委员会成员包括院长、业务副院长、后勤副院长、医技副院长、护理部主任、人力资源部主任、医评办主任等,委员会负责计划、发展、落实质量促进和患者安全(文化)管理计划(GLD.4)。
6. 患者安全暨医疗质量审议营造和支持整体的医院安全文化(GLD.13)。

二、目　的

1. QPS.1

持续性质量促进和患者安全改善需要良好的质量促进与患者安全(文化)管理计划。当地卫计委应审核质量促进与患者安全(文化)管理计划,并提供资源落实计划,从事日常监督管理计划的实施及持续性改善,组织达成医院的任务和优先策略。有质量种子人员监督计划的实施,质量种子人员需具有处理数据收集、数据验证、数据分析和维持改善水平的知识和经验,并挑选计划所需的质量种子人员。部分主要的质量种子人员可以配置在品管部门,对这些人员需要进行培训。各单位质量种子人员应了解如何将全院的优先策略(监测方案)和部门的优先策略(监测方案)整合在一起。

培训和沟通传达是基本,各单位质量种子人员协助数据收集(如制作表格)、理清数据定义及验证数据的正确性。医院全体员工协助验证数据的正确性和数据分析,判定落实改善和评估改善是否维持一定水平。各单位质量种子人员平时参与培训和传达质量病安的议题。

2. QPS.2

医院质量与安全管理委员会决定全院性的优先监测对象(GLD.5)。临床和管理部门依据全院性的优先监测对象选定自己的优先监测项目(GLD.11,GLD.11.1),例如药剂科和院感科分别选定减少药物错误和降低感染率为优先监测项目。质量安全计划的角色是协助这些部门认同监测方法、数据的收集及全院性监测指标的整合,包含安全文化的衡量和不良事件报告系统,为其提供整合性、系统性的改善措施和解决方案。

3. QPS.4

质量促进和患者安全(文化)管理计划包括收集和分析汇整资料、促进患者照护与医院管理。[数据的汇整提供随时间进展的状况及与其他医疗机构比较的情形(特别是医院质量与安全管理委员会所选定的指标),检视风险管理、设施管理和感染控制的汇整资料,有助于医院了解目前的作业和制定改善措施。外部数据可用于持续性监测作业。]通过参与外部机构数据的比较,医院可以了解自身和地区、国内、国际数据的差异程度,制定改善的时机和改善的幅度。医院根据法规的规定向外提供数据,但须注意数据的安全性和机密性。

4. GLD.1.2

当地卫计委的架构能够审核或提供所有医院的计划和政策,分配资源达成医院的任务。重要的职责之一是担负和支持持续性质量改善责任,为重要投资计划提供适当的资源并监督其进程。当地卫计委每年审核质量计划和每季度收到的质量报告,质量报告可以针对整体环境或着重在特定的临床服务、病人群或其他作业面,经过一段时间,质量计划的各方面(包含不良事件和警讯事件)呈现给当地卫计委了解及讨论。质量报告提供给当地卫计委讨论并做成记录采取措施,如额外的资源分配,这些措施要做成会议记录并在随后的会议检视追踪。

5. GLD.4

5.1 负责建立和支持持续性医院质量改善、发展质量促进与患者安全(文化)管理计划,当地卫计委审核,塑造质量和医院安全文化。

5.2 选择衡量、评估和改善质量病安的手法;决定质量促进与患者安全(文化)管理计划落实在日常管理作业(如交由医评办追踪),确保计划运用适当的资源达到成效。

5.3 实施整体性监测和协调全院性计划的架构及流程,确保全院各部门(服务)改善协调,协调的达成可通过医院质量与安全管理委员会;促进系统性质量监测与改善,减少重复性改善,如两个部门各自监测类似的流程或结果。

5.4 负责监控每季呈给当地卫计委的质量报告。除了每季的质量报告外,至少每6个月要报告以下内容:

5.4.1 警讯事件的件数和根本原因分析;

5.4.2 患者和家属是否知道医院对不良事件的改善措施;

5.4.3 医院对不良事件采取哪些改善措施;

　　　　　5.4.4　改善是否维持?

　　5.5　要将质量促进与患者安全(文化)管理计划传达给全体员工,可通过短信、医院内网、会议及教育培训,包含最近或新的改善项目、国际病人安全目标改善措施、警讯事件和不良事件分析结果、最新的研究或标杆计划等。

6. GLD.13

塑造团队合作、尊重同仁(无论职位)有助于提升质量与安全。院领导展现对医院安全文化的委身,期许医院同仁也能如此。与安全文化不一致、威吓他人、影响士气的行为或人员流动会损及患者安全。医院安全文化计划主要关键特性包含以下几个方面。

　　6.1　医院作业高风险的特性和决定达成安全作业的一致性。

　　6.2　员工个人可以通报错误和近似错误,不需要担心受到谴责或处罚。

　　6.3　鼓励跨层级和部门合作来找出患者安全问题的解决方案。

　　6.4　组织资源的投入,如员工时数、教育、通报文化等,强调关切指责式的文化有损患者安全。有些情况下,不应指责个人的错误,如患者与员工沟通不良、快速决策的需要或在处置过程中人为因素的缺陷。某些错误是因为轻忽行为而导致的如轻忽行为包含未能遵守手部卫生指引、手术前未执行time-out或未标记手术部位。并找出着重导致不安全行为的系统性议题;医院负起零容忍轻忽行为的责任;对于人为错误(如弄错,病人辨识错误)、风险行为(如走快捷方式,没有进行患者辨识即进行诊疗)和轻忽行为(如忽略必要的安全步骤,手术过程缝线遗失,无portable X ray确认是否在体内)要区分权责。评估医院安全文化可用正式的调查、焦点团体、员工访谈和资料分析。鼓励团队营造正向安全文化,重视医院各科室员工不安全行为。

三、范　围

适用范围:医院各阶层员工,包含当地、领导层级、科部主管、基层主管及员工。

流程范围:计划拟订、计划审核、计划执行、计划追踪。

四、定　义

医院安全文化:是员工个人和员工群体的价值观、态度、认知、能力和行为模式的结果,可以决定员工是否投身于医院健康和安全管理的态度和参与程度。医院有正向的安全文化可以看作具有相信的沟通基础,使员工对安全的重要性达成共识以及对预防措施的效力有信心。

五、权　责

1. 管理权责

　　1.1　由医院评审评价办公室(医评办)负责流程的撰写文件化、流程更新的提出及确保说做写一致性。

1.2　说明本流程的制定、修改和废止均应由医评办提出,经医院质量与安全管理委员会讨论,呈当地卫计委核准后公告实施。

1.3　本计划应该由医评办在医院质量与安全管理委员会进行简报说明,并讨论更新修改。

1.4　绩效衡量机制:负责人应该把质量计划的各面向(包含不良事件和警讯事件)呈现给当地卫计委了解及讨论。质量报告提供给当地卫计委讨论并做成记录采取措施,这些措施要做成会议记录并在尔后的会议检视追踪。

2. 相关人员职责。

人员层级	职　务	权　责
当地卫计委	局长	认证质量促进与患者安全(文化)管理计划 每季收到质量报告 配置适当的资源符合医院的任务(GLD.1.2)
领导层级	院长室、一级职能科室主任(GLD.4)	推展和实施指标监测方法 设定全院型优先监测指标 监测改善的成效 监测合约的质量 运用指标监测来衡量资源的分配 运用指标监测确保供应链安全(GLD.4)
科室主管(GLD.11)	主任	参与全院型优先指标监测 设定部门优先监测指标 运用JCI Library监测指标 选定和实施可用的指标来检视医师、护理和其他人员的专业作业
基层主管及员工(QPS.1,QPS.2,GLD.11.1)	科长、医疗组组长	从部门(服务)指针监测运用数据 从全院型指针监测运用数据 整合有用的信息,运用在行为面、专业成长和临床结果面

六、参考文献

评鉴条文
《JCI医院评审标准》(第5版)。

七、计划发展

1. 质量促进与患者安全(文化)管理计划的发展(Develop)(GLD.4)
   质量促进与患者安全(文化)管理计划的制定是依据宁波市第四医院策略方针,医院评审,当地卫计委政策,国际患者安全工作目标的所发展出来的,用来改善病患照护的结果及降低患者安全的风险。

   1.1　宁波市第四医院策略方针:配合国家医疗政策,落实医学中心角色及全人医疗照护,并以提升患者安全为目标。

  1.2 医院评审:营造患者安全及医疗质量的文化,建立内部患者安全、质量促进及管理机制,适当运用医疗资源,提供以患者为中心的服务。

  1.3 当地卫计委目标:中国患者安全十大目标。

  1.4 国际患者安全工作目标:

    目标1:正确辨识患者。

    目标2:改善有效沟通。

    目标3:改善高警讯用药安全。

    目标4:确保手术部位正确、术式正确及患者正确。

    目标5:减少院内感染。

    目标6:减少跌倒伤害风险。

```
                    ┌─────────────────────────┐
                    │  质量促进与患者安全管理计划  │
                    └─────────────────────────┘
       ┌───────────────┬──────────────┬────────────────┐
┌──────────┐   ┌──────────┐   ┌──────────────┐   ┌──────────────────┐
│ 医院策略方针 │   │  医院评鉴  │   │  国家卫计委政策  │   │ 国际患者安全工作目标 │
└──────────┘   └──────────┘   └──────────────┘   └──────────────────┘
```

医院策略方针	医院评鉴	国家卫计委政策	国际患者安全工作目标
配合国家医疗政策,落实医疗中心角色及全人医疗照护,并以提升患者安全为目标	营造患者安全及医院品质的文化,建立内部患者安全,品质促进及管理机制,适当运用医疗资源,提供以患者为中心的服务	中国患者安全目标 目标1:确立查对制度,识别患者身份 目标2:确立在特殊情况下医务人员之间的有效沟通程序、步骤 目标3:确立手术安全核查制度,防止手术患者、手术部位及术式发生错误 目标4:执行手卫生规范,落实医院感染控制的基本要求 目标5:特殊药物的管理,提高用药安全 目标6:临床危急值报告制度 目标7:防范与减少患者跌倒、坠床等意外事件的发生 目标8:防范与减少患者压疮的发生 目标9:妥善处理医疗安全(不良)事件 目标10:患者参与医疗安全	目标1:正确辨识患者 目标2:改善有效沟通 目标3:改善高警讯用药安全 目标4:确保手术部位正确、术式正确、患者正确 目标5:减少院内感染 目标6:减少跌倒伤的风险

 2. 全院系统性质量安全改善项目的优先级(GLD.5)

  2.1 营造患者安全及医疗质量的文化(IPSG.1-6,GLD.5,GLD.13)

    2.1.1 遵从国际患者安全目标(IPSG.1-6,GLD.5)

      a 目标1:正确辨识患者。

      b 目标2:改善有效沟通。

      c 目标3:改善高警讯用药安全。

      d   目标4：确保手术部位正确、术式正确及患者正确。

      e   目标5：减少院内感染。

      f   目标6：减少跌倒伤害风险。

  2.1.2 营造正向安全文化，重视医院各阶层员工不安全行为（GLD.13）。

      a   制订前瞻性风险管理计划，发现和减少患者和员工安全的风险（QPS.11）。

      b   建置无惩罚系统通报错误和近似错误。

      c   整合跨层级（部门）患者安全问题，包含运用根本原因分析（RCA）、失效模式与效益分析（FMEA）等技巧。

      d   投入组织资源（如员工时数、教育及通报文化等），提升对安全议题的关切。

      e   对所有有关医院安全文化的通报进行实时性调查。

2.2 建立内部患者安全、质量促进及管理机制（QPS.1）

  2.2.1 培训各单位质量种子人员协助数据收集、理清数据定义、验证数据正确性与外部数据比较，实施改善和评估改善成效（QPS.1）。

  2.2.2 衡量及审视部门主管及员工患者安全与质量推动成效（GLD.11.1）。

  2.2.3 临床及管理部门服务流程改善，减少变异及质量监测项目（如：JCI指针数据库的监测、临床路径及成效管理相关指标）（GLD.11，GLD.11.2）。

2.3 运用医疗资源，提供以患者为中心的服务（GLD.11.2）

  2.3.1 糖尿病诊疗与照护（DM）。

  2.3.2 肿瘤化疗所致的恶心呕吐防治与照护。

  2.3.3 慢性肾脏病贫血诊疗与照护（CKD）。

  2.3.4 中风诊疗与照护。

  2.3.5 儿童气喘诊疗与照护。

2.4 促进临床质量安全研究和教育，提升医疗质量（GLD.5，ME.2）

  2.4.1 规范所有实习医学生及受训学员遵守医院医疗照护政策，确保为病患提供符合医院政策的医疗照护质量与安全。

  2.4.2 质量安全的专题研究与教育推展。

2.5 建立员工健康和安全计划（SQE.8.2，ME.1，QPS.7，PCI.5.1，GLD.13）

  2.5.1 确定容易暴露于传染病和传播传染病的人员，实施员工疫苗接种计划。

  2.5.2 指导和培训员工，提供安全的工作环境。

  2.5.3 对工作场所因暴力受损的员工进行评估、咨询和随访治疗。

  2.5.4 为暴露于传染病的员工提供评估、咨询和随访。

  2.5.5 建立和实施IMSAFE通报制度（GLD.13）。

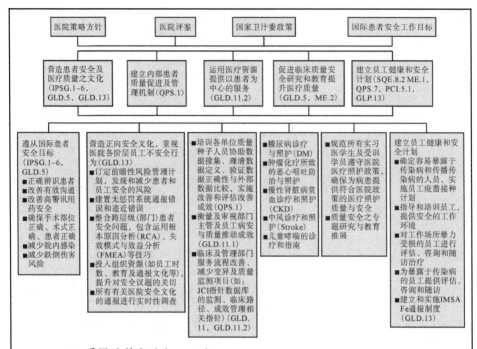

3. 质量改善方法（GLD.4）

质量改善方法采用PDCA模式、标准作业程序（SOP）、5S、根本原因分析（RCA）、失效模式与效益分析（FMEA）等来衡量、评估和改善质量与患者安全，并确保资源有效运用。这些质量改善方法包含项目选定、目标制订、衡量数据收集、成效分析、目标值比较、行动步骤确定、依据成效决定适当的项目、教育和再衡量。

八、组织与流程

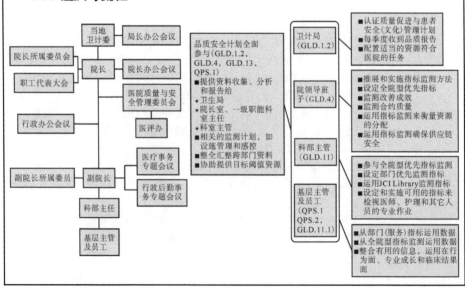

质量促进与患者安全(文化)管理计划组织架构(Structure)分为四个层级:当地卫计委、领导层级、科室主管及基层主管及员工。其运作流程(Process)包含:当地卫计委审核计划,领导层级拟定及监督计划执行,科室主管选定和实施可用的指标来检视医师、护理和其他人员的专业作业,基层主管及员工整合有用的信息,运用在行为面、专业成长和临床结果面。说明如下。

人员层级	职 务	权 责
当地卫计委	局长	· 认证质量促进与患者安全(文化)管理计划 · 每季收到品质报告 · 配置适当的资源符合医院的任务(GLD.1.2)
领导层级	院长室、一级职能科室主任	· 推展和实施指标监测方法 · 设定全院型优先监测指标 · 监测改善的成效 · 监测合约的质量 · 运用指标监测来衡量资源的分配 · 运用指标监测确保供应链的安全(GLD.4)
科室主管	主任	· 参与全院型优先指标监测 · 设定部门优先监测指标 · 运用JCI指标库监测指标 · 选定和实施可用的指标来检视医师、护理和其他人员的专业作业
基层主管及员工	科长、组长	· 利用部门(服务)指针监测运用数据 · 利用全院型指针监测运用数据 · 整合有用的信息,运用在行为面、专业成长和临床结果面

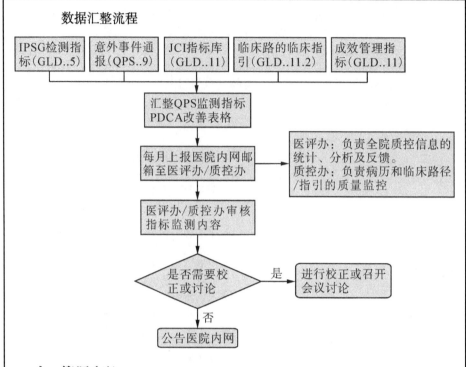

数据汇整流程

| IPSG检测指标(GLD..5) | 意外事件通报(QPS..9) | JCI指标库(GLD..11) | 临床路的临床指引(GLD..11.2) | 成效管理指标(GLD..11) |

汇整QPS监测指标 PDCA改善表格

每月上报医院内网邮箱至医评办/质控办 → 医评办：负责全院质控信息的统计、分析及反馈。质控办：负责病历和临床路径/指引的质量监控

医评办/质控办审核指标监测内容

是否需要校正或讨论 —是→ 进行校正或召开会议讨论

否↓

公告医院内网

九、资源分配

器材名称	数　量	用途说明
1. 人力资源	依计划	质量促进师
2. 财务预算	依计划	质量奖励金、质量种子人员培训预算
3. 设施空间	依计划	技能中心
4. 资材物料	依计划	技能中心设备
5. 科技信息	依计划	不良事件通报系统、检验危急值通知系统、院感控制系统

十、教育训练

对　象	具体做法
1. 新进人员	国际患者安全目标 无惩罚系统通报错误
2. 在职人员	质量改善方法：用PDCA模式、标准作业程序（SOP）、5S、根本原因分析（RCA）、失效模式与效益分析（FMEA）等来衡量、评估和改善质量与患者安全，并确保资源有效运用（GLD.4）
3. 质量促进师	质量改善方法：用PDCA模式、标准作业流程（SOP）、5S、根本原因分析（RCA）、失效模式与效益分析（FMEA）等来衡量、评估和改善质量与患者安全，并确保资源有效运用（GLD.4） 培训各单位品管（种子）人员协助数据搜集、厘清数据定义及验证数据正确性，实施改善和评估改善成效（QPS.1）
4. 教育管道	主管会议、晨会、评鉴种子培训、新进员工教育、医院内网平台等

十一、质量管理

控制重点/指标	衡量、验证、监测、改善
1. IPSG监测指标	IPSG.1　提升患者辨识的正确性 IPSG.2　改善口头电话医嘱沟通的有效性 IPSG.2.1　落实检验（检查）报告通报流程 IPSG.2.2　落实交班沟通流程 IPSG.3　促进高警讯药品的安全性 IPSG.3.1　落实高浓度电解质药物管理流程 IPSG.4　手术及侵入性操作患者正确、部位正确及术式正确 IPSG.4.1　手术及侵入性操作前作业静止（Time-out） IPSG.5　落实手部卫生指引 IPSG.6　减少跌倒伤害风险
2. 不良事件与病安文化	不良事件通报统计（QPS.9） 患者安全文化评估——IPSG遵从性（GLD.13） RCA改善案（QPS.6） FMEA改善案（QPS.11）

续　表

控制重点/指标	衡量、验证、监测、改善
3. JCI指标库	(I-AMI-3)AMI合并左心室收缩功能不全者使用ACEI或ARB (I-HF-3)对左心室收缩功能不佳心脏衰竭的患者使用ACEI/ARB的药物治疗 (I-SCIP-VTE-2)于术前及术后24小时内,关节手术患者接受适当的预防静脉血栓治疗 (I-VTE-2)重症照护单位患者接受静脉栓塞的预防 (I-PC-05)新生儿住院期间母乳喂养
4. 临床路径	子宫肌瘤临床路径 正常分娩临床路径 病毒性肝炎乙型慢性轻中度临床路径 老年性白内障临床路径 2型糖尿病临床路径(非重症)
5. 临床指引	糖尿病诊疗与照护(DM) 肿瘤化疗所致的恶心呕吐防治与照护 慢性肾脏病贫血诊疗与照护(CKD) 中风诊疗与照护 儿童气喘诊疗与照护
6. 员工质量考核计划	实施质量安全教育 监测质量改善暨患者安全(QPS)监测指针PDCA改善项目 实施医院安全文化问卷调查 实施5S管理办法 遵从标准作业流程

十二、风险管理

风险来源	预防与应变措施
1. 人为错误(如弄错) 2. 风险行为(如使用快捷方式) 3. 轻忽行为(如忽略必要的安全步骤)	(1) 制订前瞻性风险管理计划,发现和减少患者和员工安全的风险(QPS.11) (2) 建置无惩罚系统通报错误和近似错误 (3) 整合跨层级(部门)患者安全问题,包含运用根本原因分析(RCA)、失效模式与效益分析(FMEA)等技巧 (4) 投入组织资源(如员工时数、教育、通报文化等),提升对安全议题的关切
4. 漠视安全和不顾后果的行为	(1) 未依规范执行Time-out(手术和操作前应执行暂停核查程序) (2) 未依规范执行Surgical site marking(手术部位标记) (3) 上班或值班时无法联络到医务人员,危急患者安全

十三、表单附件

1. 表　单

质量改善暨患者安全(QPS)监测指针PDCA改善表格。

2. 附　件

2.1 O-1-02前瞻性风险管理计划。

2.2 G-1-51不良事件侦测及分析管理办法。

2.3 G-1-50数据验证。

2.4 B-1-46临床指引及临床路径选择和实施制度。

十四、审　核

部　门		核准主管	核准日期
主　办	医院质量与安全管理委员会	主　任：	
审　核	当地卫计委	局　长：	

标准　QPS.6

标准　QPS.6　医院使用内部程序来验证数据的有效性。

标准解读　当所收集的数据有效时,质量改进项目才有效。如果数据存在偏差,在质量改进方面的努力也将不起作用。因此,数据的可靠性和有效性是所有改进举措的核心。为确保收集到真正有用的数据,需具备适当的内部数据验证流程。数据验证在以下情况中最为重要。

1. 在实施新监测指标时(尤其是帮助医院评价和改善重要临床过程或结果的临床监测)。
2. 将在医院网站或用其他方式公布数据时。
3. 在改变现有监测方法时,例如改变数据采集工具、数据抽取程序或资料收集人。
4. 在目前监测指标的数据结果发生意想不到的变化时。
5. 在数据来源发生改变时,例如部分病历变为电子病历时,数据来源变为电子和纸质两种形式。
6. 当数据收集的主题发生改变时,例如患者平均年龄发生变化、发病率、人体研究协议改变、新实施的实践指南,或新技术和新治疗方法引入时。

当医院发布关于临床结果、患者安全或其他方面的数据时,或通过其他途径(如在医院的网站上)公布数据时,医院具有向公众提供准确的信息和可信的信息的伦理义务。医院领导负责确保数据是准确和可信的。数据的可靠性、有效性及数据质量除通过医院内部数据验证的流程,也可通过独立的第三方进行验证。

参考文件:《数据验证》

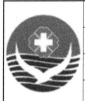

类　　　别	全院制度-行政管理		编　　号	G-1-50
名　　　称	数据验证		生效日期	20××-××-××
制定单位	×××	责任人　×××	修订日期	20××-××-××
定期更新	每一年	总页码　×	版　　本	第×版

一、目　的

数据验证是确保数据质量的重要途径,用来给决策者提供可信赖数据的验证数据及衡量质量改善成效。

二、范　围

1. 适用范围:
   1.1　适用于全院。
   1.2　数据验证的范围包含衡量对象的选择、数据的采取和搜集、资料分析和改善结果的监测。

三、定　义

资料验证:为确保资料来源的稳定性、正确性和可用性所进行的查验或监测作业。

四、权　责

责任科室:医评办。

五、参考文献

1. 评鉴条文
   《JCI医院评审标准》(第5版),QPS.6。

六、政　策

1. 数据验证的时机
   1.1　采用新的衡量指标,特别是用来评估改善医院重要诊疗流程或结果的指标。
   1.2　提供院外机构或网站公告临床指标数据。
   1.3　现有指标数据收集工具或数据采取的方式改变。
   1.4　现有指标数据的结果出现无法解释的变异。
   1.5　数据源改变,如部分病历已改为电子病历格式,数据来源变为电子和纸质两种形式。
   1.6　数据收集的主体改变,如患者的平均年龄、合并症、研究规范发生异常变动,实施新的临床指引,引进新的技术或治疗方法。
2. 数据验证流程
   2.1　由另外的人员再次收集数据,且收集人员未参与前面的数据收集。

2.2　运用系统性的抽样方法。如果所衡量的对象样本数很少,则采用100%样本。

2.3　将初次收集的数据与第二次收集的数据相比较。

2.4　数据除以相关数据总数,再乘以100%,依次计算数据的准确度,以达到90%为目标值。

2.5　如果所收集到的数据元素不是一致的,找出原因(例如,不精准的数据定义)并实施纠错的行动。

2.6　搜集实施矫正措施后的资料,确保达到正确性。

3. 指针的可靠性、有效性及数据质量除可通过医院内部数据验证的流程外,也可通过独立的第三方进行验证。

七、审　核

部　门		核准主管	核准日期
主　办	医评办	主　任:	
		院　长:	

标准　QPS.7

标准　QPS.7　医院运用规定程序来识别和管理警讯事件。

QPS.8　当数据出现非期望的趋势或偏差时,要对其进行分析。

QPS.9　医院运用规定程序来识别和管理近似错误事件。

标准解读　警讯事件是指涉及死亡、严重身体伤害或心理伤害的意外事件。严重身体伤害具体包括丧失四肢或功能。每家医院应该对警讯事件规定一个可操作的定义,其中至少应包含:

1. 意外死亡,但不包括与患者病情的自然发展或基本状况无关的死亡、足月婴儿的死亡、自杀。
2. 与患者病情的自然发展或基本状况无关的主要功能永久丧失。
3. 手术部位错误、操作错误和患者错误。
4. 因输血或血液制品、移植受污染的器官或组织而造成的慢性病或绝症。
5. 婴儿被绑架或被非亲生父母带走。
6. 强奸、职场暴力,包含患者、员工、医生、医学生、受训人员、访客或供货商在医院场所蓄意杀人。

对符合警讯事件定义的事件都应进行根本原因分析。警讯事件发生后,在察觉事件后45天内完成根本原因分析。执行根因分析的目的在于让医院更好地了解事件的起因。当根因分析显示改进系统或其他措施可消除或降低此类警讯事件再次发生的风险时,医院应重新设定流程并采取适合此举的所有措施。

当医院察觉或怀疑发生非期望的改变时,立即对此进行重点分析,以发现改进的重点。尤其当监测水平、统计类型或趋势与下列各项不良事件显著不同和明显有别于期望值时,要进行着重分析。

1. 期望值。
2. 其他医疗机构的情况比。

3. 公认的标准比。

对以下各项应进行分析。

1. 所有确定的输血反应。

2. 所有严重的不良药物事件。

3. 所有重大的用药错误。

4. 术前诊断和术后诊断之间的所有重大差异。

5. 中度或深度镇静和麻醉使用期间的不良事件或不良事件类型。

6. 其他不良事件,例如与医疗相关的感染和传染病暴发。

为了尝试发现系统在抵御不良事件发生方面所存在的脆弱性而更好地学习并加以改进,医院应收集被确定为近似错误事件的相关数据和信息,评价这些事件并防止此类事件真的发生。首先,医院应确定近似错误的定义并确定哪些事件需要上报。其次,建立报告机制。最后,要有一个流程来收集和分析资料,明确哪些积极的流程改进能减少或消除相关事件或近似错误事件的发生。

参考文件:《不良事件侦测及分析管理制度》

	类　　别	全院制度-行政管理	编　　号	G-1-51
	名　　称	不良事件侦测及分析管理制度	生效日期	20××-××-××
	制定单位	×××	责任人	×××	修订日期	20××-××-××
	定期更新	每一年	总页码	×	版　　本	第×版

一、目　的

收集医院内发生的各种不良事件,以利不良事件的侦测、分析及改善,减少或消除相关事件和近似错误,营造安全医疗作业环境,提升患者照护的安全性。

二、范　围

适用范围:医院各层级的员工及患者。
流程范围:始于不良事件的发生或发现,终于事件的处理和确定改善措施。

三、定　义

1. 不良事件:医院中发生的,非预料、不期望或潜在的危险事件。
2. 未造成伤害的不良事件:错误或不良事件已发生,但是并未对患者或家属造成伤害。

3. 警讯事件是指涉及死亡或严重的身体伤害或心理伤害的意外事件。严重身体伤害具体包括伤失四肢或功能。

   3.1 非预期的死亡,包含但不限于:

      3.1.1 死亡与患者疾病或潜藏的症兆自然病程无关,如术后感染死亡或院内肺栓塞。

      3.1.2 足月的婴儿死亡。

      3.1.3 自杀。

   3.2 主要的永久性功能丧失与患者疾病或潜藏的症兆自然病程无关。

   3.3 手术部位、程序和患者错误。

   3.4 因输血或移植受感染的器官(组织)而导致慢性或致命性的疾病。

   3.5 婴儿失窃或给错父母。

   3.6 强暴、职场暴力攻击导致死亡或永久性功能丧失,包含患者、员工、医师、医学生、受训人员、访客或供货商在医院场所蓄意杀人。

4. 近似错误指在患者接受医疗护理过程中,一个或多个环节出现错误,但错误在到达患者之前被发现并得到纠正,患者最终没有得到错误的医疗护理服务。

5. 事件通报类型包含以下几类。

   5.1 药物事件:与给药过程相关的不良事件。

   5.2 跌倒事件:因意外而跌落至地面或其他平面。

   5.3 输血事件:自医嘱开立,与备血及输血过程相关的不良事件。

   5.4 医疗事件:与延迟处置、医疗治疗及照护措施相关的不良事件

   5.5 手术事件:在手术前、手术中及手术后过程中发生的不良事件。

   5.6 管路事件:如管路滑脱、自拔、错接、阻塞及未开启等不良事件。

   5.7 院内不预期心跳停止事件:发生在医疗院所内的非原疾病病程可预期的心跳停止事件。

   5.8 麻醉镇静事件:与麻醉或镇静过程相关的不良事件。

   5.9 检查/检验/病理切片事件:与检查/检验/病理切片等过程相关的不良事件。

   5.10 针刺伤事件:人员发生被针刺伤事件。

   5.11 公共事件:与医院建筑物、通道、其他工作物、天灾、有害物质外泄等相关的事件。

   5.12 治安、伤害事件:如失窃、被骚扰、被诱拐、被侵犯、患者失踪、他杀、言语冲突、身体攻击、自杀/企图自杀及自伤等事件。

   5.13 器械设备不良事件:合格的医疗器械在正常使用情况下发生的,导致或者可能导致人体伤害的各种有害事件。

   5.14 其他事件:非上列的不良事件。

6. 其他重大不良事件包括以下几类。

   6.1 溶血性输血反应。

   6.2 严重药物不良事件。

   6.3 严重的用药错误事件。

   6.4 重大手术前后诊断不符合。

6.5　麻醉与镇静不良事件,如麻醉和中、深度镇静过程中的不良事件和不良事件的趋势,导致严重不良后果和(或)引起医疗纠纷。

6.6　院内感染事件、院内感染爆发。

7.　根本原因分析(RCA)是一项结构化的问题处理法,用来逐步找出问题的根本原因并加以解决,而不是仅仅关注问题的表面。根本原因分析是一个系统化的问题处理过程,包括确定和分析问题原因,找出问题解决办法,并制定问题预防措施。

四、权　责

责任科室:医评办。

五、参考文献

1.　政策法规

1.1　《药品不良反应报告和监测管理办法》,卫生部令(第81号)2011年7月起实施。

1.2　《医疗事故处理条例》国务院令(第351号),2002年9月起实施。

2.　评鉴条文

2.1　《JCI医院评审标准》(第5版),QPS.7、QPS.8和QPS.9。

2.2　《三级综合医院评审标准实施细则》(2011版),第三章"患者安全"[九、妥善处理医疗安全(不良)事件]3.9.1、3.9.2和3.9.3。

2.3　《三级综合医院评审标准实施细则》(2011版),第六章"医院管理"(九、医学装备管理)6.9.7。

六、政　策

1.　不良事件报告的基本原则

1.1　自愿性:提供报告是报告人的自愿行为,要保证报告内容的可靠性。

1.2　保密性:系统对报告人以及报告中所涉及的其他人和部门信息完全保密(可匿名上报)。

1.3　鼓励报告:对于当事人主动报告不良事件实行非处罚性原则,对于发现安全隐患和他人安全不良事件的报告者根据情节给予相应以下奖励:

1.3.1　呈报自己事件每起奖励50元。

1.3.2　呈报他人事件每起奖励20元。

1.3.3　对每年报告件数在全院排名前三位的单位和个人给予奖励:

　　　　a　单位奖励金额:第一名3000元,第二名2000元,第三名1000元。

　　　　b　个人奖励金额:第一名500元,第二名300元,第三名200元。

1.3.4　对造成错误的人员,如知情隐匿不报,将视情节轻重给予相应的扣罚:1级事件500元,2级事件300元,3级事件100元,4级事件50元。

1.4　公开性:安全信息公开共享,通过院内质量网络传播安全信息、事件分析、改善结果。

2. 不良事件报告、处理程序

2.1　报告形式与报告流程:

2.1.1　通过医院不良事件通报系统,按照《医院不良事件报告表》要求填写相关内容,信息系统会自动转发至相应职能部门。

2.1.2　紧急电话报告,仅限于在不良事件可能迅速引发严重后果的(如意外坠楼、术中死亡及住院期间意外死亡等)紧急情况使用,事后补报《医院不良事件报告表》。

3. 医院不良事件报告、处理流程

3.1　当发生不良事件后,当事人通过医院不良事件通报系统填写《医院不良事件报告表》,记录事件发生的具体时间、地点、过程及采取的措施等内容。对于一般不良事件,要求在24小时内报告;对于重大事件、情况紧急者,应在处理的同时口头或电话上报医院总值班,由其核实结果后再报相应职能科室。

3.2　职能科室在接到报告后应立即对不良事件进行分析,将分析结果提报医评办,由医评办依据严重度分析,选定根源分析事件。

3.3　医评办提交分析结果,医院质量与安全管理委员会讨论并做出处理意见。

4. 不良事件的侦测

4.1　指标数据侦测:不良事件衡量指标出现与预期的数据、同侪资料和公认的标准有显著性的变化,如感染管制人员侦测到感染率出现不良值。

4.2　通报系统侦测。

通报系统	通报时机
1. 不良事件通报系统	24小时内通过医院内网上报
2. 不良事件报告单	当员工无法使用事件通报系统时
3. 院感系统通报	当科内发生院内感染事件时

5. 不良事件分析管理

不良事件严重度评估优先级:依据不良事件风险矩阵评估不良事件的"事件发生后对病健康的影响程度"及"事件可能再发生的机会",评估事件处理优先级及介入的必要性,运用根本原因分析对警讯事件进行实时性调查及并于45天内提出分析改善报告。

不良事件风险矩阵（Severity assessment code，SAC）

	严重度	死亡	极重度	重度	中度	轻度	无伤害
发生频率	数周	1	1	2	3	3	4
	一年数次	1	1	2	3	4	4
	1～2年一次	1	2	2	3	4	4
	2～5年一次	1	2	3	4	4	4
	5年以上	2	3	3	4	4	4

栏位名称		说　明
有伤害	死亡	造成患者死亡。
	极重度	造成患者永久性残障或功能性障碍。
	重度	除需要额外的探视、评估或观察外，还需住院或延长住院时间做特别的处理。
	中度	需额外的探视、评估或观察，仅要简单的处理如抽血、验尿检查或包扎、止血治疗。
	轻度	事件虽然造成伤害，但不需额外处理。
无伤害		事件发生在患者身上，但是没有造成任何的伤害。
近似错失		由于不经意或刻意的介入，使可能发生事件并未真正发生于患者身上。

6. 不良事件的调查

　6.1 对符合警讯事件条件的事件，必须进行根本原因分析。明确详尽的事件调查是根本原因分析的基础。根本原因分析尽可能在事件发生后迅速完成。事件分析和行动计划要在事件发生后或得知事件发生后的45天内完成。

　6.2 根本原因分析的目的是为了让院方对事件有更进一步了解，且呈现系统性改善，可以避免、减少此种警讯事件再发生的风险，重新设计流程和采取其他适当的改善措施。

　6.3 根本原因分析包含以下几个方面。

　　6.3.1 事件描述：医院不良事件报告单。

　　6.3.2 资料收集：人员访谈、设备勘查、文件记录、地点勘查及方法流程。

　　6.3.3 近端原因：患者因素、个人因素、沟通因素、工作状况因素、教育训练因素、设备及资源因素。

6.3.4　根本原因。

6.3.5　需加强或改善的流程/系统。

6.3.6　行动计划。

6.3.8　原因树分析(或鱼骨图)。

七、流　程

医院不良事件报告处理流程图

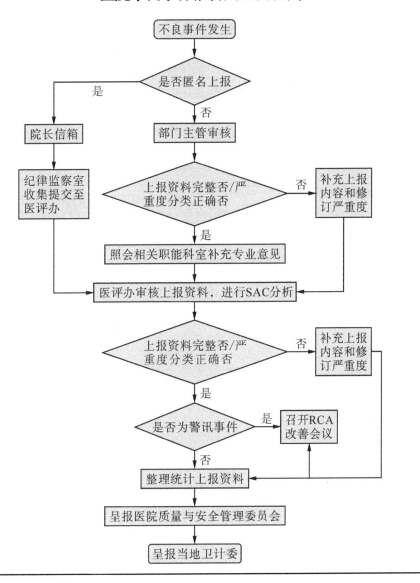

八、质量管理

控制重点/指标	衡量、验证、监测、改善
1. 不良事件通报监测	分子:不良事件通报件数; 分母:无。
2. 警讯事件RCA分析报告 45天内完成率	分子:于警讯事件发生后45天内完成RCA报告的件数; 分母:实际进行RCA的件数。

九、表单附件

　　1. 表单

　　　医院不良事件报告单。

　　2. 附件

　　　根本原因分析(RCA)分析表格。

十、审　核

部　门		核准主管	核准日期
主　办	医评办	主　任:	
		院　长:	

标准　QPS.11

标准　QPS.11　使用持续的风险管理计划来识别和前瞻性地减少非预期的不良事件,以及患者和员工面临的其他安全风险。

标准解读　医院应采取积极的方法来管理风险,制订风险管理计划。该风险管理计划包括风险识别、风险的优先级确定、风险报告、风险管理、不良事件调查及风险相关议题管理等内容。

　　风险管理的要素是风险分析,例如评估近似错误的流程,评估失效导致警讯事件的高风险流程。前瞻性风险管理的分析工具为FMEA。为有效使用风险管理分析工具,领导层级需要采用和学习分析方法,了解有关患者和员工安全的高风险流程,分析风险的优先级。依据分析的结果,领导层级采取措施重新设计流程或减少流程的风险。减少流程的风险的措施至少每年实施一次且有书面资料记录。

参考文件:《前瞻性风险管理计划》

类　　　别	医院项目		编　　　号	O-1-02
名　　　称	前瞻性风险管理计划		生效日期	20××-××-××
制定单位	×××	责任人　×××	修订日期	20××-××-××
定期更新	每一年	总页码　×	版　　　本	第×版

　一、标　准

　　利用持续性风险管理计划来找出和前瞻性地减少非预期性不良事件和其他患者、员工安全风险。

二、目　的

医院需要采取前瞻式风险管理的方法,正式的风险管理计划基本组成包含以下几个方面。

（1）风险的侦测。

（2）风险的优先级。

（3）风险的呈报。

（4）风险管理。

（5）不良事件的调查。

（6）风险相关议题管理。

三、范　围

适用范围:患者、家属、访客及院内工作人员。

流程:计划拟订→计划审核→计划认证→计划执行→计划追踪。

四、定　义

医院灾害脆弱性:医疗领域这个特定的系统、次系统或系统的成分暴露于灾害压力或扰动下可能经历的伤害,即医院受到某种潜在灾害影响的可能性以及它对灾害的承受能力。

灾害脆弱性分析(HVA):针对所有可能发生的危害因素与系统应变准备程度进行评量,找出需要加强的弱点,并藉此导引医院针对危害因素提高应变准备程度。

失效模式和效应分析(FMEA):能为可能在关键高风险流程中发生的事件的结果提供主动分析的工具。FMEA针对组织内部可能产生的失效因子进行监控与改善,可运用于医院各部门或各流程可能发生的风险事件,进行评估与改善。

风险:任何可能对医院造成危害或冲击的事件。

五、权　责

1. 管理权责

　　1.1　本流程由医评办负责。

　　　　1.1.1　流程的撰写文件化。

　　　　1.1.2　流程更新的提出。

　　　　1.1.3　确保说、做、写的一致性。

　　1.2　说明本计划的制订、修改、废止均由医评办提出,经医院质量与安全管理委员会核准后公告实施。

　　1.3　本计划应该由医评办在医院质量与安全管理委员会进行简报说明,进行讨论更新修改。

　　1.4　绩效衡量机制:负责人应该针对风险管理计划的不良事件侦测、分析及风险管理措施,报告给医院质量与安全管理委员会了解及讨论。风险管理计划的质量报告提供给医院质量与安全管理委员会讨论并做成记录采取措施,这些措施要做成会议记录并在之后的会议检视追踪。

2. 相关人员职责

人员层级	职　务	权　责
医院质量与安全管理委员会	主任	核准前瞻性风险管理计划
医评办	主任	1. 针对风险管理计划的不良事件侦测、分析及风险管理措施,呈现给医院质量与安全管理委员会了解及讨论 2. 制订、修改、废止前瞻性风险管理计划

六、参考文献

1. 评鉴条文

1.1 《JCI 医院评审标准》(第 5 版)QPS.11。

1.2 《三级综合性医院评审标准实施细则》(2011 版),第四章"医院质量管理与持续改善"4.2.4。

1.3 Kaiser Permanente HVA Tool.
http://www.calhospitalprepare.org/hazard-vulnerability-analysis

1.4 Failure Modes and Effects Analysis(FMEA), 2004 Institute for Healthcare Improvement.

1.5 《三级综合性医院评审标准实施细则》(2011 版),第四章"医疗质量安全管理与持续改进"(二、医疗质量安全管理与持续改进)4.2.4.1。

七、计划发展

1. 风险的侦测——不良事件通报系统

采取无惩罚、可匿名的方式,找出导致不安全行为的系统性议题,如:近似错误和警讯事件,人为错误(如弄错、患者辨识错误)事件,冒险行为事件(如走捷径,没有进行患者辨识即进行诊疗或刷病历条形码取代患者辨识),轻忽行为事件(如忽略必要的安全步骤,手术过程缝线遗失无照影像确认是否在体内)。

2. 风险识别与确定优先级

2.1 医院系统前瞻性风险识别:应用灾害脆弱度分析(HVA)风险管理工具进行风险排序,是针对所有可能发生的危害因素与系统应变准备程度进行评量,找出需要加强的弱点,并藉此引导医院提高针对危害因素应变准备程度。

HVA 风险评估表

危害因素	可能性	严重度＝〈冲击＝减灾预防〉						风　险
		人命危害	财产损失	营运损失	准备程度	内部应变	外部应变	
	发生概率	死亡受伤	硬件损失	服务中断	事先准备	时间/效率/资源	社区互助资源共享	相对威胁
	0＝N/A	0＝N/A	0＝N/A	0＝N/A	0＝N/A	0＝N/A	0＝N/A	
	1＝Low	1＝Low	1＝Low	1＝Low	1＝High	1＝High	1＝High	0～100%
	2＝Moderate	2＝Moderate	2＝Moderate	2＝Moderate	2＝Moderate	2＝Moderate	2＝Moderate	
	3＝High	3＝High	3＝High	3＝High	3＝Low	3＝Low	3＝Low	

2.1.1 风险的优先顺序:在计算出风险百分比后,依据柏拉图分析方法将风险百分比排序,并依据排名先后次序,依据80/20法则:对于排序前20%且风险积分>60%者,需规划预案且需要执行演习,确定一项高风险事项使用FMEA分析流程,重新设计流程并采取措施以降低流程中的风险。排序前20%～40%且风险程度>50%者,需要制定预案执行应变措施。

风险排序	风险等级	降低风险策略
1%～20%	重大风险	制定应急预案,检查硬件改善,检视现行制度,实际演习,使用FMEA回顾改善成果
21%～40%	高度风险	制定应急预案,检查硬件改善,检视现行制度,并由委员会依据情况执行演习
41%～60%	中度风险	委员会依据情况考虑制定应急预案
61%～80%	低度风险	不予以处理,如遇医院周边环境或情况改变,经委员会决议后进行对应处理
81%～100%	轻微风险	不予以处理

2.2　高风险流程识别：应用失效模式分析（FMEA），估算失效发生时后果的严重度（Severity）、发生频率（Opportunity）和可探测度（Detect）等因素（见下），计算风险优先指数（RPN 值，RPN = S×O×D），对系统或组织内部可能发生的高风险事件或会产生的失效因素进行监控与改善，并做补强后的评量，针对单一风险事件进行追踪改善。

严重度评价标准			发生率评价标准			探测度评价标准		
评分	级别	说明	评分	级别	说明	评分	级别	说明
10	非常高	系统失效会导致人员伤害	10	非常高	大于 3 件/天，连续十多天	10	非常低	系统失效造成的问题无法侦测到
9		系统失效会导致违反法律规定	9		每 3～4 天 1 件，发生了 10 件	9		系统失效造成的问题可以藉由品管抽样侦测到。（如 6 sigma 每一百万中有 3.4 个有缺陷）
8	高	系统失效会导致无法提供服务	8	高	每周发生，或 5% 发生概率	8	低	系统失效造成的问题在抽样中发现
7		系统失效会导致患者非常不满	7		每月发生，或 1% 发生概率	7		系统失效造成的问题完全藉由人工检测
6	中	系统失效会导致部分系统无法运作	6	中	每 3 个月 1 次，或千分之三发生概率	6	中	系统失效造成的问题完全藉由人工逐件检测或标尺量测
5	低	系统失效会导致无法满足患者需求引起抱怨	5		每 6～12 个月发生，或万分之一发生概率	5		部分流程用管制图监测，系统失效造成的问题发生在无监测阶段
4		系统失效可以修复，造成较小损失	4	中	每年发生，或十万分之六发生概率	4	中	系统失效造成的问题可以藉由管制图侦测到 失控点
3	轻微	系统失效造成患者有些不便，但患者可以自行解决，未产生任何损失	3	低	每 1—3 年发生，或千万分之六发生概率	3	高	系统失效造成的问题可以藉由管制图程制能力指数（CPk）大于 1.3

续　表

		严重度评价标准			发生率评价标准			探测度评价标准
2	轻微	系统失效不会明显让患者察觉到，但对流程和服务有些影响	2	非常低	每3—5年发生，或一亿分之二发生概率	2	高	系统失效造成的问题藉由自动侦测装置可以100%发现
1	无	系统失效不会被患者注意到，也不会影响服务和流程	1	几乎不会	大于5年发生一次，或十亿分之二发生概率	1	非常高	系统失效造成的问题很明显，或藉由自动侦测装置和预防性保养可以100%发现

3. 风险的通报

    3.1　采取无惩罚、可匿名的方式，事件发现者除以口头报告所属单位主管以外，亦须在事件发生后24小时内完成通报作业，呈单位主管签核意见。

    3.2　主管签核后，送交医评办，由医评办判断不良事件的严重度，呈报医院质量与安全管理委员会，并对不良事件进行评估、建议与追踪。

    3.3　如事件发现者因故无法上网通报，可通过他人代为通报。

    3.4　医院质量和安全管理委员会至少每6个月呈报给当地卫计委：

        3.4.1　警讯事件的件数和根本原因分析。

        3.4.2　患者和家属是否清楚医院意外事件的改善措施。

        3.4.3　医院对意外事件采取哪些改善措施。

        3.4.4　改善是否维持。

4. 风险管理

    4.1　采用HVA风险管理工具进行医院灾害脆弱性系统识别，确定医院系统中的高风险事件。

    4.2　采用FMEA风险管理分析工具对HVA评估为高风险的事件进行风险校正，追踪改善，评估分析近似错误的流程和失效导致警讯事件的高风险流程。

    4.3　至少每年一次评估确定风险的优先级，采取措施重新设计流程或减少流程的风险。

5. 不良事件调查

    检视导致不良事件发生的系统脆弱环节，进行前瞻式的学习，医院收集近似错误的资料和评估这些事件对避免真正错误发生的用处。

    5.1　定义何谓近似错误并明确哪些事件类型要进行通报。

    5.2　建置通报系统。

    5.3　建立汇整和分析近似错误流程，从前瞻式流程改善减少或消除类似的事件或近似错误中学习。

6. 风险相关议题管理

任何流程和结果导致的非预期的医疗纠纷事件。

八、短中长期计划

1. 短期计划：遵循IPSG政策规范及鼓励不良事件通报。
2. 中期计划：施行HVA/FMEA风险管理措施，重新设计流程和作业减少风险发生。
3. 长期计划：营造卓越的患者安全文化。

九、资源分配

器材名称	数　量	用途说明
1. 人力资源	依计划	质量促进师
2. 财务预算	依计划	质量奖励金，质量促进师培训预算
3. 设施空间	依计划	技能中心
4. 资材物料	依计划	技能中心设备
5. 科技信息	依计划	医院内网，医疗安全(不良)事件报告系统，信息化的医疗风险监控与预警系统

十、质量管理

控制重点/指标	衡量、验证、监测、改善
不良事件侦测、分析及风险管理	不良事件通报统计(QPS.8、QPS.9) FMEA改善案(QPS.11)

十一、教育训练

对　象	具体做法
1. 新进人员	不良事件侦测与管理办法、医疗安全(不良)事件报告系统
2. 在职人员	不良事件改善措施
3. 单位质量促进师	失效模式与效益分析(FMEA) 灾害脆弱性分析(HVA)
4. 教育管道	电子报、主管会议、医师晨会评鉴种子培训、新进员工教育、医院内网等

十二、风险管理

风险来源	预防与应变措施
1. 人为错误(如给药时患者辨识错误)	1. 制订前瞻性风险管理计划,发现和减少影响患者和员工安全的风险(QPS.11)
2. 风险行为(如走捷径方式,没有进行患者辨识即进行诊疗)	2. 建置无惩罚系统通报错误和近似错误 3. 整合跨层级(部门)患者安全问题,包含运用FMEA和HVA等技巧
3. 轻忽行为(如忽略必要的安全步骤)	4. 投入组织资源(如员工时数、教育、通报文化等),提升对安全议题的关切

十三、表单附件

    1. 表 单

      不良事件报告单。

    2. 附 件

      2.1 灾害脆弱性分析(HVA)报告。

      2.2 失效模式与效益分析(FMEA)分析报告。

十四、审 核

部 门		核准主管	核准日期
主 办	医院质量与安全管理委员会	主 任:	